NEIFENMI JIBING ZHENDUAN YU ZHILIAO

内分泌疾病诊断与治疗

主编 唐祝奇 等

河南大学出版社
HENAN UNIVERSITY PRESS

·郑州·

图书在版编目（CIP）数据

内分泌疾病诊断与治疗 / 唐祝奇等主编 . -- 郑州：河南大学出版社, 2021.12
 ISBN 978-7-5649-4929-7

Ⅰ . ①内… Ⅱ . ①唐… Ⅲ . ①内分泌病 – 诊疗 Ⅳ . ① R58

中国版本图书馆 CIP 数据核字 (2021) 第 257797 号

责任编辑：林方丽
责任校对：陈　巧
封面设计：陈盛杰

出版发行：	河南大学出版社
	地址：郑州市郑东新区商务外环中华大厦 2401 号
	邮编：450046
	电话：0371-86059750（高等教育与职业教育出版分社）
	0371-86059701（营销部）
	网址：hupress.henu.edu.cn
印　刷：	广东虎彩云印刷有限公司
版　次：	2021 年 12 月第 1 版
印　次：	2021 年 12 月第 1 次印刷
开　本：	880 mm × 1230 mm　1/16
印　张：	10
字　数：	324 千字
定　价：	60.00 元

（本书如有质量问题，请与河南大学出版社营销部联系调换）

编 委 会

主　编　唐祝奇　孙淑芬　谭　静　宋青青
　　　　　李传静　孙　晖　吴　军

副主编　樊启辉　饶　敏　冯程程
　　　　　吕冬冬　邹兰灵

编　委（按姓氏笔画排序）
　　　　　冯程程　新疆医科大学附属中医医院
　　　　　吕冬冬　郑州大学第三附属医院
　　　　　孙　晖　山西省吕梁市人民医院
　　　　　孙淑芬　赤峰市医院（内蒙古医科大学赤峰临床医学院）
　　　　　李传静　孝感市中心医院（武汉科技大学附属孝感医院）
　　　　　杨　骁　十堰市太和医院（湖北医药学院附属医院）
　　　　　吴　军　武汉市第三医院
　　　　　邹兰灵　四川大学华西医院资阳医院（资阳市第一人民医院）
　　　　　宋青青　湛江中心人民医院
　　　　　饶　敏　广州市妇女儿童医疗中心
　　　　　唐祝奇　南通大学附属医院
　　　　　赖玉林　惠州市第三人民医院（广州医科大学附属惠州医院）
　　　　　谭　静　广州市第一人民医院
　　　　　樊启辉　江西中医药大学附属医院

前言 PREFACE

近年来，社会经济飞速发展，科技水平不断提高，内分泌学科的新理论、新技术不断拓展和延伸，新的治疗技术和措施也被应用于临床治疗。同时，随着社会环境改变、人口老龄化等因素，内分泌疾病发病率显著增高，严重影响国人的生活质量，引起了社会的广泛关注。

本书首先较全面地介绍了内分泌系统的基础知识，内分泌系统疾病常见症状；其次详细讲述了内分泌系统常见的疾病，包括下丘脑-垂体疾病、甲状腺疾病、甲状旁腺、肾上腺疾病、胃肠道及胰腺内分泌疾病、肾脏内分泌疾病、妇科内分泌疾病及营养、代谢性疾病等相关内分泌疾病的知识，力求达到启发读者临床思维、开阔医学视野、提高诊疗水平的目的。

本书内容新颖，简明扼要，重点突出，概念清楚、准确、全面，有较强的科学性，既包含了一般理论知识，又具有较强的实用性；既有近几年来国内外本专业新的进展，又总结了较丰富的临床实践经验。本书对内科医师，尤其是内分泌学专科医师正确掌握临床诊疗规律和充分运用所学知识信息解决临床问题具有重要的参考和学习价值。

本书学者从事临床工作多年，然而内分泌及其相关学科的发展日新月异，内分泌学还有待于医界同道共同开拓和探讨。在编写的过程中，虽力求做到写作方式和文笔统一，但由于编校水平有限，写作风格不尽一致，书中难免存在疏漏和错误，敬请读者见谅并予以批评指正。

编者
2021 年 3 月

目录 CONTENTS

- 第一章 绪论 001
  - 第一节 内分泌学的发展概况 001
  - 第二节 内分泌学概述 003
  - 第三节 激素的作用方式和作用机制 007
  - 第四节 激素的合成、释放与运输 011
  - 第五节 激素分泌的调节 012
- 第二章 内分泌疾病常见综合征 014
  - 第一节 身材高大及矮小 014
  - 第二节 肥胖及消瘦 015
  - 第三节 多毛及毛发脱落 017
  - 第四节 内分泌性昏迷 019
  - 第五节 高血压及低血压 020
  - 第六节 食亢及少食 022
- 第三章 下丘脑 – 垂体疾病 024
  - 第一节 高泌乳素血症 024
  - 第二节 尿崩症 029
  - 第三节 垂体瘤 032
  - 第四节 肢端肥大症和巨人症 034
  - 第五节 神经性厌食症 035
  - 第六节 抗利尿激素分泌失调综合征 038
- 第四章 甲状腺疾病 041
  - 第一节 单纯性甲状腺肿 041
  - 第二节 甲状腺瘤 044
  - 第三节 甲状腺功能减退症 051
  - 第四节 甲状腺功能亢进症 058
- 第五章 甲状旁腺疾病 073
  - 第一节 甲状旁腺功能减退症 073
  - 第二节 原发性甲状旁腺功能亢进症 075
  - 第三节 钙受体病与甲状旁腺素低抵抗综合征 085

第六章 肾上腺疾病 ... 088
第一节 原发性醛固酮增多症 ... 088
第二节 继发性醛固酮增多症 ... 092
第三节 原发性慢性肾上腺皮质功能减退症 ... 094
第四节 肾上腺危象 ... 097

第七章 胃肠道及胰腺内分泌疾病 ... 099
第一节 类癌和类癌综合征 ... 099
第二节 胃泌素瘤 ... 102
第三节 胰岛素瘤 ... 105
第四节 胰高血糖素瘤 ... 107

第八章 肾脏内分泌相关疾病 ... 111
第一节 肾素瘤 ... 111
第二节 肾性糖尿 ... 112
第三节 氨基酸尿 ... 114
第四节 肾性骨营养不良 ... 115

第九章 妇科内分泌疾病 ... 118
第一节 女性性早熟 ... 118
第二节 经前期综合征 ... 120
第三节 痛经 ... 121
第四节 功能失调性子宫出血 ... 124

第十章 营养、代谢性疾病 ... 131
第一节 高钙血症和低钙血症 ... 131
第二节 骨质疏松症 ... 137
第三节 维生素及矿物质相关代谢性骨病 ... 152
第四节 遗传性骨病 ... 154

参考文献 ... 156

第一章 绪论

第一节 内分泌学的发展概况

一、内分泌学的发展历史

内分泌生理学起源于19世纪后半叶,伴随着临床内分泌学研究的开始而建立和发展。人们通过临床观察和很简单的化验检查,发现了Addison病和Graves病等病。20世纪初开始了实验内分泌学的研究,主要采用两个手段,一是切除动物的某个腺体,观察动物会出现什么症状或现象;二是把腺体的提取物注射入切除腺体动物的体内,看它能不能纠正病态和恢复正常功能;或移植一个同种动物的腺体,使其功能得到恢复。当时提取出来了几种简单的激素,如胺类化合物。肾上腺素是人类第一个知道其化学结构并能人工合成的激素,是在1901年由药理学教授Abel完成的。第二个发现的激素是促胰液素,由两位英国生理学家Bayliss和Starling在1902年发现。但由于其结构较复杂,直到1960年人们才搞清其化学结构。Smith(1916)和Evans(1920)分别将垂体切除,并将垂体提取物注射给切除垂体的动物,证实了垂体对生长的影响。Marine(1910)阐明了碘缺乏与甲状腺肿的关系。1914年,Kendall纯化了结晶的甲状腺激素。这些手段基本上是采用切除腺体来观察变化,再给予腺体提取物使其恢复功能,最后将提取物分离纯化,这一阶段就是实验内分泌学阶段。在20世纪20至30年代,激素连续被发现、提纯和应用。

20世纪30至40年代,内分泌学的研究进入了以肾上腺皮质激素为主的类固醇激素研究的鼎盛时期。Reichstein和Kendall(1937)分离、纯化并合成了肾上腺皮质激素。Butenandt等(1930)确定了雌激素(estrogen)的化学结构,1935年,他又和Ruzicka和Wettstein确定了睾酮(testosterone)的结构。Lich和Sayers(1942)分离出了促肾上腺皮质激素,1944年,Lich和Evans又分离出了生长激素。

多肽激素的研究始于20世纪50年代。1951年,Yalow和Berson创建了放射免疫测定方法,这个方法有高度的特异性和灵敏性。这就改变了生物化学定量测定的水平,过去最低可测到微克,用放免方法可测到毫微克甚至微微克,这是任何其他化学方法所做不到的,这就促进了许多多肽激素的研究工作。多肽激素中一级结构首先被弄清并被合成出来的两种激素是加压素和催产素,这是Du Vigneaud(1954)的贡献。1955年,Sanger搞清了胰岛素的结构。李卓浩在加利福尼亚大学Evans教授实验室进行生长激素的生化研究,最后明确了生长激素的结构。促肾上腺皮质激素(ACTH)的结构也是在那里确定的。

下丘脑激素的研究出现在20世纪60年代,在多肽激素生化研究深入发展的同时,神经内分泌研究开始了。Scharrer夫妇1928年就提出了神经内分泌,他们是研究脊椎动物和无脊椎动物的,他们提出内分泌和神经系统有密切联系,昆虫有脑激素,这是神经内分泌学研究的开始。美国Tulane大学的Schally教授和加州的Salk研究所的Cuillemin教授对下丘脑激素的研究做出了巨大贡献。他们明确并发现了促甲状腺激素释放激素(TRH)、黄体生成素释放激素(LHRH)和生长抑素(SS)的化学结构,发展了神经内分泌学的研究。这些激素的发现，说明下丘脑神经细胞可以分泌调控垂体的激素。20世纪70年代是神经内分泌学大发展的时期，除了TRH和SS，从大脑分离出的神经肽还有P物质、神经紧张素（neurotensin）、内啡肽（endorphin）及促肾上腺皮质激素类似肽等。还有一些激素是先从胃肠道分离出来，以后又证明也存在于脑中，如缩胆囊素（CCK）、促胃液素（gastrin）、血管活性肠肽（VIP）和肠动素（motilin）等，这些激素统称为"脑肠肽"。这些激素并不仅存在于脑和肠胃，而是广泛存在于身体许多组织中。这些从不同部位分离出的激素，其中P物质、神经紧张素在脑和胃肠中存在的形式在结构上相同，其他许多都是分子结构相似，但不完全相同，功能上也互不相同。例如，GRP（人胃泌素释放多肽）在胃肠道有促进促胃液素释放的作用，而在脑则有调节体温的作用。脑、肺、甲状腺分离出的降钙素相关肽的作用也各不相同。有些胃肠来源的脑肠肽很难通过血-脑脊液屏障，这可能是中枢的一种保护作用。大多数脑肠肽，不论在脑，还是在胃肠，都是以旁分泌（paracrine）的方式起作用，即分泌到组织间液，对邻近的靶细胞发挥作用，这样可避免因通过血液运输而被稀释，避免达到远方靶细胞时因浓度不够而不能发挥效应。

许多科学工作者用先进的方法，如分子生物学、生物化学、细胞生物学、免疫学和遗传学，对大脑的内分泌功能进行了深入研究，证明一些神经肽与生殖活动、行为、食欲和疼痛感觉有关。过去认为降钙素只有降血钙的作用，现已发现它还参与镇痛。摄食和肥胖也与神经肽（饱食因子）有关，这些神经肽为中枢神经系统提供信息，以决定什么时候停止进食。缩胆囊素和高血糖素都有减少食量的作用，而一些内源性脑啡肽则有增加食欲的作用。还证明阿片肽对垂体催乳素（PRL）和生长激素有促进释放作用。加压素和催产素除对行为有许多作用外，对记忆也可能有作用，已证实在大脑突触膜有这两种激素的片段，这些激素可能形成高效能的记忆调节神经肽。血管紧张素Ⅱ和促肾上腺皮质激素释放因子（CRF）在中枢神经系统内如海马、室旁核都有受体存在，这两种激素的中枢作用也不同于其外周作用。将CRF注射到中枢部位可增加交感神经活动，减少副交感神经活动并产生行为反应。因此，人们对自主神经系统的认识也发生了改变，即它们也受大脑的调节。现已证明有50多种神经递质存在于大脑中，因此大脑也是一个复杂的能释放多种肽类激素的内分泌器官。研究这些激素的功能以及它们与神经冲动之间、激素之间的相互关系就成为内分泌学发展的重要趋向。

神经内分泌学在20世纪80年代继续发展，用人胚大脑神经元体外培养研究证明甲状腺激素对神经元的生长、分化有重要影响，这种影响是通过神经细胞核T_3受体而发挥的。大量的研究证明，各种激素，包括神经肽类激素、甲状腺激素以及性激素、肾上腺皮质激素的作用都是通过靶细胞受体完成的。单克隆抗体和受体的研究大大推动了这一时期内分泌学的发展，兴起了神经-内分泌-免疫网络系统的研究。许多研究证明免疫细胞不仅有神经肽类受体，还能合成一些神经肽。已经知道免疫细胞有阿片肽、胰岛素、胰高血糖素、生长激素、SS、P物质、VIP、TRH和促胃液素等神经内分泌激素受体。单核细胞、淋巴细胞存在有类固醇激素受体。哺乳动物的淋巴细胞还有多巴胺受体。免疫细胞在免疫反应中释放的ACTH、内啡肽、TSH（促甲状腺激素）、VIP、LH（黄体生成素）、FSH（尿促卵泡素）和生长激素类活性因子，被称为"免疫反应性激素"。这些因子可作用到神经和内分泌系统，起反馈性调节作用。神经内分泌和免疫系统的双向联系表现在：一方面神经内分泌系统肽类激素影响免疫反应，另一方面免疫系统激素样产物影响神经内分泌细胞的功能活动。神经内分泌细胞和免疫细胞的广泛分布，又在某些区域比较集中，分泌多种神经肽类激素和激素样因子，两类细胞又存在各种激素受体，通过受体进行信息传递和相互作用，构成了非常复杂的网络系统，对机体各种生理功能和免疫反应进行微妙的调控。揭示这些微细的相互作用正在成为当代的重要研究课题。

随着免疫学的发展，许多内分泌腺疾病的免疫发病机制将会得到进一步阐明。已经证明Hashimoto病和Graves病的发病与T淋巴细胞亚群免疫调节的不平衡有关，抑制性T淋巴细胞活动被抑制而辅助性淋巴细胞的活动增强。实验还证明：β-内啡肽和蛋氨酸脑啡肽可抑制抗体形成，刺激细胞毒性T淋巴细胞的形成，并提高自然杀伤细胞（NK）的细胞毒作用。抑制性T淋巴细胞和细胞毒性淋巴细胞上还有雌激素受体。人们可以通过激素，特别是在激素-受体相互作用水平上调节免疫反应，从而达到对一些自身免疫性疾病的治疗。还有，以前被认为与免疫无关的地方性克汀病，现在用FRTL-5甲状腺细胞株的检测已证明在一些黏液水肿型克汀病患者血清出现甲状腺生长抑制性免疫球蛋白，并且与甲状腺萎缩和退行性变呈正相关，少数病例甲状腺组织中还见有淋巴细胞浸润。

现在的问题是：触发免疫细胞合成神经内分泌激素的因素是什么？哪些因素能影响免疫细胞调控神经内分泌受体？哪些药物可以干扰这些环节？在各种疾病中，激素－受体相互作用会有些什么变化？这些都是值得深入研究的课题。

二、内分泌学的发展展望

人类对内分泌学的认识是由浅入深的。过去认为是单纯消化器官的胃肠道已被发现有激素分泌。大脑也是具有内分泌功能的器官。近来还证明心脏也是内分泌器官，心房肌细胞含有丰富的分泌颗粒，心房提取物和分泌颗粒分离产物能产生强有力的利尿和排钠作用，称心房利尿钠肽或心钠素。研究证明，心房利尿钠肽可以抑制醛固酮合成和分泌，有调节体内水盐平衡的作用，在心、肾及内分泌疾病的发病学中有重要意义。心房利尿钠肽的作用机制和心房利尿钠肽释放的调节是当前研究的课题。

一些非内分泌器官黏膜上皮间可检测到多种内分泌细胞。例如子宫内膜、宫颈黏膜和支气管黏膜上皮间可检出 SS、降钙素、5-羟色胺（5-HT）等各种内分泌细胞，它们的作用和存在的意义吸引着研究者们的注意。

对若干激素的某些作用我们还不够了解，有待于进一步研究。对天然激素，我们可有意识地改变其结构，取其利，去其弊，人工合成激素的类似物，其作用会有很大变化。这样既能阐明激素的构－效关系，弄清其作用机制，又可开发大量作用更强、更特异、更持久的激动剂和拮抗剂，为实验研究和临床应用开辟广阔的前景。

多年来人们一直认为内分泌腺独立于神经系统之外，这些腺体分泌一种或多种类型的化学物质通过血液运输对远距离靶腺或靶组织起作用，这叫作内分泌腺。但内分泌腺真的不受神经支配吗？甲状腺功能亢进可以由精神创伤引起，说明甲状腺与神经系统有一定联系。过去认为甲状腺和肾上腺均有神经纤维分布，这些神经纤维的作用只限于舒缩血管吗？肾上腺素、去甲肾上腺素对甲状腺激素的合成与分泌是否有作用？以往一些实验曾证实，内分泌腺离开神经系统，照样进行内分泌活动。将兔垂体移植到眼前房，把垂体和下丘脑的神经切断，但垂体还能分泌垂体激素。这只能在短期内证实兔眼前房里有 TSH 和 ACTH 等激素，但没有长久地证实这一点。因此，每个内分泌腺与神经有多少联系要重新研究。

受体的研究，使我们对一些生理现象和病理过程与激素的关系了解得更清楚。体内很多组织细胞都可检测出雌激素受体，其他如内啡肽、VIP 等神经肽类激素也都可以在多种组织中检出相应的受体，而受体的状况与靶细胞的功能状态有密切关系，有些疾病本来激素并不缺乏，而是受体本身有缺陷，所以不能产生正常的生理效应。如正常的胰岛素受体有两种重要功能：①与胰岛素结合使胰岛素产生效应；②将胰岛素结合和胰岛素作用两个过程偶联起来。阐明靶细胞受体和各种激素间的关系将会对内分泌生理学的发展有重要意义。

研究发现，一些免疫细胞能合成和分泌多种促垂体激素和垂体激素，同时免疫细胞又具有激素的受体；下丘脑的神经内分泌细胞有多种细胞因子的受体，又能合成和分泌多种细胞因子；在神经内分泌系统与免疫系统之间存在着双向调节。这就把神经内分泌系统与免疫系统联系在一起，神经－内分泌－免疫网络概念的提出，使内分泌生理学的内涵更丰富了，也为内分泌生理学研究的深入发展提供了新的天地。

第二节 内分泌学概述

一、基本概念

内分泌生理学是研究生物机体内内分泌系统以化学递质对生命活动进行联系和调控的一门科学。内分泌系统是由内分泌腺和分散存在于某些组织器官中的内分泌细胞组成的一个体内信息传递系统，它与神经系统密切联系，相互配合，共同调节机体的各种功能活动，维持内环境的相对稳定。

人体内主要的内分泌腺有垂体、甲状腺、甲状旁腺、肾上腺、胰岛、性腺、松果体和胸腺；散在于组织器官中的内分泌细胞分布比较广泛，如消化道黏膜、心、肾、肺、皮肤、胎盘等部位均存在各种各样的内分泌细胞。此外，在中枢神经系统内，特别是下丘脑存在兼有内分泌功能的神经细胞。由内分泌腺或散在内分泌细胞所分泌的高效能的生物活性物质，经组织液或血液传递而发挥其调节作用，此种化学物质称为激素（hormone）。对消化液分泌作用影响的研究认为，"内分泌"一词表达能力不够，从而采用"激素"一词来描述内分泌过程中的化学信息物质。1905年"激素"一词才正式出现在Starling的报道中。随着内分泌研究的进展，激素的概念也不断有新的发展。从经典激素到旁分泌激素，从内分泌腺到分散的内分泌细胞，大分子激素原及其不同分子片断激素以及神经内分泌等，这些新发展带来了有关激素概念的新内容。

二、激素的分类和来源

激素的种类繁多，来源复杂，按其化学性质可分为两大类（表1-1）。

表1-1 主要激素及其化学性质

主要来源	激素	英文缩写	化学性质
下丘脑	促甲状腺激素释放激素	TRH	三肽
	促性腺激素释放激素	GnRH	十肽
	生长抑素	SS	十四肽
	生长激素释放激素	GHRH	四十四肽
	促肾上腺皮质激素释放激素	CRH	四十一肽
	促黑（素细胞）激素释放因子	MRF	肽
	促黑（素细胞）激素释放抑制因子	MIF	肽
	催乳素释放因子	PRF	肽
	催乳素释放抑制因子	PIF	多肽（？）
	升压素（抗利尿激素）	VP（ADH）	九肽
	催产素	oT	九肽
腺垂体	促肾上腺皮质激素	ACTH	三十九肽
	促甲状腺激素	TSH	糖蛋白
	尿促卵泡素	FSH	糖蛋白
	黄体生成素（间质细胞刺激激素）	LH（ICSH）	糖蛋白
	促黑（素细胞）激素	MSH	十三肽
	生长激素	GH	蛋白质
	催乳素	PRL	蛋白质
甲状腺	甲状腺素（四碘甲腺原氨酸）	T3	胺类
	三碘甲腺原氨酸	T4	胺类
甲状腺C细胞	降钙素	CT	三十二肽
胰岛	胰岛素		蛋白质
甲状旁腺	甲状旁腺激素	PTH	蛋白质
	胰高血糖素		二十九肽
	胰多肽		三十六肽
肾上腺皮质	糖皮质激素（如皮质醇）		类固醇
	盐皮质激素（如醛固酮）		类固醇
肾上腺髓质	肾上腺素	E	胺类

续表

主要来源	激素	英文缩写	化学性质
	去甲肾上腺素	NE	胺类
睾丸间质细胞	睾酮	T	类固醇
睾丸支持细胞	抑制素		糖蛋白
卵巢	雌二醇	E_2	类固醇
	雌三醇	E_3	类固醇
	黄体酮	P	类固醇
胎盘	绒毛膜促性腺激素	CG	糖蛋白
消化道、脑	胃泌素		十七肽
	胆囊收缩素-促胰酶素	CCK-PZ	三十三肽
	促胰液素		二十七肽
心房	心房利尿钠肽	ANP	二十一、二十三肽
松果体	褪黑激素		胺类
胸腺	胸腺激素		肽类

（一）含氮激素

（1）肽类和蛋白质激素：主要有下丘脑调节肽、神经垂体激素、腺垂体激素、胰岛素、甲状旁腺激素、降钙素以及胃肠激素等。

（2）胺类激素：包括肾上腺素、去甲肾上腺素和甲状腺激素。

（二）类固醇（甾体）激素

类固醇激素是由肾上腺皮质和性腺分泌的激素，如皮质醇、醛固酮、雌激素、孕激素以及雄激素等。另外，胆固醇的衍生物 1,25-$(OH)_2$-维生素 D_3［1,25-$(OH)_2$-D_3］也被作为激素看待。

此外，前列腺素广泛存在于许多组织之中，由花生四烯酸转化而成，主要在组织局部释放，可对局部功能活动进行调节，因此可将前列腺素看作一组局部激素。

以前曾认为激素主要是由传统的内分泌腺（如垂体、甲状腺等）分泌。现已明确，许多镜下才能见到的、器官样结构和一些分散的细胞含有并分泌激素。尽管传统内分泌腺在生理、病理水平上很重要，但这些广泛分布的"非腺体"组织在分泌激素上同样重要。1968 年，Pearse 详细描述了这些弥散分布的内分泌细胞，命名为 APUD 细胞系，并提出这些内分泌细胞有共同的来源和细胞化学、形态结构特点，主要分泌胺类和肽类激素。这些细胞混杂在外分泌腺的腺泡和导管上皮间，一些外分泌腺的分泌液（如唾液、精液等）也含有激素。这样，所谓"内分泌"和"外分泌"也不是决然对立的概念了。

三、激素的转运方式

随着内分泌研究的发展，关于激素传递方式的认识逐步深入。大多数激素经血液运输至远距离的靶细胞而发挥作用，这种方式称为远距分泌（telecrine）；某些激素可不经血液运输，仅由组织液扩散而作用于邻近细胞，这种方式称为旁分泌（paracrine），与血液转运相比，这种方式可以使激素的作用浓度不至于因为血液转运而被稀释；如果内分泌细胞所分泌的激素在局部扩散而又返回作用于该内分泌细胞而发挥反馈作用，这种方式称为自分泌（autocrine），这是一种分泌细胞的自身调控方式。另外，下丘脑有许多具有内分泌功能的神经细胞，这类细胞既能产生和传导神经冲动，又能合成和释放激素，故称神经内分泌细胞，它们产生的激素称为神经激素（neurohormone）。可以认为这是一种特化的旁分泌或内分泌方式，既可以通过突触释放，也可以不通过突触释放，如下丘脑神经元分泌的血管加压素在垂体后叶被释放入血。神经激素可沿神经细胞轴突借轴浆流动运送至末梢而释放，这种方式称为神经分泌（neurocrine）。此外，还有一些肽类或胺类激素（如促胃液素、P 物质、5-HT 等）被分泌到肠腔或其他管道，称为"腔分泌"（solinocrine）。一种激素可通过几种方式转运。

大多数激素在血中都是与转运蛋白分子结合而被转运的，如甲状腺结合球蛋白、胰岛素类生长因子结合蛋白、肾上腺皮质类固醇结合球蛋白等。这种结合除了加速在血中的转运，还可作为激素暂时贮存的方式，延缓激素在血中的被清除。结合的激素一般生物效能较差。此外，血中还有一定量的游离激素分子，其生物效能较高。在结合激素与游离激素之间存在着一定的动态平衡，使游离激素的血液浓度基本稳定在一定的水平上。

四、激素作用的一般特性

激素虽然种类很多，作用复杂，但它们在对靶组织发挥调节作用的过程中，具有某些共同的特点。

（一）激素的信息传递作用

内分泌系统与神经系统一样，是机体的生物信息传递系统，但两者的信息传递形式有所不同。神经信息在神经纤维上传输时，以电信号为信息的携带者，在突触或神经-效应器接头处，电信号转变为化学信号，而内分泌系统的信息只有化学的形式，即依靠激素在细胞与细胞之间进行信息传递。激素参与细胞的功能活动主要是将信息传递给靶细胞，调节其固有的功能活动，增强或减弱细胞内新陈代谢的理化过程，并不提供任何营养和能量。例如，生长激素促进生长发育，甲状腺激素增强代谢过程，胰岛素降低血糖等。在这些作用中，激素既不能添加成分，也不能提供能量，仅仅起着"信使"的作用，将生物信息传递给靶组织，发挥增强或减弱靶细胞内原有的生理生化进程的作用。

（二）激素作用的相对特异性

激素释放进入血液被运送到全身各个部位，虽然它们与全身各处的组织、细胞有广泛接触，但有些激素只作用于某些器官、组织和细胞，这称为激素作用的特异性。被激素选择作用的器官、组织和细胞，分别称为靶器官、靶组织和靶细胞。有些激素专一地选择作用于某一内分泌腺体，称为激素的靶腺。激素作用的特异性与靶细胞上存在能与该激素发生特异性结合的受体有关。肽类和蛋白质激素的受体存在于靶细胞膜上，而类固醇激素与甲状腺激素的受体则位于细胞质或细胞核内。激素与受体相互识别并发生特异性结合，经过细胞内复杂的反应，从而激发出一定的生理效应。有些激素作用的特异性很强，只作用于某一靶腺，如促甲状腺激素只作用于甲状腺，促肾上腺皮质激素只作用于肾上腺皮质，而垂体促性腺激素只作用于性腺等。有些激素没有特定的靶腺，其作用比较广泛，如生长激素、甲状腺激素等，它们几乎对全身的组织细胞的代谢过程都发挥调节作用，但是，这些激素也是与细胞的相应受体结合而起作用的。

尽管如此，激素的分泌和作用不是单一的。许多内分泌细胞不只合成一种激素，而是可以合成和/或分泌一种以上的激素。例如垂体前叶细胞可以分泌生长激素和催乳素。在激素合成过程中，常常是先合成大分子的激素原，然后裂解为激素或其片断，例如胰岛素和前胰岛素原。这些激素不同的分子常常共同存在于血中，其生物活性不同，称为激素的不均一性。在各种病理情况下这种不均一性可以有不同的表现，例如在恶性肿瘤可以有过多的大分子激素原存在于血中。激素的转运也常常不是单一的方式，而是几种方式并存。激素的作用也不是单一的。例如心房利尿钠肽，不只见于心脏，还见于脑、自主神经节和肺，除利钠外还有其他作用。降钙素以前被认为是调节血钙的激素并且由此而得名，但在不同部位的降钙素却可以有不同的功能。

（三）激素的高效能生物放大作用

激素在血液中的浓度都很低，一般在纳摩尔（nmol/L），甚至在皮摩尔（pmol/L）数量级，虽然激素的含量甚微，但其作用显著，如 1 mg 的甲状腺激素可使机体增加产热量约 4 200 000 J（焦耳）。激素与受体结合后，在细胞内发生一系列酶促放大作用，一个接一个，逐级放大，形成一个效能级联式生物放大系统。据估计，一个分子的胰高血糖素使一个分子的腺苷酸环化酶激活后，通过 cAMP-蛋白激酶，可激活 10 000 个分子的磷酸化酶。另外，1 个分子的促甲状腺激素释放激素，可使腺垂体释放 100 000 个分子的促甲状腺激素。0.1 μg 的促肾上腺皮质激素释放激素，可引起腺垂体释放 1 μg 促肾上腺皮质激素（ACTH），后者能引起肾上腺皮质分泌 40 μg 糖皮质激素，放大了 400 倍，这些数量的糖皮质激素可刺激肝脏产生 5.6 mg 的糖原，即放大了 56 000 倍。据此不难理解血中的激素浓度虽低，但其作用却非常明显，所以体液中激素浓度维持相对的稳定，对发挥激素的正常调节作用极为重要。

（四）激素间的相互作用

不同的激素虽然有不同的生理效应，但对某一生理功能的调节可有多种激素共同参与。因此，激素的作用并不是孤立的，而是相互联系、相互影响的。激素作用的相关性有以下几种形式。

1. 协同作用和拮抗作用

不同的激素对同一生理效应有协同作用，能达到增强效应的结果。例如，生长激素、肾上腺素、糖皮质激素及胰高血糖素，虽然作用的环节不同，但均能提高血糖，在升糖效应上有协同作用。相反，不同激素对某一生理效应发挥相反作用，如胰岛素可以降低血糖，与上述激素的升糖效应有拮抗作用。甲状旁腺激素与1，25-$(OH)_2$-D_3对血钙的调节是相辅相成的，而降钙素则有拮抗作用。激素之间的协同作用与拮抗作用的机制比较复杂，可以发生在受体水平，也可以发生在受体后的信息传递过程，或者是细胞内酶促反应的某一环节。例如，甲状腺激素可使许多组织（如心、脑等）的β-肾上腺素能受体增加，提高对儿茶酚胺的敏感性，增强其效应。黄体酮与醛固酮在受体水平存在着拮抗作用。虽然黄体酮与醛固酮受体的亲和性较小，但当黄体酮浓度升高时，则可与醛固酮竞争同一受体，从而减弱醛固酮调节水盐代谢的作用。前列环素（PGI_2）可使血小板内cAMP增多，从而抑制血小板聚集；相反，血栓素A_2（TXA_2）却能使血小板内cAMP减少，促进血小板的聚集。

当多种激素共同参与某一生理活动的调节时，激素与激素之间往往存在着协同作用或拮抗作用，这对维持其功能活动的相对稳定起着重要作用。

2. 允许作用

有些激素本身并不能直接对某些器官、组织或细胞产生生理效应，然而在它存在的条件下，可使另一种激素的作用明显增强，即对另一种激素起支持作用，这种现象称为允许作用（permissive action）。糖皮质激素的允许作用是最明显的，它对心肌和血管平滑肌并无收缩作用，但是，必须有糖皮质激素的存在，儿茶酚胺才能很好地发挥对心血管的调节作用。关于允许作用的机制，至今尚未完全清楚。过去认为，允许作用是由于糖皮质激素抑制儿茶酚-O-甲基移位酶，使儿茶酚胺降解速率减慢，导致儿茶酚胺作用增强。现在通过对受体和受体水平的研究发现，糖皮质激素也可以调节受体介导的细胞内传递过程，如影响腺苷酸环化酶的活性以及cAMP的生成等。

3. 竞争作用

化学结构上类似的激素能竞争同一受体的结合位点，使激素的作用受到一定的影响。通常是其中一种激素浓度虽低，但对受体是高亲和性结合，而另一种激素浓度虽高，但对受体是低亲和性结合，如果二者在一起就会产生竞争受体的作用。例如，醛固酮是一种强盐皮质激素，在低浓度时就有作用；黄体酮对醛固酮受体有低亲和性结合，因此，当黄体酮以低浓度存在时，有弱盐皮质激素效应，当以高浓度存在时，可与醛固酮竞争同一受体，从而减弱醛固酮的效应。

正常生理情况下，激素是定时分泌的，并出现周期性变化，称为生物节律，可分为日节律、月节律、季节律和年节律。例如，妇女的促性腺激素和雌激素分泌就是一种月节律。这种周期性分泌活动与其他刺激无关，是一种内在的由生物钟决定的分泌活动，有利于机体更好地适应环境的变化。激素分泌节律性的正常与否也可作为临床诊断的一项指标。

第三节 激素的作用方式和作用机制

人体内含有100多种激素，它们可以作用于不同种类的细胞。那么，每种细胞如何识别一种特定的激素呢？每种细胞或组织对一种特定激素的反应取决于那些分布于细胞表面或细胞内的激素受体（receptor）以及与该受体偶联的效应器（effector）。多肽激素、生长因子、神经递质和前列腺素的受体位于细胞表面，而类固醇激素和甲状腺激素的受体位于细胞质和细胞核内。激素作为信息物质与靶细胞上的受体结合后，如何把信息传递到细胞内，并经过怎样的错综复杂的反应过程，最终产生细胞生物效应的机制，一直是内分泌学基础理论研究的重要领域。

一、激素的作用方式

激素作用方式：

（1）改变酶及其他蛋白质合成/降解速度。

（2）改变酶促催化反应速度，通过活化或抑制酶活性来完成。

（3）改变膜的通透性，即改变细胞膜某些组分的构象。

有意义的是，没有任何一种激素是酶或辅酶，激素的作用只在于调控已存在的过程。其作用特点在于高度的特异性——组织特异性与效应特异性。

根据受体在细胞中的定位，可将激素按其作用机制分为两类：

（1）通过细胞膜受体起作用的激素：蛋白质、肽类、儿茶酚胺类激素及前列腺素类。

（2）通过细胞内受体起作用的激素：类固醇激素及甲状腺激素。

这两类作用并不能绝对分开，已发现胰岛素还能进入细胞与细胞核等亚细胞结构结合，甲状腺激素除进入细胞之外，似乎对细胞膜上的腺苷酸环化酶也有激活作用。

（一）激素-受体结合特点

激素-受体结合动力学与酶-底物结合动力学相似，此类结合具有下列特点：

（1）高度特异性，其基本原因在于激素是通过特定的结构部分与受体结合，如加压素与催产素有类似结构，故有交叉结合反应与生物效应。

（2）激素-受体结合是非共价键结合（如疏水键、静电引力等），所以具有可逆性。

（3）激素-受体具有高度亲和力，受体对激素十分敏感，这是极少量激素能引起明显的生物效应的原因之一。所以亲和常数（或解离常数）是决定受体及激素-受体复合物的指标之一。

（4）激素-受体的结合量正相关于激素的效应。激素作用的强度除取决于血液激素浓度外，还取决于细胞膜或细胞内受体的含量及其对激素的亲和力。所谓激素不反应症，就是由于受体缺乏所致。

（二）受体结合后反应

1. 立即效应

（1）细胞膜通透性改变：如胰岛素改变肌细胞膜通透性，有利于葡萄糖及氨基酸转运，多肽激素促进 Ca^{2+} 进入细胞等。

（2）细胞膜上酶活性改变：如胰岛素可使脂肪细胞膜上的脂蛋白脂肪酶及 Na^+-K^+-ATP 酶活性增加，利于脂肪贮存及 K^+ 含量增加。非常重要的是，激素-受体结合使膜上腺苷酸环化酶活性增强，cAMP 产生增多。

2. 短期效应

cAMP 引起一系列反应，最终表现为某种生物效应增强。

3. 长期效应

蛋白质（或酶）合成的诱导和阻遏。

二、激素的作用机制

随着分子生物学的发展，关于激素作用机制的研究，获得了迅速进展，不断丰富与完善了关于激素作用机制的理论学说。激素按其化学性质分为两大类（含氮激素和类固醇激素），这两类激素有完全不同的作用机制，现分别叙述。

（一）含氮激素的作用机制——第二信使学说

第二信使学说是 Sutherland 等于 1965 年提出来的。Sutherland 研究组在研究糖原酵解第一步所需限速酶-磷酸化酶的活性时，发现胰高血糖素与肾上腺素可使肝匀浆在 ATP（三磷酸腺苷）、Mg^{2+} 与腺苷酸环化酶（ade-nylate cyclase，AC）的作用下产生一种新物质，这种物质具有激活磷酸化酶从而催化糖原酵解的作用。实验证明，它是环磷腺苷（cyclic adenosine monophosphate，cAMP），在 Mg^{2+} 存在的条件下，腺苷酸环化酶促进 ATP 转变为 cAMP。cAMP 在磷酸二酯酶（phosphodiesterase，PDE）的作用下，降解为 5'-AMP。随后，进一步研究发现 cAMP 之所以能激活磷酸化酶，是由于 cAMP 激活了另一种酶，即依赖 cAMP 的蛋白激酶（protein kinase A，PKA）而完成的。

Sutherland 综合这些资料提出了第二信使学说，其主要内容包括：①激素是第一信使，它可与靶细胞膜上具有立体构型的专一性受体结合；②激素与受体结合后，激活细胞膜上的腺苷酸环化酶系统；③在 Mg^{2+} 存在的条件下，腺苷酸环化酶促使 ATP 转变为 cAMP，cAMP 是第二信使，信息由第一信使传递给第二信使；④cAMP 使无活性的蛋白激酶激活。PKA 具有两个亚单位，即调节亚单位与催化亚单位。cAMP 与 PKA 的调节亚单位结合，导致调节亚单位与催化亚单位脱离而使 PKA 激活，催化细胞内多种蛋白质发生磷酸化反应，包括一些酶蛋白发生磷酸化，从而引起靶细胞各种生理生化反应。

第二信使学说的提出，推动了激素作用机制研究工作的迅速发展。研究表明，cAMP 并不是唯一的第二信使，可能作为第二信使的化学物质还有 cGMP（环磷酸鸟苷）、三磷酸肌醇、二酰甘油和 Ca^{2+} 等。另外，关于细胞表达受体的调节，腺苷酸环化酶的活化机制，蛋白激酶 C 的作用等方面的研究也取得了很大进展。

1. 激素与受体的相互作用

激素与细胞表面受体的结合表现为快速、可逆，这与激素对膜受体的生理作用现象相一致，它常常表现为先迅速激活，然后迅速终止。就某一种激素而言，每种细胞所含的受体数不一样，少至 100 个，多达 100 万个。通常，靶细胞含有的受体数比非靶细胞多。

激素的膜受体多为糖蛋白，其结构一般分为三部分：细胞膜外区段、质膜部分和细胞膜内区段。细胞膜外区段含有许多糖基，是识别激素并与之结合的部位。激素分子和靶细胞受体均由许多不对称的功能基团构成极为复杂而又可变的立体构型。激素和受体可以相互诱导而改变本身的构型，以适应对方的构型，这就为激素与受体发生专一性（specificity）结合提供了物质基础。

激素与受体的结合力称为亲和力（affinity）。一般来说，由于相互结合是激素作用的第一步，所以亲和力与激素的生物学作用往往一致，但激素的类似物可与受体结合而不表现激素的作用，反而阻断了激素与受体的结合。实验证明，亲和力可以随生理条件的变化而发生改变，如动物性周期的不同阶段，卵巢颗粒细胞上的尿促卵泡素（FSH）受体的亲和力是不同的。某一激素与受体结合时，其邻近受体的亲和力也可出现增高或降低的变化。

受体除表现亲和力改变外，其数量也可发生变化。有人用淋巴细胞膜上胰岛素受体进行观察发现，如果长期使用大剂量的胰岛素，将出现胰岛素受体数量减少、亲和力降低的现象；当把胰岛素的量降低后，受体的数量和亲和力可恢复正常。许多种激素（如促甲状腺激素、绒毛膜促性腺激素、黄体生成素、尿促卵泡素等）都会出现类似情况。这种激素使其特异性受体数量减少的现象，称为衰减调节或简称下调（down regulation）。下调发生的机制可能与激素-受体复合物内移入胞有关。相反，有些激素（多在剂量较小时）也可使其特异性受体数量增多，称为上增调节或简称上调（up regulation），如催乳素、尿促卵泡素、血管紧张素等都可以出现上调现象。受体下调或上调现象说明，受体的合成与降解处于动态平衡之中，其数量是这一平衡的结果，它的多少与激素含量相适应，以调节靶细胞对激素的敏感性与反应强度。

2. G 蛋白在信息传递中的作用

激素受体与腺苷酸环化酶是细胞膜上两类分开的蛋白质。激素受体结合的部分在细胞膜的外表面，而腺苷酸环化酶在膜的胞质面，在两者之间存在一种起偶联作用的调节蛋白——鸟苷酸结合蛋白（guanine nucleotide-binding regulatory protein），简称 G 蛋白（G protein）。G 蛋白是三聚体，由 α、β 和 γ 三个亚单位组成，α 亚单位上有与 GTP（三磷酸鸟苷）、GDP（二磷酸鸟苷）及受体的结合位点，并具有潜在的 GTP 酶活性。而 β、γ 亚单位对 α 亚单位具有抑制作用。G 蛋白的活性受 GTP 调节。在无激素存在时，G 蛋白以 α、β、γ 三聚体形式存在，其 α 亚单位结合一分子 GDP，这时 G 蛋白无活性。当激素与受体形成复合物，在 Mg^{2+} 存在的情况下，GTP 取代 GDP 与 α 亚单位结合，G 蛋白解聚释放出 β、γ 二聚体，对腺苷酸环化酶起激活或抑制作用。

G 蛋白可分为兴奋型 G 蛋白（Gs）和抑制型 G 蛋白（Gi）。Gs 的作用是激活腺苷酸环化酶，从而使 cAMP 生成增多；Gi 的作用则是抑制腺苷酸环化酶的活性，使 cAMP 生成减少。有人提出，细胞膜的激素受体也可分为兴奋型（Rs）与抑制型（Ri）两种，它们分别与兴奋性激素（Hs）或抑制性激素（Hi）发生结合，随后分别启动 Gs 或 Gi，再通过激活或抑制腺苷酸环化酶使 cAMP 增加或减少而发挥作用。

3. 肌醇三磷酸和二酰甘油为第二信使的信息传递系统

许多含氮激素是以 cAMP 为第二信使调节细胞功能活动的，但有些含氮激素的作用信息并不以 cAMP 为媒介进行传递，如胰岛素、催产素、催乳素、某些下丘脑调节肽和生长因子等。实验证明，这些激素作用于膜受体后，往往引起细胞膜磷脂酰肌醇转变成为肌醇三磷酸（inositol-1, 4, 5-triphosphate, IP3）和二酰甘油（diacylglycerol, DG），并导致胞质中 Ca^{2+} 浓度增高。IP3 和 DG 可能是第二信使的学说得到越来越多的实验证实。这一学说认为，在激素的作用下，通过 G 蛋白的介导，激活细胞膜内的磷脂酶 C（phosphinositol-specific phospho-lipase C, PLC），它使磷脂酰肌醇（PI）二次磷酸化生成的磷脂酰二磷肌醇（PIP2）分解，生成 IP3 和 DG。DG 生成后仍留在膜中，IP3 则进入胞质。在未受到激素作用时，细胞膜几乎不存在游离的 DG，细胞内 IP3 的含量也极微，只有在细胞受到相应激素作用时，才加速 PIP2 的降解，大量产生 IP3 和 DG。IP3 的作用是促使细胞内 Ca^{2+} 贮存库释放 Ca^{2+} 进入胞质。细胞内 Ca^{2+} 主要贮存在线粒体与内质网中。实验证明，IP3 引起 Ca^{2+} 的释放是来自内质网，而不是线粒体，因为在内质网膜上有 IP3 受体，IP3 与其特异性受体结合后，激活 Ca^{2+} 通道，使 Ca^{2+} 从内质网中进入胞质。IP3 诱发 Ca^{2+} 动员的最初反应是引起短暂的内质网释放 Ca^{2+}，随后是由 Ca^{2+} 释放诱发作用较长的细胞外 Ca^{2+} 内流，导致胞质中 Ca^{2+} 浓度增加。Ca^{2+} 与细胞内的钙调蛋白（calmodulin, CaM）结合后，可激活蛋白酶，促进蛋白质磷酸化，从而调节细胞的功能活动。

DG 的作用主要是特异性激活蛋白激酶 C（protein kinase C, PKC），PKC 的激活依赖于 Ca^{2+} 的存在。激活的 PKC 与 PKA 一样可使多种蛋白质或酶发生磷酸化反应，进而调节细胞的生物效应。另外，DG 的降解产物花生四烯酸是合成前列腺素的原料，花生四烯酸与前列腺素的过氧化物又参与鸟苷酸环化酶的激活，促进 cGMP 的生成。cGMP 作为另一种可能的第二信使，通过激活蛋白激酶 G（PKG）而改变细胞的功能。

（二）类固醇激素的作用机制

类固醇（steroid）激素的作用机制十分复杂，既包括通过核内受体影响靶细胞 DNA 的转录过程的基因调节机制，又包括通过细胞膜受体和离子通道影响细胞的兴奋性，产生快速反应的非基因调节机制。

1. 类固醇激素作用的基因调节机制

类固醇激素分子小，分子量仅为 300 左右，为脂溶性，可通过细胞膜进入细胞内，与胞质受体结合，形成激素-胞质受体复合物，导致受体蛋白发生变构，使激素-胞质受体复合物获得通过核膜的能力，进入核内与核受体结合，激发 DNA 转录过程，生成新的 mRNA（信使核糖核酸），诱导相应蛋白质的合成而产生物效应。有的类固醇激素在进入细胞后，直接经胞质进入核内与核受体结合，调节基因表达。这一过程称为类固醇激素作用的基因机制，也称为基因表达学说。一般认为，糖皮质激素和盐皮质激素的受体主要存在于胞质中，性激素（雌激素、孕激素与雄激素）受体在胞质与胞核中均存在，而固醇类激素 1, 25-$(OH)_2$-D_3 的受体则位于细胞核中。

近年来，随着分子生物学研究技术的广泛应用，类固醇激素核受体的结构已逐渐清楚。它是由一条肽链组成的对转录起特异性调节作用的蛋白质，分为三个功能结构域：①激素结合结构域，位于受体的 C 端，起与激素结合的作用；② DNA（脱氧核糖核酸）结合结构域，位于受体的中间部分，可使受体与 DNA 结合并调控转录过程，起核定位信号的作用，故又称为核定位信号结构域；③转录激活结构域，靠近受体肽链的 N 端，具有激活转录过程的作用。当激素未与核受体结合时，可能有某种蛋白与激素结合结构域或 DNA 结合结构域相结合，掩盖了 DNA 结合结构域。当激素与受体结合后，受体的分子构象发生改变，从而解除对 DNA 结合结构域的掩盖作用，使受体与 DNA 结合，调控转录过程。热休克蛋白（heat shockprotein）即具有上述作用，它与激素结合结构域或 DNA 结合结构域结合后，起掩盖 DNA 结合结构域的作用，而当类固醇激素与受体结合后，热休克蛋白即从受体分子解离下来，受体构象发生改变，暴露出 DNA 结合结构域，进而调控转录过程。

类固醇激素作用于靶细胞后，一般在数分钟内即可使 mRNA 和 rRNA（核糖核酸）合成增加。关键性的 mRNA 再翻译成特殊的诱导蛋白，后者再进一步发挥调控作用。如雌二醇作用于子宫 30～45 min 后，就能合成特异的诱导蛋白，后者活化 RNA 聚合酶，使细胞核内各种 RNA 的合成加速，进而加速各种蛋白质的合成，使子宫肥大和代谢增强。

2. 类固醇激素作用的非基因调节机制

类固醇激素经上述基因调节机制发挥作用，一般需要数小时或数天的时间。近年来的研究发现，有些类固醇激素的作用效应出现很快，往往在数分钟甚至数秒钟之内，且其效应不被基因转录和翻译的抑制剂所抑制，因而推测此快速作用是由细胞膜上的受体介导的，这称为类固醇激素的快速非基因效应。实验表明，在大鼠不同脑区用微电泳方法给予类固醇激素，经数秒的潜伏期便可引起神经元放电频率的改变；类固醇激素受体阻滞剂和蛋白质合成抑制剂均不能抑制神经元的上述快速反应。此外，孕激素促进下丘脑释放 GnRH（促性腺激素释放激素）的作用，糖皮质激素抑制离体下丘脑薄片释放血管升压素的作用等，也都是通过类固醇激素的非基因作用机制实现的。目前对于类固醇激素非基因作用机制的具体过程仍不十分清楚，有待进一步的研究。

综上所述，含氮激素主要通过 G 蛋白偶联受体——第二信使途径和酶偶联受体途径进行信号转导，类固醇激素则通过基因调节机制及非基因调节机制发生作用。但激素的信号转导机制十分复杂，有的激素也可通过多种机制发挥作用。甲状腺激素虽然属于含氮激素，但其作用机制却与类固醇激素相似，激素进入细胞后直接与核受体结合，调节基因表达。

第四节　激素的合成、释放与运输

一、激素的合成与贮存

蛋白质、肽类激素的合成与一般蛋白质的合成步骤基本一致，经转录、翻译和翻译后等过程。一个多肽激素的基因包括在转录区（transcriptional region）和调节区（regulatory region）内，又各分为若干区段，转录区的外显子与内含子在转录时发生断裂，内含子被切去，外显子断端拼接起来形成 mRNA，然后被转送至细胞质，这些发生于细胞核内的步骤属于转录阶段。然后，在胞质内，以 mRNA 为模板，在核糖体上先形成多肽激素链。一般情况下，先形成长链的大分子，称为前激素原（preprohormone），然后经过内质网蛋白水解酶裂解成较小分子的激素原（prohormone），后者经高尔基器包裹形成分泌囊泡，在这一过程中，激素原被分解为激素及其他肽。如甲状旁腺激素，其前激素原为 115 肽，经裂解脱去 25 个氨基酸的肽段即成为激素原，为 90 肽，再脱去 6 个氨基酸的肽段才成为含有 84 个氨基酸的甲状旁腺激素。当内分泌细胞受刺激释放这些囊泡内容物时，激素与这些肽通过胞吐作用一起被释放出来。在某些情况下，后者也可发挥激素的作用。内分泌细胞的分泌囊泡释放肽类激素的直接刺激使胞质 Ca^{2+} 浓度升高。胞质 Ca^{2+} 来自细胞外液或内质网。当外界刺激引起细胞膜兴奋时，细胞膜上的电压依赖性钙离子通道开放，Ca^{2+} 进入细胞内。

胺类与类固醇激素的合成主要通过一系列酶促反应作用于酪氨酸与胆固醇而完成。由于类固醇激素是高度脂溶性的，它们在细胞内合成后可通过简单的扩散作用出胞进入血液。

正常情况下，激素的贮存量一般很少，在应激时机体加速激素的合成和贮存。但甲状腺激素例外，它与甲状腺球蛋白结合，并大量贮存于甲状腺腺泡腔的胶质中，可供机体使用 2～3 个月。

二、激素的释放

激素的释放具有周期性与阶段性，即大多数激素的释放是在短时间内突然发生的，在两次突发释放之间很少或不释放激素。因此，血浆中激素的浓度在短时间内迅速波动。激素的作用是否能合理地发挥，关键在于机体接受适当信息后（神经的或激素的），激素是否及时开始释放，以及能否及时调整与停止释放激素。

生物对地球物理环境以及社会环境长期适应的结果，使激素的释放表现出与年、月、日相适应的周期性，血中激素浓度可以呈现日周期（diurnal rhythm）波动、月周期（lunar rhythm）波动以及年周期（circannian rhythm）波动。因此，单独一次激素的检测意义不大。这种周期性波动与其他刺激引起的波动毫无关系，是一种独特的周期性。除周期性外，激素的释放往往还表现出阶段性。如腺垂体激素的表现就比较明显，在受到适宜刺激后可立即将 LH 释放入血；在较大和较久的刺激下才释放较多的 LH，使血中 LH 出现第二个峰。

引起释放的刺激可以是多种多样的。事实上，当一个信息引起某一激素开始分泌时，调整其分泌量（减少或增加）或停止其分泌的信息也同时发出并传送过来，即产生激素的内分泌细胞（腺）随时收到靶细胞及血中该激素浓度的信号而相应减少，或继续增强，或停止激素的释放量。这就在前一级内分泌细胞（腺）与后一级内分泌细胞（腺）之间形成了一个闭合回路；后一级可对前一级施加抑制作用，或在某些情况下施加增强作用，这些均属于反馈调节。在各种反馈调节中，以负反馈较为常见。以上反馈回路在腺垂体与其靶腺之间起着重要的调节作用。另一种反馈回路存在于内分泌细胞（腺）与体液成分之间，常见的例子是肾上腺分泌醛固酮，它促进水、钠潴留，潴留到一定水平后，可通过负反馈调节而减少或停止醛固酮的分泌。

在闭合回路的基础上，中枢神经系统可接受外环境中的各种信息（声、光、温度、味等），通过下丘脑把内分泌系统与外环境联系起来，形成开口回路。这样，就使机体对环境的适应更趋完善。

三、激素的运输与代谢

激素运输的路线有长有短，形式多样。经血液运输的激素一部分与特殊的血浆蛋白结合，而且以不同的比例与不同的蛋白质结合，另一部分以游离状态在血中运输。结合型激素无活性，它必须转变为游离型才具有生理作用。但结合型激素可看作是激素在血液中的临时贮存库，而且，结合型激素经过肝脏时降解缓慢，因此可延长激素的寿命。

激素从释放出来到消失所经历的代谢过程有长有短，短的不到 1 秒，长的可达若干天，所以一般采用半衰期（即激素活性在血液中消失一半的时间）来衡量激素的有效期。大多数激素的半衰期为几十分钟，只有甲状腺激素达数天。但这必须与作用速度及作用持续时间相区别。作用速度主要与激素作用的方式有关；作用持续时间则看分泌是否继续，如继续分泌的话，半衰期虽只有几分钟，其作用却能延长至几小时，甚至几天。激素的清除主要由组织摄取、肝脏与肾灭活，随尿与粪排出。

第五节　激素分泌的调节

激素除传递信息外，还具有高效能的生物放大作用。体内激素水平的较小变化，就可能导致生理功能的巨大改变，甚至引起生理功能的亢进或低下，因此，激素分泌水平的相对稳定对机体内环境和生理功能的稳态起十分重要的作用。

一、下丘脑-腺垂体-靶腺轴的调节

下丘脑-腺垂体-靶腺轴在甲状腺激素、肾上腺皮质激素和性腺激素分泌的调节中起重要的作用，即构成三级水平的功能调节轴。一般来说，上位内分泌腺细胞分泌的激素对下位内分泌腺细胞的活动起促进作用；下位内分泌腺细胞作为上位内分泌细胞分泌的激素的靶细胞，其分泌的激素对上位内分泌腺细胞的活动有反馈作用，且多数起负反馈效应，从而可维持血液中各种激素水平的相对稳定。调节轴的任何一个环节发生障碍，均可破坏体内这些激素水平的稳态。

二、反馈调节

在各种激素分泌的调节中，普遍存在反馈调节的形式。激素分泌的反馈调节中，绝大多数是负反馈

（negative feedback）调节。例如甲状旁腺激素的分泌受血中钙离子浓度的调节，胰岛素、胰高血糖素受血糖浓度的调节。胰岛 A 细胞分泌的胰高血糖素使血糖浓度升高，而升高的血糖浓度又反馈作用于 A 细胞，使 A 细胞活动抑制。胰岛 B 细胞分泌的胰岛素使血糖浓度降低，血糖浓度过低时，胰岛素的分泌抑制。血糖浓度升高时对胰岛 B 细胞发生刺激作用，促进胰岛素的分泌，也属负反馈调节。负反馈的存在使各种激素的水平维持在一个狭窄的范围内。在上述的下丘脑 - 腺垂体 - 靶腺轴调节中，通常将靶腺（即甲状腺、肾上腺皮质、性腺）或靶组织分泌的激素或化学物质对下丘脑和腺垂体的负反馈作用称为长反馈（long-loop feedback），而将腺垂体分泌的促激素（tropic hormone）对下丘脑的负反馈作用称为短反馈（short-loop feedback）。下丘脑分泌的促垂体激素本身也能对其自身的分泌产生负反馈调节作用，称为超短反馈（ultra-short-loop feedback）；有人把垂体激素通过自分泌/旁分泌调节自身分泌的作用也看作超短反馈。

在内分泌系统中正反馈（positive feedback）调节较少见，因为将导致"爆炸性"结果。但在少数情况下，激素分泌的调节也可以正反馈的形式出现。例如，在分娩时下丘脑对神经垂体激素催产素的分泌就是一种正反馈。催产素使子宫肌收缩，将胎儿娩出；而在胎儿娩出的过程中，子宫肌收缩和胎儿对产道的刺激又进一步加强下丘脑催产素神经元的活动，使之分泌继续增多；又如在月经周期中，雌激素一般是对下丘脑的促性腺激素释放激素（GnRH）神经元的活动起负反馈调节作用，但在排卵前雌激素水平达到高峰时，雌激素对 GnRH 神经元起正反馈调节作用，使 GnRH 释放增加，形成黄体生成素释放的高峰，进而引起排卵。

三、神经调节

许多内分泌腺的活动都直接或间接地受中枢神经系统活动的调节。当支配内分泌腺的神经兴奋时，激素的分泌也会发生相应的变化。例如交感神经活动增强时，肾上腺髓质分泌肾上腺素和去甲肾上腺素增多，可协同交感神经系统产生应激反应，动员机体的多种功能，以适应内外环境的变化；而迷走神经活动增强时，可促进胰岛 B 细胞分泌胰岛素，也参与应激反应。

下丘脑的神经内分泌细胞在神经系统与内分泌系统功能活动的调节中起重要的桥梁作用。下丘脑具有大量的神经传入通路，主要包括皮层 - 下丘脑通路、边缘系统向下丘脑的投射通路，由脑干和脊髓上行至下丘脑的神经通路以及视网膜的神经节细胞投射到下丘脑的视交叉上核。在下丘脑内各核团之间也存在着丰富的纤维联系，且核团内部也有各种形式的突触存在，同种神经内分泌细胞之间有突触联系，在同一核团内不同性质神经元之间也有突触联系。同时，下丘脑一方面发出纤维以突触的形式与中枢神经各部位发生联系，另一方面通过对垂体功能的调控直接或间接地影响内分泌系统的功能。由此可见，这些通路和联系的存在将神经系统和内分泌系统的功能通过下丘脑的分泌活动联系在一起。

此外，激素的分泌还受到体内生物节律的影响，在某些不同激素和化学物质之间也可进行相互调节，如甲状腺激素还可根据血碘水平对甲状腺激素的合成进行自身调节。

第二章 内分泌疾病常见综合征

第一节 身材高大及矮小

一、身材高大

(一) 身材高大的概念

身材的高矮程度因人种、年龄、性别和地区等不同而异，正常身材是指在同一条件下，同一人种、年龄、性别和地区的平均身高加减3个标准差。例如，身高增加超过3个标准差，即为身材高大。身材高大是一种身高的临床体征，除与遗传、营养等有关外，也可由内分泌和代谢性疾病所引起。

(二) 体质性身材高大症

此症常有家族史，呈正常比例的高大，身材均匀，发育正常，骨龄、内分泌功能及生育能力均正常。

(三) 青春期提前

儿童生长发育至成人期的过渡阶段称为青春期。女性青春期一般始于12~13岁，男性一般比女性晚1~2年。如青春期提前，身材比同龄青少年明显增高，出现第二性征发育，但此期后身材增高减慢，成年时身材不高，可能偏矮。

(四) 巨人症

巨人症为发生在青春期前的垂体前叶功能亢进症，分泌生长激素旺盛，常继续发展为肢端肥大症。

(1) 由于腺垂体生长激素细胞增生或腺瘤，分泌过多生长激素所致。
(2) 发生在儿童期及骨骺尚未融合的青春期前，或合并有肢端肥大综合征。
(3) 身高呈巨大体型，一般指身高超过2 m。
(4) 伴有其他内分泌代谢紊乱综合征。

(五) 睾丸发育不全

1. 先天性睾丸发育不全

男性患者仅有高身材，但体型并不巨大，上部量短，下部量长，腰上移，患者可有性功能障碍和性征减少或缺乏，性染色体异常，如Klinefelter综合征。

2. 继发性睾丸发育不全

继发性睾丸发育不全常见于曾患流行性腮腺炎合并睾丸炎的男童，成年后有高身材，但体型并不巨大，下肢长，腰上移，男性性征少，生育能力低下或无生育能力，性染色体正常。

(六) 儿童型甲状腺功能亢进

儿童型甲状腺功能亢进，又称甲亢，发生于儿童期，因甲状腺激素分泌过多，刺激长骨生长过快，故较无甲亢的同龄儿童身材高而瘦，治疗后可以恢复至正常发育。儿童甲亢临床过程个体差异很大，一般症状逐渐加重，症状开始到确诊时间一般在 6～12 个月。

二、身材矮小

(一) 身材矮小的概念

身材矮小一般是指低于同人种、性别、年龄、地区的平均身高减去 3 个标准差以上，一般成年人身高在 130 cm 以下称为矮小体型。

(二) 体质性生长发育延迟

此症常有家族史，儿童期发育延迟，至 15～16 岁才开始青春发育，身材矮小，智力正常，无内分泌及全身性慢性疾病。青春期后，生长发育和常人一样，可达正常成年人高度。

(三) 生长激素缺乏性侏儒症

生长激素缺乏性侏儒症（GHD），又称垂体性侏儒症，是指自儿童期起病的腺垂体生长激素缺乏而导致生长发育障碍。本病多见于男性。其病因可为特发性或继发性，可由垂体本身疾病所致（垂体性），也可由下丘脑功能障碍导致垂体生长激素缺乏（下丘脑性）所致；可为单一性生长激素缺乏，也可伴有腺垂体其他激素缺乏。

本病呈匀称的身材矮小体型，智力正常，可因垂体瘤、感染、外伤、血管病变或严重的寄生虫病（如血吸虫病性侏儒）所致。除身材矮小外，尚可出现骨龄发育落后、缺乏性特征、皮肤细腻和稚气面容等，也可伴有甲状腺功能、肾上腺皮质功能低下的临床表现。

(四) 呆小病

呆小病，又称克汀病，甲状腺功能减退发生在胎儿期或新生儿期。患者出现身材矮小、下肢短、骨龄发育落后、特殊的呆滞面容、智力低下、皮肤蜡黄粗厚等症状，在黏液性水肿流行地区多见，为地方性呆小病，亦有散发性呆小病，其母亲有甲状腺功能减退，或母体中可检出甲状腺抗体。

(五) 幼年型糖尿病

1 型糖尿病发病年龄越小，影响生长发育越明显。由于胰岛素缺乏，蛋白质代谢紊乱，使骨骼发育障碍，临床上有典型的"三多一少"症状和出现血糖高、胰岛素分泌低下或缺乏。

(六) 先天性卵巢发育不全症

先天性卵巢发育不全症，又称为 Turner 综合征，表现为女性患者身材矮小，很难超过 140 cm，并伴有子宫阙如或很小，原发闭经性功能障碍，可出现智力低下、指短、颈蹼、眼距增宽及肘外翻等先天畸形，染色体为 45XO 或其变异型。

第二节　肥胖及消瘦

一、肥胖

(一) 肥胖的概念

肥胖是指人体的脂肪量超过正常或脂肪分布异常。标准体重（kg）可用身高（cm）- 105 粗略计算。体重超过同人种、同性别、同年龄标准体重的 10% 为超重，超过标准体重的 20% 为肥胖，超过标准体重的 30% 为重度肥胖。亦可用体重指数（BMI）= 体重（kg）/ 身高（m）^{2} 来衡量体重，BMI ≥ 24 为超重，BMI ≥ 28 为肥胖。

(二) 单纯性肥胖

（1）常有家族史，或童年起即肥胖，可能与遗传有关，多为均匀性肥胖。

（2）肥胖常无明显的内分泌功能改变，当体重增加过快时，皮肤上也可出现紫红色细小皮纹（为皮肤的弹性纤维断裂所致），当有胰岛素抵抗时可伴有皮肤黑棘皮样改变。

（3）单纯性肥胖要与库欣综合征相鉴别。在单纯性肥胖中，血皮质醇分泌可被小剂量地塞米松抑制，抑制超过基础值的 50%。

(三)皮质醇增多症(库欣综合征)

(1)肥胖常呈向心性,胸腹部皮下脂肪堆积明显,四肢相对细瘦。

(2)伴有皮质醇增多的典型外貌表现,如满月脸、水牛背、多血质外貌、皮肤紫纹及多毛等。

(3)伴有高血压、高血糖、骨质疏松等临床表现。

(4)皮质醇分泌昼夜节律消失,血浆皮质醇、24小时尿游离皮质醇浓度增高,小剂量地塞米松抑制试验不被抑制。

(四)下丘脑综合征

(1)常呈全身性肥胖,也可呈异常分布。

(2)伴有自主神经-内分泌功能障碍,睡眠节律反常,体温、血压、脉搏易变,性功能异常,精神改变,智力发育不全,尿崩症及溢乳症。

(3)下丘脑疾病患者可因肿瘤、炎症、外伤等损伤腹内侧核饱腹中枢,引起饮食、运动改变及机体代谢率的降低而导致肥胖。

(五)肥胖性生殖无能症

肥胖性生殖无能症,又称为 Frohlich 综合征、Babinski-Frohlich 综合征、Launois-Cleret 综合征、肥胖性生殖无能性营养不良症。

(1)以肥胖、生殖器不发育为主要临床表现。

(2)脂肪多积聚于躯干部位,尤以乳房、下腹部、股处脂肪沉积较多。

(3)常伴有肘外翻和膝内翻畸形。

(4)激素检查可见促性腺激素浓度及性激素浓度降低;睾丸活检显示曲细精管明显萎缩、间质纤维化、无成熟精子,均有助于诊断;脑 CT 等检查可发现占位性病变;染色体检查无异常。

(六)胰岛素瘤

(1)因胰岛 B 细胞瘤分泌过多的胰岛素,导致低血糖反复发作,患者为了减少低血糖的发作会过多进食或食欲亢进,从而发生肥胖。

(2)患者高胰岛素血症使脂肪合成增多,胰岛素抑制脂肪分解,使脂肪积聚,导致肥胖。如低血糖频繁发作、程度重并且历时较长,可导致脑内葡萄糖摄入减少,氧利用减少,可呈现各种神经精神症状。

(3)可以通过检测血糖、空腹血糖与胰岛素计算 IRI/G(空腹周围静脉血胰岛素浓度与葡萄糖浓度的比值)比值进行诊断,胰腺 B 超、CT(计算机断层扫描)、MRI(核磁共振)检查及超声内镜可帮助定位诊断。

(七)多囊卵巢综合征

(1)多表现为肥胖、轻度多毛、月经稀发、闭经或者不孕,有男性化特征。

(2)垂体黄体生成素对下丘脑黄体生成素释放激素的敏感性增高,卵巢雄激素分泌增加,使卵巢形成许多不成熟的囊状卵泡。

(3)妇科检查,检测 FSH、LH、T 水平,卵巢 B 超检查可见不成熟卵泡数目明显增加。

(4)病理上有双侧卵巢增大,卵巢包膜增厚,伴多发不成熟卵泡等表现。

(八)绝经后肥胖

女性绝经后肥胖,原因是多方面的,多因卵巢功能衰退,雌激素对垂体的抑制作用减弱,出现继发性下丘脑功能亢进及精神、自主神经功能紊乱,伴糖代谢紊乱,导致易饥饿,进食过多。

二、消瘦

(一)消瘦的概念

体重低于标准体重的 10% 为低体重,低于 20% 为消瘦,低于 30% 为恶病质状态,或者 BMI 低于 18.5 kg/m^2 可诊断为消瘦。体重减轻要检查有无全身消耗性疾病,排除消瘦的全身因素后常考虑内分泌性因素所致。

(二)腺垂体功能减退症

（1）消瘦、无力为主要表现，严重时可呈恶病质状态。

（2）腺垂体功能减退，常由产后大出血（希恩综合征）、垂体瘤、缺血和外伤等引起，常见原因为产后大出血、休克、垂体缺血性改变。

（3）腺垂体细胞分泌的促激素减少，使靶腺器官（如甲状腺、肾上腺皮质、性腺等）功能减退而导致相应临床症状，催乳素分泌减少或缺乏表现为产后无乳汁分泌，生长激素分泌低下导致低血糖等综合征。

（4）检测各靶腺功能低下，替代治疗疗效明显。

(三)原发性慢性肾上腺皮质功能减退症

（1）乏力、色素沉着和消瘦为主要临床表现。

（2）由于自身免疫反应导致肾上腺皮质萎缩、肾上腺结核或肿瘤等原因使肾上腺皮质激素（如醛固酮、皮质醇和性激素）分泌减少引起的临床症状。

（3）皮质醇、醛固酮激素减少导致低血糖、低钠血症、食欲低下和脱水，使体重明显减轻。

（4）血皮质醇水平、ACTH水平及肾上腺影像学检查等可定性、定位诊断。

(四)神经性厌食

（1）消瘦、厌食为主要症状，极度厌食可呈恶病质状态。

（2）多见于青年女性，常否认饥饿、否认厌食，精神状态异常，恐惧长胖，有意不食。

（3）体重显著下降，伴闭经，肾上腺功能正常。

（4）当厌食治疗好转后营养状态可恢复。

(五)糖尿病

（1）典型的三多一少症状，"三多"即多饮、多食、多尿，"一少"指体重明显减轻。

（2）由于胰岛素绝对或相对不足，导致糖代谢紊乱以及蛋白质、脂肪代谢紊乱，使合成减少、分解增多、能量消耗，引起消瘦。

（3）血糖升高、尿糖阳性或胰岛素释放减少、敏感性减低可作为诊断的主要和重要方法。

(六)甲状腺功能亢进症

（1）甲状腺功能亢进症是甲状腺激素过度分泌，机体代谢亢进，能量消耗较摄入为多，虽有食欲亢进表现，但体重仍然减轻和消瘦。

（2）甲亢的高代谢表现，交感神经兴奋性增加，甲状腺肿大和突眼征为本病的特征。

第三节 多毛及毛发脱落

一、多毛

(一)多毛的概念

多毛症是指身体任何部位比其同种族、同年龄、同性别健康人长出多而粗、长而密的毛发。毛发受遗传、内分泌、种族和个体之间差异影响很大。

多毛有全身或局部毛发增多、增粗，但毛发分布仍然正常，多见于女性或儿童，其毛发增多，呈男性分布，可由内分泌系统疾病引起。

(二)皮质醇增多症

（1）皮质醇增多症同时有网状带增生时，产生雄激素增多，因而可出现皮肤痤疮、毛发增多、髭毛增粗变浓。

（2）多毛是皮质醇增多症的常见表现之一，其皮质醇增多症的典型表现有向心性肥胖、皮肤紫纹及满月脸等。

(三)肾上腺性男性化

1. 先天性肾上腺增生症

21-羟化酶缺乏可以出现多毛症,实验室检查血皮质醇下降,血 ACTH 升高,17-羟孕酮水平明显上升,肾上腺 CT 可见双侧肾上腺增生。11β-羟化酶缺乏,临床出现女性男性化及高血压表现。女性缺乏 3β-羟脱氢酶,表现轻度男性化,均为常染色体隐性遗传性疾病,可通过肾上腺有关羟化酶的检测及肾上腺影像学检查予以诊断。

2. 肾上腺网状带肿瘤或增生

成年发病者表现为肾上腺性男性化,女性常以多毛为首发症状,男性化明显。

(四)多囊卵巢综合征

(1)以双侧卵巢肿大伴不孕、多毛和肥胖为主要表现,约半数患者可出现多毛。

(2)病理检查示双侧卵巢增大,包膜肥厚,包膜下有许多不成熟的囊状卵泡。

(3)血清 FSH、LH、T 检测,胰岛素释放试验及盆腔 B 超有助于诊断。

(五)卵巢肿瘤

(1)部分卵巢肿瘤能产生雄激素,可出现多毛。

(2)临床表现为闭经,卵巢影像学检查可证实。

(六)高催乳素血症

催乳素与多毛之间的关系尚不清楚,20%~30% 的高催乳素血症患者伴有多毛现象。

(七)肢端肥大症

部分女性肢端肥大症患者除肢端、口鼻增大外,还可出现多毛症。

(八)特发性多毛症

除月经紊乱外,不伴有卵巢和肾上腺等内分泌疾病的多毛症称特发性多毛症。其每日睾酮产生量增加,性激素结合球蛋白水平下降,游离雄激素水平增高,原因不明。

二、毛发脱落

(一)毛发脱落的概念

毛发的生长具有周期性,除了皮肤毛发的疾病可导致毛发脱落外,内分泌代谢系统疾病也可导致毛发脱落。

(二)腺垂体功能减退症

腺垂体功能减退症的重要体征是毛发的脱落,阴毛、腋毛的阙如和减少。有时出现眉毛稀疏,如眉毛中断无眉梢,其中以希恩综合征多见,缺乏乳汁分泌为产后的首发症状,如不加以治疗,可出现毛发脱落、全身无力、形体消瘦、面容苍白、憔悴等症状和体征,与垂体坏死程度平行。

(三)甲状腺功能减退症

甲状腺功能减退症的病因主要包括桥本病和医源性甲状腺功能减退。患者毛发稀少、干燥、无光泽、易断,皮肤粗糙、增厚,多因真皮黏多糖积累及细胞代谢减低所致。甲状腺功能减退症者有代谢减低、怕冷、懒散、心率缓慢、黏液性水肿等特殊症状和体征,可做鉴别诊断。

(四)原发性肾上腺皮质功能减退症

原发性肾上腺皮质功能减退症的特征是消瘦无力、皮肤色素沉着,常有阴毛及腋毛减少和脱落、低血糖、低血钠、高血钾、低血压、脉压小,以及血、尿中皮质醇水平降低和血 ACTH 水平升高。

(五)甲状旁腺功能减退症

长期低钙血症可使外胚层组织器官发生营养性损害。病情重者可出现皮肤干燥、脱屑、毛发稀疏,阴毛、腋毛也可脱落,甚至眉毛阙如,本症常见症状是低血钙性抽搐。

(六)脂溢性脱发

脂溢性脱发,又称早秃,为常见病变,常有秃顶或发际上移,但无阴毛腋毛脱落等性功能低下症状。此病与遗传、雄性激素、皮脂溢出相关。

第四节 内分泌性昏迷

一、糖尿病酮症酸中毒

（1）见于1型糖尿病或2型糖尿病的重症。
（2）在胰岛素分泌不足的基础上，在某些诱因影响下，糖、脂肪代谢更加紊乱，酮体产生过多，蓄积体内而发生酮症。严重时出现代谢性酸中毒。
（3）若治疗不及时或治疗不当，酮症酸中毒继续恶化，血压下降，出现休克和昏迷。
（4）部分患者在治疗过程中可因血糖下降过快、补碱过多而导致脑缺氧、脑水肿而再次昏迷。

二、糖尿病高渗性昏迷

（1）多见于老年人，常有感染、呕吐、腹泻等诱因，有或无糖尿病病史。
（2）诱因加重糖尿病病情，如严重脱水，可出现低血压、震颤、惊厥、脑血管意外的偏瘫、癫痫等神经症状。
（3）无酮症或有轻度酮症。
（4）血糖显著升高，尿糖呈强阳性，血钠及血、尿渗透压升高，致使意识进行性丧失。

三、糖尿病乳酸性酸中毒昏迷

（1）糖尿病患者因肝、肾功能失代偿，心力衰竭，或服用苯乙双胍等药物，饮酒，出现体内乳酸堆积，临床表现为代谢性酸中毒特征。
（2）如酸中毒纠正不及时，病情进一步加重可致昏迷。
（3）血乳酸显著升高，乳酸与丙酮酸比值＞30（正常＜10）。

四、低血糖昏迷

（1）低血糖可分空腹型和餐后型，餐后型多见于功能性疾病，空腹型多为器质性疾病，如胰岛素瘤。
（2）糖尿病用降糖药物或胰岛素过量时可出现低血糖反应。患者过度活动也可引发低血糖。
（3）严重低血糖时可导致昏迷。
（4）低血糖三联征：
①出现低血糖所致的临床表现，包括交感神经症状和脑功能障碍，如心悸、冷汗、软弱无力、头晕、嗜睡、意识障碍等。
②血糖低于2.8 mmol/L。
③给予葡萄糖溶液补充后低血糖症状可迅速缓解，但如果诊断延迟和措施不当时低血糖持续时间太长，可因严重的脑损害昏迷而难以恢复。

五、垂体危象

（1）腺垂体功能减退患者在应激诱发下出现危象。
（2）症状根据各靶腺激素缺乏程度而不同，可分低温型、低血糖型、低血压循环衰竭型、水中毒型等，有时呈混合型。
（3）垂体危象多见于席汉综合征（腺垂体功能减退）。

六、甲状腺功能减退症危象（甲减危象）

（1）严重的甲状腺功能减退症在没有恰当的治疗时，应激会促使其症状加重。

（2）甲状腺功能急剧低下，出现低体温、黏液水肿和脑神经症状（如意识模糊、嗜睡），以致昏迷。

（3）患者病史中有甲状腺手术史、放射性核素碘治疗史、慢性淋巴细胞性甲状腺炎等病史可协助诊断。

七、甲状腺功能亢进症危象（甲状腺危象）

（1）有甲亢史，在应激、手术等诱因作用下，甲亢症状加重，出现高热（39℃）、严重失水、脉率超过140次/分、心律失常、大汗淋漓、恶心、呕吐，病情继续恶化，可出现意识变化、烦躁、嗜睡、木僵、抽搐，严重时出现昏迷。

（2）淡漠型甲亢危象：除出现淡漠、木僵等意识改变外，还有低体温、低脉压、慢心率等表现，并陷入昏迷。

八、慢性肾上腺皮质功能减退危象（肾上腺危象）

（1）见于原发性慢性肾上腺皮质功能减退（Addison病）、肾上腺手术后未补充外源性皮质激素者，长期大量应用肾上腺皮质激素的患者骤然停药，在应激诱因下肾上腺皮质激素严重缺乏时出现危象。

（2）临床表现为高度乏力、恶心、厌食、腹泻、高热、严重脱水以致脉搏细弱、脉压小、循环衰竭、嗜睡、昏迷，临床可分为低血压型、低血糖型、低钠型或混合型。

九、甲状旁腺功能亢进症危象（甲旁亢危象）

（1）多见于伴有严重高钙血症的甲旁亢患者。另外，当高热、脱水、创伤等应激或过度挤压甲状腺区时可能发生高血钙危象。

（2）表现为顽固性恶心、呕吐、嗜睡、烦躁，甚至昏迷。可因严重高血钙、循环衰竭、心律失常、肾衰竭而致命。

第五节 高血压及低血压

一、高血压

（一）高血压的概念

高血压是指体循环动脉收缩压和/或舒张压的持续升高，目前我国采用国际统一标准，即收缩压 > 18.6 kPa（140 mmHg）和/或舒张压 > 12.0 kPa（90 mmHg）即诊断为高血压。

继发性高血压指由某些疾病所引起的高血压，占所有高血压患者的1%~10%。内分泌性高血压以青中年多见。

（二）嗜铬细胞瘤

（1）出现阵发性或持续高血压：阵发性高血压其血压明显增高，出现剧烈头痛、心悸、出汗、面色苍白、恶心、无力等症状，持续数分钟至数天，非发作期血压可正常。持续高血压患者可有阵发性加剧，亦可出现高血压和低血压交替现象。

（2）血中儿茶酚胺及其代谢产物升高，尤其是血浆游离3-O-甲基肾上腺素（变肾上腺素）水平升高，并可用可乐定抑制试验协助诊断，用影像检查肾上腺做定位诊断，异位肿瘤可采用 ^{131}I 标记的间碘苄胍扫描定位。

（三）原发性醛固酮增多症

（1）特征为高血压和低血钾（严重时发生软瘫）。

（2）长期低血钾导致肾小管损害可致夜尿增多。

（3）实验室检查为血醛固酮水平升高、肾素水平降低，二者比值升高（通常大于25），低血钾、高尿钾（血钾 < 3.5 mmol/L，尿钾 > 20 mmol/24 h）、碱血症和碱性尿。盐水负荷试验阳性。

（4）CT 或 MRI 检查可发现肾上腺皮质增生或腺瘤。

（四）假性醛固酮增多症

（1）包括一组因肾素活性抑制而使内源性盐皮质激素分泌异常减低的异质性疾病。肾素活性抑制是内源性和外源性盐皮质激素或盐皮质激素样物质的作用或者肾小管上皮细胞钠通道活化性突变（Liddle 综合征），导致钠潴留及体液量增加的结果。

（2）临床表现：高血压、低血钾和代谢性碱中毒，类似醛固酮增多症，但患者血醛固酮和肾素水平降低。

（五）皮质醇增多症

皮质醇增多症的症状之一就是高血压，其典型的向心性肥胖、多血质面貌、红圆脸、紫纹等症状，血和尿游离皮质醇增高且不受小剂量地塞米松抑制是诊断的主要依据。

（六）甲状腺功能亢进症

甲状腺功能亢进症的症状之一就是高血压、脉压大，其典型的甲亢症状、体征及化验结果可以确诊本病。随着甲亢的控制，血压和脉压可恢复正常。

（七）先天性肾上腺增生

（1）由于肾上腺皮质激素合成过程的某种必需酶缺乏导致皮质醇合成不足，继发垂体促肾上腺皮质激素（ACTH）分泌增加，导致雄激素和/或盐皮质激素（或其前体）分泌异常。

（2）临床表现为不同程度的肾上腺皮质功能减退、性分化异常，部分出现高血压（如 11β-羟化酶和 17α-羟化酶缺陷）。

（八）肢端肥大症

30% ~ 63% 肢端肥大症患者出现高血压。典型的外貌、手足掌粗大等症状和体征，血生长激素（GH）升高，垂体影像学结果是诊断的主要依据。个别肢端肥大症患者是多发内分泌腺瘤的一部分，可合并嗜铬细胞瘤等其他内分泌肿瘤。

二、低血压

（一）低血压的概念

成年人肱动脉收缩压 < 12.0 kPa（90 mmHg）为低血压，当血压为 10.7/8 kPa（80/60 mmHg）时可出现显著症状。

（二）Addison 病

Addison 病，又称原发性慢性肾上腺皮质功能减退症，低血压是其重要症状之一，以低钠、低血容量、低血压、昏厥作为主诉就诊者多见，尤其在早期，轻症患者的色素沉着不显著、不典型时容易漏诊。典型患者可以通过临床表现，血、尿皮质醇检查及 ACTH 兴奋试验协助诊断。肾上腺钙化、萎缩等可通过影像学检查证实。

（三）腺垂体功能减退症

低血压是腺垂体功能减退症的症状之一，因促肾上腺皮质激素水平低下，其靶腺肾上腺皮质激素分泌量也减少，ACTH 减少，促黑素细胞激素（MSH）亦减少，故患者除无色素沉着外，其他症状与 Addison 病一样。患者可因甲状腺激素缺乏而贫血，出现脸色苍白，并有眼睑、皮肤黏液性水肿。

（四）嗜铬细胞瘤

嗜铬细胞瘤以阵发性高血压或持续性高血压阵发性加重为特征，可发生直立性低血压，高血压、低血压交替出现，其原因：

（1）大量儿茶酚胺导致严重心律失常。

（2）大量儿茶酚胺引起周围血管强烈收缩，导致血容量减少。

（3）肿瘤骤然出血、坏死后停止释放儿茶酚胺。

（五）黏液性水肿

黏液性水肿患者可出现血压偏低。原因系甲状腺功能减退症使心脏对儿茶酚胺敏感性降低，反应迟钝，甲状腺功能减退症性心脏病使心动过缓。但亦有胸主动脉硬化导致外周阻力增大而使舒张压升高者。

第六节　食亢及少食

一、食亢

（一）食亢的概念

食亢也称多食，是临床较常见的食量异常，是指容易饥饿、想进食物及进食量明显增加，由机体热能消耗过多、代谢过分旺盛或胰岛素分泌亢进等原因引起。

（二）糖尿病

糖尿病是食亢的主要病因之一。由于胰岛素分泌绝对或相对不足，葡萄糖不能有效地被组织氧化利用，出现高血糖，血糖从尿中排出，组织呈饥饿状态，因而出现多食易饥。

（三）胰岛素瘤

胰岛素瘤是食亢的主要病因之一。肿瘤自主分泌大量胰岛素入血导致反复发作性低血糖，低血糖时摄食中枢受刺激而引起饥饿感，频繁进食以缓解症状。久病者常因保护性频繁进食而出现肥胖。

（四）甲亢

甲亢是食亢的主要病因之一。过量的甲状腺激素使三大营养物质代谢亢进，分解加速，而出现易饥多食、形体消瘦、心悸多汗、兴奋激动等典型症状。实验室检查可发现甲状腺激素水平增高。

（五）巨人症和肢端肥大症

垂体生长激素分泌增多，引起多食、血糖增高。早期患者食量超过常人，生长发育快；晚期可由于肿瘤生长迅速，易发生出血、梗死或坏死而出现垂体功能低下综合征，表现为食少。

（六）库欣综合征

库欣综合征是食亢的主要病因之一。由于血循环皮质醇增多，患者可表现为多食及糖代谢异常，有明显的库欣面容、向心性肥胖、皮肤紫纹等库欣综合征表现。

（七）下丘脑疾病

下丘脑疾病是食亢的主要病因之一。下丘脑病变累及腹外侧的"摄食中枢"可出现多食，常伴有睡眠异常、体温调节异常等表现。

（八）嗜铬细胞瘤

嗜铬细胞瘤是食亢的主要症状之一，嗜铬细胞瘤患者可由于儿茶酚胺的过量分泌，基础代谢率增高，出现多食，多伴有阵发性高血压及头痛、心悸、多汗三联征。发作时测血儿茶酚胺及肾上腺素、尿VMA（香草苦杏仁酸），增高可确诊。

（九）一些遗传综合征

一些遗传综合征是食亢的主要病因之一，如 Prader-Willi 综合征等。此类患者除多食外，多伴有发育障碍、智力低下、肥胖等。

（十）神经性贪食

神经性贪食是食亢的主要病因之一，其为一种神经内分泌疾病，以暴食为主导的进食障碍。患者的摄食欲望或行为常呈发作型，一旦产生了进食欲望便难以克制和抵抗，每次进食量都较大；患者常担心自己的体型和体重，故常常在进食后自行催吐，也有服用泻药或增加运动量等来消除暴食后引起的发胖；暴食现象每周至少发作 2 次，且至少已连续出现 3 个月以上。

二、少食

(一) 少食的概念
少食指因病变累及摄食中枢或内分泌腺体功能低下，致食欲下降、食量减少或厌食。

(二) 下丘脑病变
下丘脑病变累及腹内侧核的饱食中枢，出现食欲减退，甚至厌食消瘦。

(三) 甲状腺功能减退症
甲状腺功能减退症由甲状腺激素分泌不足引起，表现为厌食、腹胀、便秘等症。多有甲减的典型临床表现，甲状腺功能检查可确诊。

(四) 淡漠型甲亢
部分老年甲亢患者为淡漠型甲亢，可表现为食欲减退、极度消瘦，甲状腺功能检查可确诊。

(五) 肾上腺皮质功能减退症
肾上腺皮质功能减退症的早期表现就是食欲减退，重者可出现恶心、呕吐、腹胀、腹痛等症状。多伴有淡漠、皮肤色素沉着，实验室检查可发现低钠血症，血皮质醇检查可确诊。

(六) 腺垂体功能减退症
进食改变同肾上腺皮质功能减退症，但无色素沉着，常同时伴有甲状腺、性腺功能低下表现。实验室检查及垂体影像学检查可确诊。

(七) 神经性厌食
神经性厌食是一种主要影响青年女性进食的慢性精神心理性神经内分泌疾病，起病多与特殊的家庭、精神心理变态、挫折及特殊的文化背景有关，是生理、心理、社会等因素综合影响的结果。临床上主要表现为用自愿禁食、引吐、服用泻药、体育锻炼等方法过度追求减轻体重，甚至在明显消瘦的情况下还认为自己太胖。

第三章 下丘脑-垂体疾病

第一节 高泌乳素血症

高泌乳素血症是各种原因引起的垂体泌乳素细胞分泌过多，导致血循环中泌乳素升高为主要特点，表现为非妊娠期或非哺乳期溢乳、月经紊乱或闭经。高泌乳素血症在生殖功能失调中 9%～17%。

一、PRL 生理功能

泌乳素（PRL）是垂体前叶分泌的一种多肽激素，由于人泌乳素单体的糖基化及单体的聚合呈多样性，所以人泌乳素在体内以多种形式存在，包括小分子泌乳素、糖基化泌乳素、大分子泌乳素、大大分子泌乳素，其生物活性与免疫反应性由高至低以此类推。由于泌乳素在体内呈多样性，因此出现血泌乳素水平与临床表现不一致的现象。有些女性尽管体内血泌乳素水平升高，但却无溢乳、月经失调等症状；而部分女性尽管血泌乳素不升高，但出现溢乳、月经失调等症状。前者可能是大分子或大大分子泌乳素增加所致，后者可能是小分子泌乳素的分泌相对增加，而大分子或大大分子泌乳素分泌相对减少所致。

泌乳素的生理作用极为广泛复杂。在人类，主要是促进乳腺组织的发育和生长，启动和维持泌乳，使乳腺细胞合成蛋白增多。泌乳素能影响下丘脑-垂体-卵巢轴，正常水平的 PRL 对卵泡发育非常重要，然而过高水平 PRL 血症不仅对下丘脑 GnRH 及垂体 FSH、LH 的脉冲式分泌有抑制作用，还可直接抑制卵泡发育，导致排卵障碍，影响卵巢合成雌激素及孕激素，临床上表现为月经稀发或闭经。另外，PRL 和自身免疫相关。人类 B、T 淋巴细胞，脾细胞和 NK 细胞均有 PRL 受体，PRL 与受体结合调节细胞功能。PRL 在渗透压调节上也有重要作用。

二、PRL 生理变化

1. 昼夜变化

PRL 的分泌有昼夜节律，睡眠后逐渐升高，直到睡眠结束，因此，早晨睡醒前 PRL 可达到一天 24 小时峰值，醒后迅速下降，上午 10 点至下午 2 点降至一天中谷值。

2. 年龄和性别的变化

由于母体雌激素的影响，刚出生 1 周的婴儿血清 PRL 水平高达 100μg/L 左右，4 周之后逐渐下降，3～12 个月时 PRL 降至正常水平。青春期 PRL 水平轻度上升至成人水平，可能与雌激素分泌相关。成年女性的血 PRL 水平始终比同龄男性高。妇女绝经后的 18 个月内，体内的 PRL 水平逐渐下降 50%，但接受雌激素补充治疗的妇女下降较缓慢。在高 PRL 血症的妇女中，应用雌激素替代疗法不引起 PRL 水平的改变。

3. 月经周期中的变化

在月经周期中 PRL 水平有昼夜波动，但周期性变化不明显，卵泡期与黄体期相仿，没有明显排卵前高峰，正常 PRL 值 < 25μg/L。

4. 妊娠期的变化

孕 8 周血中 PRL 值仍为 20μg/L，随着孕周的增加，雌激素水平升高刺激垂体 PRL 细胞增殖和肥大，导致垂体增大及 PRL 分泌增多。在妊娠末期血清 PRL 水平可上升 10 倍，超过 200μg/L。正常生理情况下，PRL 分泌细胞占腺垂体细胞的 15%~20%，妊娠末期可增加到 70%。

5. 产后泌乳过程中的变化

分娩后血 PRL 仍维持在较高水平，无哺乳女性产后 2 周增大的垂体恢复正常大小，血清 PRL 水平下降，产后 4 周血清 PRL 水平降至正常。哺乳者由于经常乳头吸吮刺激，触发垂体 PRL 快速释放，产后 4~6 周内哺乳妇女基础血清 PRL 水平持续升高。6~12 周基础 PRL 水平逐渐降至正常，随着每次哺乳发生的 PRL 升高幅度逐渐减小。产后 3~6 个月基础和哺乳刺激情况下 PRL 水平的下降主要是由于添加辅食导致的哺乳减少。如果坚持哺乳，基础 PRL 水平会持续升高，并有产后闭经。

6. 应激导致 PRL 的变化

PRL 的分泌还与精神状态有关，激动或紧张时泌乳素明显增加。许多生理行为可影响体内泌乳素的水平。高蛋白饮食、性交、哺乳及应激等均可使泌乳素水平升高。情绪紧张、寒冷、运动时垂体释放的应激激素包括 PRL、促肾上腺皮质激素（ACTH）和生长激素（GH）。应激可以使得 PRL 水平升高数倍，通常持续时间不到 1 小时。

三、病因

1. 下丘脑疾患

下丘脑分泌的催乳素抑制因子（PIF）对催乳素分泌有抑制作用，PIF 主要是多巴胺。颅咽管瘤压迫第三脑室底部，影响 PIF 输送，导致催乳素过度分泌。其他肿瘤如胶质细胞瘤、脑膜炎症、颅外伤引起垂体柄被切断、脑部放疗治疗破坏、下丘脑功能失调性假孕等影响 PIF 的分泌和传递都可引起泌乳素的增高。

2. 垂体疾患

垂体疾患是高催乳素血症最常见的原因。垂体泌乳细胞肿瘤最多见，空蝶鞍综合征、肢端肥大症、垂体腺细胞增生都可致催乳素水平的异常增高。按肿瘤直径大小分微腺瘤（肿瘤直径 < 1cm）和大腺瘤（肿瘤直径 ≥ 1cm）。

3. 其他内分泌、全身疾患

原发性和/或继发性甲状腺功能减退症，如假性甲状旁腺功能减退、桥本甲状腺炎、多囊卵巢综合征、肾上腺瘤、GH 腺瘤、ACTH 腺瘤等，以及异位 PRL 分泌增加如未分化支气管肺癌、胚胎癌，子宫内膜异位症、肾癌可能有 PRL 升高。肾功能不全、肝硬化影响到全身内分泌稳定时也会出现 PRL 升高。乳腺手术、乳腺假体手术后、长期乳头刺激、妇产科手术如人工流产、引产、死胎、子宫切除术、输卵管结扎术、卵巢切除术等 PRL 也可异常增高。

4. 药物影响

长期服用多巴胺受体拮抗剂如吩噻嗪类镇静药：氯丙嗪、奋乃静。儿茶酚胺耗竭剂抗高血压药；利舍平、甲基多巴。甾体激素类：口服避孕药、雌激素。鸦片类药物吗啡，抗胃酸药 H_2-R 拮抗剂——西咪替丁（甲氰咪胍）、多潘立酮（吗丁啉）均可抑制多巴胺转换，促进 PRL 释放。药物引起的高 PRL 血症多数血清 PRL 水平在 100μg/L 以下，但也有报道长期服用一些药物使血清 PRL 水平升高达 500μg/L 而引起大量泌乳、闭经。

5. 胸部疾患

胸壁的外伤、手术、烧伤、带状疱疹等也可能通过反射引起 PRL 升高。

6. 特发性高催乳激素血症

催乳素多为 60~100μg/L，无明确原因。此类患者与妊娠、服药、垂体肿瘤或其他器质性病变无关，多因患者的下丘脑 - 垂体功能紊乱，从而导致 PRL 分泌增加。其中大多数 PRL 轻度升高，长期观察可恢复正常。血清 PRL 水平明显升高而无症状的特发性高 PRL 血症患者中，部分患者可能是巨分子 PRL 血症，这种巨分子 PRL 有免疫活性而无生物活性。临床上当无病因可循时，包括 MRI 或 CT 等各种检查后未能明确泌乳素异常增高原因的患者可诊断为特发性高泌乳素血症，但应注意对其长期随访，对部分伴月经紊乱而 PRL 高于 100μg/L 者，需警惕潜隐性垂体微腺瘤的可能，应密切随访，脑部 CT 检查发现许多此类疾病患者数年后常发展为垂体微腺瘤。

四、临床表现

1. 溢乳

患者在非妊娠和非哺乳期出现溢乳或挤出乳汁，或断奶数月仍有乳汁分泌，轻者挤压乳房才有乳液溢出，重者自觉内衣有乳渍。分泌的乳汁通常是乳白、微黄色或透明液体，非血性。仅出现溢乳的占 27.9%，同时出现闭经及溢乳者占 75.4%。这些患者血清 PRL 水平一般都显著升高。部分患者催乳素水平较高但无溢乳表现，可能与其分子结构有关。

2. 闭经或月经紊乱

高水平的泌乳素可影响下丘脑 – 垂体 – 卵巢轴的功能，导致黄体期缩短或无排卵性月经失调、月经稀发甚至闭经，后者与溢乳表现合称为闭经 – 溢乳综合征。

3. 不育或流产

卵巢功能异常、排卵障碍或黄体不健可导致不育或流产。

4. 头痛及视觉障碍

微腺瘤一般无明显症状，大腺瘤可压迫蝶鞍隔出现头痛、头胀等，当腺瘤向前侵犯或压迫视交叉或影响脑脊液回流时，也可出现头痛、呕吐和眼花，甚至视野缺损和动眼神经麻痹。肿瘤压迫下丘脑可以表现为肥胖、嗜睡、食欲异常等。

5. 性功能改变

部分患者因卵巢功能障碍，表现低雌激素状态，阴道壁变薄或萎缩，分泌物减少，性欲减低。

五、辅助检查

1. 血清学检查

血清 PRL 水平持续异常升高，大于 1.14 nmol/L（25μg/L），需除外由于应激引起的 PRL 升高。FSH 及 LH 水平通常偏低。必要时测定 TSH、FT_3（游离三碘甲状腺原氨酸）、FT_4（游离四碘甲状腺原氨酸）、肝、肾功能。

2. 影像学检查

当血清 PRL 水平高于 4.55 nmol/L（100μg/L）时，应注意是否存在垂体腺瘤，CT 和 MRI 可明确下丘脑、垂体及蝶鞍情况，是有效的诊断方法。其中 MRI 对软组织的显影较 CT 清晰，因此对诊断空蝶鞍症最为有效，也可使视神经、海绵窦及颈动脉清楚显影。

3. 眼底、视野检查

垂体肿瘤增大可侵犯和/或压迫视交叉，引起视盘水肿；也可因肿瘤损伤视交叉不同部位而有不同类型的视野缺损，因而眼底、视野检查有助于确定垂体腺瘤的部位和大小。

六、诊断

根据血清学检查 PRL 持续异常升高，同时出现溢乳、闭经及月经紊乱、不育、头痛、眼花、视觉障碍及性功能改变等临床表现，可诊断为高泌乳素血症。诊断时应注意某些生理状态如妊娠、哺乳、夜间睡眠、长期刺激乳头、性交、过饱或饥饿、运动和精神应激等，PRL 会有轻度升高。因此，临床测定 PRL 时应避免生理性影响，在 10～11 时取血测定较为合理。PRL 水平显著高于正常者一次检查即可确定，当 PRL 测定结果在正常上限 3 倍以下时至少检测 2 次，以确定有无高 PRL 血症。诊断高泌乳激素血症后必须根据需要做必要的辅助检查，以进一步明确发病原因及病变程度，便于治疗。

七、治疗

应该遵循对因治疗原则，控制高 PRL 血症，恢复女性正常月经和排卵功能，减少乳汁分泌及改善其他症状（如头痛和视功能障碍等）。

1. 随访

对特发性高泌乳素血症、泌乳素轻微升高、月经规律、卵巢功能未受影响、无溢乳且未影响正常生活时，可不必治疗，应定期复查，观察临床表现和 PRL 的变化。

2. 药物治疗

垂体 PRL 大腺瘤及伴有闭经、泌乳、不孕不育、头痛、骨质疏松等表现的微腺瘤都需要治疗，首选多巴胺激动剂治疗。

（1）溴隐亭：为麦角类衍生物，为非特异性多巴胺受体激动剂，可直接作用于垂体催乳素细胞，与多巴胺受体结合，抑制肿瘤增殖，从而抑制 PRL 的合成分泌，是治疗高泌乳素血症最常用的药物。为了减少药物不良反应，溴隐亭治疗从小剂量开始渐次增加，即从睡前 1.25 mg 开始，递增到需要的治疗剂量。如果反应不大，可在几天内增加到治疗量。常用剂量为每天 2.5~10 mg，分 2~3 次服用，大多数病例每天 5~7.5 mg 已显效。剂量的调整依据是血 PRL 水平。达到疗效后可分次减量到维持量，通常每天 1.25~2.50 mg。溴隐亭治疗可以使 70%~90% 的患者获得较好疗效，表现为血 PRL 降至正常、泌乳消失或减少、垂体腺瘤缩小、恢复规则月经和生育。若 PRL 大腺瘤在多巴胺激动剂治疗后血 PRL 正常而垂体大腺瘤不缩小，应重新审视诊断是否为非 PRL 腺瘤或混合性垂体腺瘤、是否需改用其他治疗（如手术治疗）。溴隐亭治疗高 PRL 血症、垂体 PRL 腺瘤不论降低血 PRL 水平还是肿瘤体积缩小，都是可逆性的，只是使垂体 PRL 腺瘤可逆性缩小，长期治疗后肿瘤出现纤维化，但停止治疗后垂体 PRL 腺瘤会恢复生长，导致高 PRL 血症再现，因此需长期用药维持治疗。

溴隐亭不良反应：主要有恶心、呕吐、眩晕、疲劳和体位性低血压等，故治疗应从小剂量开始，逐渐增加至有效维持剂量，如患者仍无法耐受其胃肠道反应，可改为阴道给药，经期则经肛门用药。阴道、直肠黏膜吸收可达到口服用药同样的治疗效果。约 10% 的患者对溴隐亭不敏感、疗效不满意，对于药物疗效欠佳，不能耐受药物不良反应及拒绝接受药物治疗的患者可以更换其他药物或手术治疗。

新型溴隐亭长效注射剂（Parlodel LAR）克服了因口服造成的胃肠道功能紊乱，用法是 50~100 mg，每 28 日一次，是治疗泌乳素大腺瘤安全有效的方法，可长期控制肿瘤的生长并使瘤体缩小，不良反应较少，用药方便。

（2）卡麦角林和喹高利特：若溴隐亭副反应无法耐受或无效时可改用具有高度选择性的多巴胺 D_2 受体激动剂卡麦角林和喹高利特，它们抑制 PRL 的作用更强大而不良反应相对减少，作用时间更长。对溴隐亭抵抗（每天 15 mg 溴隐亭效果不满意）或不耐受溴隐亭治疗的 PRL 腺瘤患者改用这些新型多巴胺激动剂仍有 50% 以上有效。喹高利特每天服用一次 75~300 μg；卡麦角林每周只需服用 1~2 次，常用剂量 0.5~2.0 mg，患者顺应性较溴隐亭更好。

（3）维生素 B_6：作为辅酶在下丘脑中多巴向多巴胺转化时加强脱羟及氨基转移作用，与多巴胺受体激动剂起协同作用。临床用量可达 60~100 mg，每日 2~3 次。

3. 手术治疗

若溴隐亭等药物治疗效果欠佳者，有观点认为由于多巴胺激动剂能使肿瘤纤维化形成粘连，可能增加手术的困难和风险，一般建议用药 3 个月内实施手术治疗。经蝶窦手术是最为常用的方法，开颅手术少用。手术适应证包括以下几点。

（1）药物治疗无效或效果欠佳者。

（2）药物治疗反应较大不能耐受者。

（3）巨大垂体腺瘤伴有明显视力视野障碍，药物治疗一段时间后无明显改善者。

（4）侵袭性垂体腺瘤伴有脑脊液鼻漏者。

（5）拒绝长期服用药物治疗者。

（6）复发的垂体腺瘤也可以手术治疗。

手术后，需要进行全面的垂体功能评估，存在垂体功能低下的患者需要给予相应的内分泌激素替代治疗。

4. 放射治疗

放射治疗分为传统放射治疗和立体定向放射外科治疗。传统放射治疗因照射野相对较大，易出现迟发性垂体功能低下等并发症，目前仅用于有广泛侵袭的肿瘤术后的治疗。立体定向放射外科治疗适用于边界清晰的中小型肿瘤。放射治疗主要适用于大的侵袭性肿瘤、术后残留或复发的肿瘤，药物治疗无效或不能坚持和耐受药物治疗不良反应的患者，有手术禁忌或拒绝手术的患者以及部分不愿长期服药的患者。放射治疗疗效评价应包括肿瘤局部控制以及异常增高的PRL下降的情况。通常肿瘤局部控制率较高，而PRL恢复至正常则较为缓慢。即使采用立体定向放射外科治疗后，2年内也仅有25%~29%的患者PRL恢复正常，其余患者可能需要更长时间随访或需加用药物治疗。传统放射治疗后2~10年，有12%~100%的患者出现垂体功能低下，1%~2%的患者可能出现视力障碍或放射性颞叶坏死。部分可能会影响瘤体周围的组织而影响垂体的其他功能，甚至诱发其他肿瘤，损伤周围神经等，因此，放射治疗一般不单独使用。

5. 其他治疗

由于甲状腺功能减退、肾衰竭、手术、外伤、药物等因素引起的高泌乳素血症，则对因进行治疗。

八、高泌乳素血症患者的妊娠相关处理

1. 基本的原则

将胎儿对药物的暴露限制在尽可能少的时间内。

2. 妊娠期间垂体肿瘤生长特点

妊娠期间95%微腺肿瘤患者、70%~80%大腺瘤患者瘤体并不增大，虽然妊娠期泌乳素腺瘤增大情况少见，但仍应该加强监测，垂体腺瘤患者怀孕后未用药物治疗者，约5%的微腺瘤患者会发生视交叉压迫，而大腺瘤出现这种危险的可能性达25%以上，因此，于妊娠20、28、38周定期复查视野，若有异常，应该及时行MRI检查。

3. 垂体肿瘤妊娠后处理

在妊娠前有微腺瘤的患者应在明确妊娠后停用溴隐亭，因为肿瘤增大的风险较小。停药后应定期测定血PRL水平和视野检查。正常人怀孕后PRL水平可以升高10倍左右，患者血PRL水平显著超过治疗前的PRL水平时要密切监测血PRL及增加视野检查频度；对于有生育要求的大腺瘤妇女，需在溴隐亭治疗腺瘤缩小后再妊娠较为安全。目前认为溴隐亭对妊娠是安全的，但仍主张一旦妊娠，应考虑停药。所有患垂体PRL腺瘤的妊娠患者，在妊娠期需要每2个月评估一次。妊娠期间肿瘤再次增大者给予溴隐亭仍能抑制肿瘤生长，一旦发现视野缺损或海绵窦综合征，立即加用溴隐亭可望在1周内改善缓解，但整个孕期须持续用药直至分娩。对于药物不能控制者及视力视野进行性恶化时，应该经蝶鞍手术治疗需要并根据产科原则选择分娩方式。高PRL血症、垂体PRL腺瘤妇女应用溴隐亭治疗，怀孕后自发流产、胎死宫内、胎儿畸形等发生率在14%左右，与正常妇女妊娠情况相似。

4. 垂体肿瘤哺乳期处理

没有证据支持哺乳会刺激肿瘤生长。对于有哺乳意愿的妇女，除非妊娠诱导的肿瘤生长需要治疗，一般要到患者想结束哺乳时再使用DA（多巴胺）激动剂。

临床特殊情况的思考和建议如下。

（1）溴隐亭用药问题：在初始治疗时，血PRL水平正常、月经恢复后原剂量可维持不变3~6个月，微腺瘤患者即可开始减量；大腺瘤患者此时复查MRI确认PRL肿瘤已明显缩小（通常肿瘤越大，缩小越明显），PRL正常后也可开始减量。减量应缓慢分次（2个月左右一次）进行，通常每次1.25 mg，用保持血PRL水平正常的最小剂量为维持量。每年至少2次血PRL随诊，以确认其正常。在维持治疗期间，一旦再次出现月经紊乱或PRL不能被控制，应查找原因，如药物的影响、怀孕等，必要时复查

MRI，决定是否调整用药剂量。对小剂量溴隐亭维持治疗 PRL 水平保持正常、肿瘤基本消失的病例 5 年后可试行停药，若停药后血 PRL 水平又升高者，仍需长期用药，只有少数病例在长期治疗后达到临床治愈。

（2）视野异常治疗问题：治疗前有视野缺损的患者，治疗初期即复查视野，视野缺损严重的在初始治疗时可每周查 2 次视野（已有视神经萎缩的相应区域的视野会永久性缺损）。药物治疗满意，通常在 2 周内可改善视野；但是对药物反应的时间，存在个体差异，视力视野进行性恶化时应该经蝶鞍手术治疗。

（3）手术治疗后随访问题：手术后 3 个月应行影像学检查，结合内分泌学变化，了解肿瘤切除程度。视情况每半年或一年再复查一次。手术成功的关键取决于手术者的经验和肿瘤的大小，微腺瘤的手术效果较大腺瘤好，60%～90% 的微腺瘤患者术后 PRL 水平可达到正常，而大腺瘤患者达到正常的比例则较低。手术后仍有肿瘤残余的患者，手术后 PRL 水平正常的患者中，长期观察有 20% 患者会出现复发，需要进一步采用药物或放射治疗。

第二节　尿崩症

尿崩症（DI）是一种以患儿完全或部分丧失尿浓缩功能的临床综合征，临床主要特征为烦渴、多饮、多尿和排出低比重尿。造成尿崩症的病因很多，根据不同病因可将尿崩症分为三种类型：中枢性尿崩症（CDI）、肾性尿崩症（NDI）和精神性烦渴症（PP），其中以中枢性尿崩症较多见。中枢性尿崩症是由于垂体抗利尿激素（ADH）即精氨酸加压素（AVP）分泌不足或缺乏所引起。

一、病理生理和发病机制

由下丘脑视上核与室旁核内神经元细胞合成的 9 肽 ADH，因第 8 位氨基酸残基为精氨酸，故命名为精氨酸加压素。ADH 以神经分泌颗粒的形式沿轴突向下移行，储存至垂体后叶，在特殊神经细胞和轴突中储存，并释放入血循环。正常人 ADH 在深夜和早晨分泌增加，午后较低。ADH 的循环半衰期为 5 分钟，通过肾小管膜和集合管的 V2 受体对肾脏发挥作用，其主要生理功能是增加肾远曲小管和集合管上皮细胞对水的通透性，促进水的重吸收，使尿量减少，保留水分，使血浆渗透压相对稳定而维持于正常范围。位于下丘脑视上核和渴觉中枢附近的渗透压感受器同时控制着 AVP 的分泌和饮水行为。

ADH 的分泌主要受细胞外液的渗透压和血容量变化影响。正常人尿液渗透压在 50～1 200 mmol/L，人体通过 ADH 的分泌保持血浆渗透压在 280～290 mmol/L。正常人在脱水时，血浆渗透压升高，血容量下降，前者刺激位于视上核的渗透压感受器，使 ADH 分泌增加，尿量减少，后者则引起下丘脑渴感中枢兴奋，饮水量增加，使血浆渗透压恢复到正常状态。反之，体内水分过多时，血浆渗透压下降，血容量增加，ADH 的分泌和口渴中枢的兴奋性均受到抑制，尿量增多，饮水停止，血浆渗透压恢复到正常。尿崩症者，由于 ADH 的分泌不足或肾小管对 ADH 不反应，水分不能再吸收，因而大量排尿，口渴，兴奋口渴中枢，大量饮水，使血浆渗透压基本上能保持在正常渗透压的高限，多数尿崩症患者血浆渗透压略高于正常人。对于口渴中枢不成熟的早产儿、新生儿、婴幼儿虽大量排尿、但不能多饮，则出现持续性高钠血症，造成高渗脱水。

1. 中枢性尿崩症（CDI）

中枢性尿崩症由 ADH 缺乏引起，下丘脑及垂体任何部位的病变均可引起尿崩症，其中因下丘脑视上核与室旁核内神经元发育不良或退行性病变引起的最多见，在以往报道中约占 50%。血浆 AVP 水平降低，导致尿渗透压降低、尿量增加。当合成 AVP 神经元部分受损或仍有 10%～20% 分泌功能时，患儿可表现为部分性尿崩症。

CDI 的病因大致可分为获得性、遗传性或特发性三种。

（1）获得性：通常是由不同类型的损伤或疾病而造成：如①肿瘤，由颅内肿瘤引起的患儿至少占 30%，如颅咽管瘤、垂体瘤、松果体瘤、神经胶质细胞瘤及黄色瘤等；②损伤，新生儿期的低氧血症、缺血缺氧性脑病均可在儿童期发生 CDI，又如颅脑外伤、手术损伤及产伤等；③感染，少数患儿可由脑炎、脑膜炎、寄生虫病等导致；④其他，全身性疾病（白血病、结核病、组织细胞增生症等）、先天性脑畸形、药物等。值得警惕的是有一些中枢性尿崩症实际上是继发于颅内肿瘤，往往先有尿崩症，多年后才出现肿瘤症状，由肿瘤引起的尿崩症在小儿至少约占 30%。所以必须高度警惕，定期做头颅影像学检查。

（2）遗传性：遗传性（家族性）尿崩症较少见，仅占 1% 左右。目前了解的分子病理改变有垂体加压素基因（AVP-NP Ⅱ）。人 AVP-NP Ⅱ 基因定位于 20p13，基因全长 2.6 kb，包含 3 个外显子，由基因转录翻译编码形成 AVP。部分家族性单纯性 CDI 患者发现 AVP-NP Ⅱ 基因有突变，大多为基因点突变，且突变类型及位点具有一定的异质性，有的呈现常染色体显性遗传，也有常染色体隐性遗传。其他能引起 CDI 的致病基因有 HESX1、HPE1、SIX3、SHH 等。

（3）特发性：是儿童最常见的原发性尿崩症，即未发现原因的 ADH 缺乏。某些病例可能与中枢神经元的退行性病变有关。大多为散发，发病较晚，无家族史，无 AVP-NP Ⅱ 基因突变。

2. 肾性尿崩症

肾性尿崩症是一种遗传性疾病，为 X 伴性隐性遗传，少数为常染色体显性遗传。由于中枢分泌的 ADH 无生物活性或 ADH 受体异常，ADH 不能与肾小管受体结合或肾小管本身缺陷等所致远端肾小管对 ADH 的敏感性低下或抵抗而产生尿崩症。该型也可由于各种疾病如肾盂肾炎、肾小管酸中毒、肾小管坏死、肾脏移植与氮质血症等损害肾小管所致。

二、临床表现

本病自生后数月到少年时期任何年龄均可发病，多见于儿童期，男孩多于女孩。年长儿多突然发病，也可渐进性。以烦渴、多饮和多尿为主要症状，并表现为较固定的低比重尿。临床症状轻重不一，这不仅取决于患儿体内 AVP 完全或部分缺乏的程度不同，还与渴觉中枢、渗透压感受器是否受损及饮食内容相关。

婴幼儿患者烦渴时哭闹不安，但饮水后即可安静，多饮在婴儿表现喜欢饮水甚于吃奶。由于喂水不足可发生便秘、体重下降和高钠血症，低热、脱水甚至惊厥和昏迷。

儿童期患者多尿或遗尿常是父母最早发现的症状，每日尿量多在 4 升以上，多者达 10 升以上（每天 300～400 mL/kg 或每小时 400 mL/m^2，或者每天 3 000 mL/m^2 以上）。晨尿尿色可清淡如水。儿童一般多喜饮冷水，即使在冬天也爱饮冷水，饮水量大致与尿量相等，如不饮水，烦渴难忍，但尿量不减少。因多饮、多尿可影响学习和睡眠，出现少汗、精神不振、食欲低下、体重不增和生长缓慢等症状。若能充分饮水，一般无其他症状。

颅内肿瘤引起继发性尿崩症，除尿崩症外可有颅压增高表现，如头痛、呕吐、视力障碍等。肾性尿崩症多为男性，有家族史，发病年龄较早。

三、辅助检查

1. 尿液检查

尿量多，尿色清淡无气味，尿比重低，一般为 1.001～1.005（约 50～200 mmol/L），而尿蛋白、尿糖及其他均为阴性。

2. 血肾功能及电解质检查

尿崩症患者通常尿常规正常，尿糖阴性，血钠正常或稍高，血浆渗透压多正常或偏高。如有肾脏受累，可有不同程度的肾功能异常。

3. 头颅 MRI 检查

了解下丘脑和垂体的形态改变，排除颅内肿瘤。一般尿崩症者其垂体后叶高信号区消失，同时有侏儒症者可发现垂体容量变小。儿童颅内肿瘤常以尿崩症形式起病，故应对患儿进行长期随访。

4. 尿崩症特殊试验检查

（1）禁水试验：主要用于鉴定尿崩症和精神性烦渴。于早晨 8 时开始，试验前先排尿，测体重、尿量、尿比重及尿渗透压，测血钠和血浆渗透压。于 1 h 内给饮水 20 mL/kg，随后禁饮 6～8 h，每 1 h 收集一次尿，测尿量、尿比重及尿渗透压，共收集 6 次，试验结束时采血测血钠及血浆渗透压。本试验过程中必须严加观察，如果患者排尿甚多，虽然禁饮还不到 6 h，而体重已较原来下降 5% 或血压明显下降，立即停止试验。

正常人禁水后不出现严重的脱水症状，血渗透压变化不大，尿量明显减少，尿比重超过 1.015，尿渗透压超过 800 mmol/L，尿渗透压与血浆渗透压比率大于 2.5；完全性尿崩症患者尿量无明显减少，比重 < 1.010，尿渗透压 < 280 mmol/L，血浆渗透压 > 300 mmol/L，尿渗透压低于血渗透压；而部分性尿崩症血浆渗透压最高值 < 300 mmol/L；若尿比重最高达 1.015 以上，尿渗透压达 300 mmol/L，或尿渗透压与血渗透压比率大于等于 2，则提示 ADH 分泌量正常，为精神性烦渴。

（2）禁饮结合加压素试验：用于中枢性尿崩症与肾性尿崩症的鉴别。先禁水，每小时收集尿一次，测尿比重及渗透压。待连续两次尿渗透压差 < 30 mmol/L 时，注射水溶性加压素 0.1 U/kg，注射后每 1 h 测定尿比重或尿渗透压，连续 2～4 次。正常人注射加压素后，尿渗透压不能较禁饮后再升高，少数增高不超过 5%，有时还稍降低，中枢性尿崩症者禁饮后，尿渗透压不能显著升高，但在注射加压素后，尿渗透压升高，且超过血浆渗透压，尿量明显减少，比重达 1.015 以上，甚至 1.020，尿渗透压达 300 mmol/L 以上；部分性中枢性尿崩症患者，禁饮后尿渗透压能够升高，可超过血浆渗透压，注射加压素后，尿渗透压可进一步升高；如用加压素后反应不良，尿量及比重、尿渗透压无明显变化，可诊断为肾性尿崩症。

（3）血浆 AVP 定量：本病患者血 AVP 浓度降低（正常值约为 10μU/mL），但由于检测方法的特异性和敏感性均不高，故分析结果须动态观察。直接检测血浆 AVP 浓度为 DI 的鉴别诊断提供了新途径：中枢性 DI 患者血浆 AVP 低于正常；而肾性 DI 者血浆 AVP 浓度升高，但尿液仍不能浓缩而持续排出低渗尿；精神性烦渴症 AVP 分泌功能正常，但对病程久、病情重者可由于长期低渗状态，而使 AVP 分泌障碍。

四、诊断和鉴别诊断

尿崩症的诊断可依据临床烦渴、多饮、多尿，以及血、尿渗透压测定、禁水和加压素试验及血浆 AVP 定量来进行。临床须与其他具有多尿症状的疾病相鉴别。

1. 高渗性利尿

如糖尿病、肾小管酸中毒等，根据尿比重、尿渗透压、尿 pH 及其他临床表现即可鉴别。

2. 高钙血症

高钙血症见于维生素 D 中毒、甲状旁腺功能亢进症等。

3. 低钾血症

低钾血症见于原发性醛固酮增多症、慢性腹泻、Bartter 综合征等。

4. 继发性肾性多尿

慢性肾炎、慢性肾盂肾炎等病导致慢性肾功能减退时。

5. 精神性烦渴症

精神性烦渴症又称精神性多饮。儿童期较少见，常有精神因素存在。多为渐进起病，多饮多尿症状逐渐加重，但夜间饮水较少，且有时症状出现缓解。患儿血清钠和渗透压均处于正常低限，由于患儿分泌 AVP 能力正常，因此，禁水试验较加压素试验更能使其尿渗透压增高。

五、治疗

对尿崩症者应积极寻找病因，观察是否存在垂体其他激素缺乏，在药物治疗前，要供给充足的水分，尤高钠血症发生时应缓慢给水，以免造成脑水肿。肿瘤者应根据肿瘤的性质、部位决定外科手术或放疗方案。对精神性烦渴综合征者进行寻找导致多饮多尿的精神因素，以对症指导。

1. 鞣酸加压素

鞣酸加压素即长效尿崩停，为混悬液制剂，浓度每 mL 含 5 U，用前须稍加温，并摇匀后再行深部肌内注射，开始剂量为 0.1～0.2 mL，作用时间可维持 3～7 天，一般须待患儿多尿症状复现时才行第二次给药。用药期间应注意患儿的饮水量，以防止发生水中毒。

2. 弥凝

弥凝即精氨酸加压素，0.1 mg/ 片，口服后疗效可维持 8～12 h，宜从小剂量每次 0.05 mg 开始，2 次 / 天。小年龄儿可从更小量开始。不良反应较小，少部分患者可出现头痛、恶心、胃不适等。

第三节 垂体瘤

垂体瘤是一组从腺垂体和垂体后叶及颅咽管上皮残余细胞发生的肿瘤。临床上有明显症状的垂体瘤约占颅内肿瘤的 10%，无症状性垂体瘤在尸解时被发现较多。其中以来自腺垂体的垂体腺瘤占大多数，来自垂体后叶的星形细胞瘤或神经节神经瘤等及垂体转移癌均属罕见。垂体瘤可发生在任何年龄，81.2% 的患者在 30～50 岁发病。

一、发病机制

目前认为垂体瘤的发展可分为两个阶段——起始阶段和促进阶段。起始阶段垂体细胞自身缺陷是起病的主要原因，下丘脑调控失常等因素在促进阶段发挥主要作用，即某一垂体细胞先发生突变，导致癌基因激活和 / 或抑癌基因失活，然后在内外因素的促进下突变细胞不断增殖，逐渐发展为垂体瘤。

二、分类

垂体瘤的分类有多种，目前多采用按垂体瘤的内分泌功能分类。

（一）按内分泌功能分类

根据肿瘤细胞有无合成和分泌有生物活性激素的功能将垂体肿瘤分为功能性垂体肿瘤和无功能肿瘤两类。其中具有分泌生物活性激素功能的垂体瘤可按其分泌的激素不同而命名，如 PRL 瘤、GH 瘤、ACTH 瘤、TSH 瘤、LH/FSH 瘤及混合瘤等。不具备激素分泌功能的垂体瘤称为无功能垂体腺瘤。

（二）按影像学检查和手术所见分类

根据肿瘤扩展情况及发生部位可分为鞍内、鞍外和异位三种，根据肿瘤的大小可分为微腺瘤（＜10 mm）和大腺瘤（≥10 mm）两种，根据肿瘤的生长类型可分为扩张型和浸润型两种。

（三）按术后病理检查分类

术后病理组织切片进行免疫细胞化学分析能查出肿瘤分泌激素的类型，用垂体激素原位杂交技术能检测出组织切片中该激素特异性 mRNA 可用来作为垂体瘤免疫组化的辅助诊断。

三、临床表现

垂体瘤早期较少出现临床症状，其症状出现时主要有腺垂体本身受压综合征、垂体周围组织压迫综合征及腺垂体功能亢进综合征三种。

（一）腺垂体本身受压综合征

该综合征临床表现大多呈复合性，主要表现为以性腺功能低下为主，或以继发性甲状腺功能减退为主，或肿瘤压迫垂体后叶或下丘脑而产生尿崩症，偶见继发性肾上腺皮质功能低下。

（二）垂体周围组织压迫综合征

该综合征多发生于肿瘤较大压迫垂体周围组织时，其临床症状除头痛外，多属晚期表现。

1. 头痛

以前额及双颞侧隐痛或胀痛伴阵发性剧痛为特征，大多由于硬脑膜受压紧张或鞍内肿瘤向上生长时蝶鞍隔膜膨胀引起。当肿瘤生长到鞍外时，累及颅底部脑膜或血管外膜的神经血管组织也可引起头痛。

2. 视力减退、视野缺损和眼底改变

多发生于肿瘤向前上方生长，压迫视神经、视交叉时。视力减退可为单侧或双侧，甚至双目失明；视野改变可有单或双颞侧偏盲，少数可产生鼻侧视野缺损；眼底可见进行性视神经色泽变淡，视神经乳头呈原发性程度不等的萎缩，少数有水肿。

3. 脑脊液鼻漏

发生于肿瘤向下生长破坏鞍底及蝶窦时，较少见。可并发脑膜炎，后果严重。

4. 海绵窦综合征

肿瘤向侧方发展压迫和侵入海绵窦，使第Ⅲ、Ⅳ和Ⅵ脑神经受损，出现眼球运动障碍和突眼；肿瘤向蝶鞍外侧生长累及麦氏囊使第Ⅴ脑神经受损，出现继发性三叉神经痛或面部麻木等功能障碍。

（三）腺垂体功能亢进综合征

有生物活性激素分泌功能的垂体瘤尚有一种或几种垂体激素分泌亢进的临床表现，如巨人症与肢端肥大症、皮质醇增多症、溢乳-闭经症及垂体性甲状腺功能亢进症等。若患者行双侧肾上腺全切除术后，垂体失去了肾上腺皮质激素的反馈抑制，患者可能出现皮质醇增多症的部分症状及全身皮肤进行性发黑，垂体瘤逐渐增大而产生垂体的压迫综合征的临床表现，即Nelson综合征。此时，血浆ACTH和MSH测定明显升高。

（四）垂体卒中

垂体腺瘤有时可因出血、梗死而发生垂体急性出血综合征，称为垂体卒中。垂体卒中起病急骤，诱发因素多为外伤、放射治疗等，亦可无明显诱因。临床表现为突发剧烈头痛、高热、眼肌麻痹、视力减退、视野缺损、恶心呕吐、颈强直、神志模糊，甚至死亡。

四、实验室和影像学检查

（一）实验室检查

根据患者的临床表现选择相应的垂体激素基础值测定及其动态试验。一般应检查腺垂体分泌的激素水平，当某一激素水平有变化时应检测其靶腺或靶器官、组织激素的水平。当诊断尚有疑问时，可进行动态试验协助诊断。此外，视力、视野检查可以了解肿瘤向鞍上扩展的程度。有研究认为，测定脑脊液中的GH增加的水平可作为判断GH瘤向鞍上扩展程度的一种辅助诊断方法。

（二）影像学检查

X线检查是诊断垂体瘤的重要方法之一，包括头颅平片、蝶鞍分层、磁共振，CT扫描、正电子发射计算机体层扫描（PET）检查等。如果垂体瘤已达到一定大小，常规X线体层摄片即可达到诊断目的。

典型垂体瘤的X线表现为：蝶鞍扩大（蝶鞍可向各方向增大），鞍壁变薄，鞍底变阔，前后床突变细，甚至缺损，彼此分开，使鞍口扩大，鞍底腐蚀下陷，有时肿瘤稍偏于一侧，可使一侧鞍底明显下陷，呈现双鞍底。高分辨率CT、MRI及其增强显像或三维构象的影像学检查可对普通X线检查不能诊断者及垂体微腺瘤做出正确的定位诊断。高分辨率CT和MRI可显示直径大于3 mm的微腺瘤。MRI能更好地显示肿瘤及其与周围组织的解剖关系，垂体瘤的影像学检查宜首选MRI。

五、诊断和鉴别诊断

垂体瘤的诊断一般并不困难，主要依据临床症状及体征、垂体影像学检查以及内分泌功能检查（包括相应靶腺功能检查）、视力及视野检查等进行综合判断。

垂体腺瘤鉴别诊断的疾病众多，包括引起颅内压迫、损害视交叉的疾病或伴蝶鞍扩大的疾病。垂体瘤与其他疾病的鉴别如下。

（1）颅咽管瘤：可发生于各种年龄，以儿童及青少年多见。视野缺损常不对称，往往先出现颞侧下象限缺损。鞍内型易与垂体腺瘤混淆，确诊依赖MRI及内分泌功能检查。

（2）脑膜瘤：部分脑膜瘤其影像学表现类似于蝶鞍区肿瘤，内分泌功能检查仅有垂体柄受压引起的轻度高 PRL 血症，临床上易误诊为无功能垂体腺瘤。

（3）颈内动脉瘤：常引起单侧鼻侧偏盲，可有眼球瘫痪及腺垂体功能减退表现，蝶鞍可扩大。对该类患者如误诊为垂体瘤而行经蝶窦垂体切除术将会危及患者生命，确诊依赖于 MRI。

（4）淋巴细胞性垂体炎：多见于妊娠或产后的女性，临床表现可有垂体功能减退症以及脑垂体肿块。无功能腺瘤及 PRL 瘤须与本病鉴别，其垂体功能减退症表现迟于垂体腺瘤，确诊依赖于病理组织检查。

（5）异位松果体瘤：多见于儿童及青少年。视力减退，双颞侧偏盲。常有渴感丧失、慢性高钠血症等下丘脑功能紊乱的表现。也可有尿崩症、腺垂体功能减退症。蝶鞍无异常，MRI 可显示肿瘤。

（6）球后视神经炎：起病急，视力障碍多为一侧性，大多在数周内有所恢复。常伴眼球疼痛，瞳孔调节及反射障碍，无内分泌功能紊乱表现，蝶鞍无异常。

（7）空泡蝶鞍：有视神经交叉压迫症和轻度垂体功能低下，蝶鞍常扩大呈球形，需与球形扩大的垂体瘤鉴别。头颅 CT 扫描或磁共振检查有助鉴别。

六、治疗

目前，垂体瘤的治疗方法主要有三种：药物治疗、手术治疗和放射治疗。治疗方法的选择主要依据垂体肿瘤的类型而定。

（一）药物治疗

一般 PRL 瘤首选药物治疗，其他垂体腺瘤的药物治疗效果尚需进一步临床观察。在众多治疗垂体瘤的药物中，疗效得到明确肯定的是一类以溴隐亭为代表的多巴胺 D_2 受体激动剂，此外对于 GH 瘤术后效果不佳者可考虑辅以奥曲肽或溴隐亭治疗。

（二）手术治疗

大多数 GH 瘤、ACTH 瘤、TSH 瘤以及无功能大腺瘤首选手术治疗。术后 GH、IGF-1 水平仍持续升高的 GH 瘤患者应给予奥曲肽或多巴胺受体激动剂辅助治疗。手术并发症可有脑脊液鼻漏、视力丧失、卒中或脑血管损伤、脑膜炎或脓肿、眼球麻痹及腺垂体功能减退症，发生率均较低。

（三）放射治疗

对药物治疗效果不佳者可考虑辅以放射治疗。ACTH 瘤、TSH 瘤及无功能大腺瘤手术效果欠佳者也可辅以放射治疗。放射治疗的方法较多，可选择常规 X 线放疗、直线加速器 X-刀、γ-刀以及放射源 90 钇或 198 金作垂体内照射等。放疗并发症主要为垂体功能减退症状，包括视交叉和/或视神经及其他颅神经损害的表现（失明或眼肌麻痹）、大脑缺血、癫痫发作以及垂体或脑部恶变。因此，应监测放疗后患者的腺垂体内分泌功能状态，以便及时给予相应治疗。

第四节 肢端肥大症和巨人症

肢端肥大症和巨人症系腺脑垂体生长激素细胞腺瘤或增生，分泌生长激素（GH）过多，引起软组织、骨骼及内脏的增生肥大及内分泌代谢紊乱。发病在青春期后，骺部已闭合者为肢端肥大症；发病在青春期前，骺部未闭合者为巨人症，其中不少可发展为肢端肥大性巨人症。其病因，巨人症患者垂体大多为生长激素细胞增生，少数为腺瘤；肢端肥大症患者垂体大多为生长激素细胞腺瘤，少数为增生或腺癌。

一、诊断

（一）症状和体征

1. 巨人症

发病多在青少年期，特征为生长发育过度，全身骨骼、内脏成比例地快速生长，远超过同年龄的身高与体重。肌肉发达，臂力过人，性器官发育较早，性欲强烈。当生长至最高峰后，逐渐衰退，表现为精神不振、四肢无力、肌肉松弛、后背佝偻、毛发脱落、性欲减退、外生殖器萎缩。

2. 肢端肥大症

起病缓，一般始发于 20～30 岁，常有头痛疲乏、面容粗陋，诸如额部多皱褶，耳鼻增大，唇舌肥厚致音调低沉、吐词不清，脸部增长，下颌增大，颧骨颧弓突出，下颌前伸，牙缝增宽等。手足等增厚，指（趾）粗短，患者常诉鞋帽手套变小。晚期因脊柱骨质疏松引起背部佝偻后凸、腰部前凸，伴背痛。妇女常有闭经，男子可泌乳。晚期则表现为精神萎靡，易感疲乏，可出现嗜睡和尿崩症，常有视力减退或视野缺损。

（二）影像学检查

X 线检查可发现蝶鞍扩大，四肢指（趾）端呈丛毛样变化。垂体 CT 或 MRI 可发现垂体瘤影像。

（三）实验室检查

（1）内分泌检查：①多次测定血浆 GH 浓度增高，一般 > 20μg/L。②葡萄糖抑制试验，血浆 GH 成年男性 > 2μg/L，成年女性 > 5μg/L。③促甲状腺激素释放激素（TRH）兴奋试验，血浆 GH 明显升高。④血浆胰岛素样生长因子 -1（IGF-1）浓度升高（正常值为 75～200 ng/mL）。

（2）血磷增高示病变活动期。

（3）空腹血糖可增高，糖耐量减低或呈糖尿病症群。

二、治疗

（一）药物治疗

1. 溴隐亭

从小剂量 1.25 mg 开始，于睡前或进餐中间与食物同服，开始每日一次，以后逐渐增至 15 mg/d 以上，分 2～3 次口服。有效者约 2 周后可见症状减轻，如压迫症状减少，2～3 个月后出现明显疗效。此药必须持续服用数年。

2. 生长抑素类药物

（1）奥曲肽，皮下注射，开始每次 50μg，每 12 小时 1 次，而后增至每次 100μg，每日 2～3 次。

（2）兰瑞肽，是一种新长效型生长抑素类似物，肌注，每次 30 mg，两周 1 次。

（二）放射治疗

常采用 60 钴或加速器 6MV-X 行外照射法，或用 198 金 90 钇植入蝶鞍行内照射法。适用于早期视野无缺损或压迫症状不明显者及术后 GH 仍持续升高者。60 钴疗程总剂量 45～55 Gy，5～6 周为一疗程。不良反应有脱发、白细胞下降、恶心呕吐、便秘、食欲减退等，并可招致垂体前叶功能减退。

（三）手术治疗

垂体肿瘤压迫邻近组织，出现严重头痛与视野缺损等临床表现，或经放射治疗后视力、视野进行性恶化，或有颅内压增高者，或出现垂体出血、卒中者均应采用肿瘤切除术。

第五节　神经性厌食症

神经性厌食是由心理因素引起的一种慢性进食障碍，指个体通过节食等手段，有意造成并维持体重明显低于正常标准为特征的进食障碍。常有营养不良、代谢和内分泌障碍如月经紊乱及躯体功能紊乱。严重的甚至可出现恶病质状态、机体衰竭从而危及生命。好发于青少年女性，男性青少年患此病极少，男：女 =1：10，平均发病年龄女性为 16～17 岁，男性为 12 岁。临近青春期的儿童和将到绝经期的妇女也偶可罹患此病。此症在西方国家多见，经济水平高的人群患病率高，发达国家高于发展中国家，城市高于农村，国外报道 12～18 岁女性患病率为 0.5%～1%，我国尚缺乏流行病学资料。

一、病因与发病机制

神经性厌食病因未明，可能与以下因素有关。

1. 生物学因素

亲属中有进食障碍者患此病的概率比正常人群多8倍，双生子研究发现神经性厌食遗传率为33%～84%，单卵双生子的共病率为55%，双卵双生子只有5%的共病率，提示遗传因素起一定的作用。

另有研究认为神经性厌食可能存在神经内分泌、去甲肾上腺素和5-羟色胺功能异常。

近些年的研究发展到分子水平，并取得了一些进展，主要发现是瘦素等神经肽及其受体在特殊脑环路的作用与控制摄取食物有关，低体重神经性厌食的患者血浆和脑脊液的瘦素浓度偏低，而在恢复期（体重恢复正常以前）瘦素水平升高，并认为这可能是神经性厌食患者很难完全恢复的原因。

脑影像学研究发现，部分神经性厌食患者的脑沟、脑回增宽，脑室扩大，大脑灰质、白质总量减少，但可随体重的回升得到纠正，又称假性脑萎缩。SPECT（单光子发射计算机断层扫描）呈现单侧颞叶的低灌注现象，可能与视空间问题/体象障碍有关。边缘系统是与进食障碍关系最密切的脑功能区，这一区域的失衡可能与进食障碍的精神病理学特征有关。

2. 心理因素

该症患者性格多具有自我评价低、过度依赖及完美主义倾向，过度关注体型和体重，并以此来判断自我价值。心理动力学认为这类患者性发育与心理发育不同步，体型和月经的改变被认为是向儿童期的退行和对青春期的情感问题的逃避。

3. 社会环境因素

20世纪后半期进食障碍的发病率和患病率有很大上升，与社会上推崇的身材纤细苗条，追求所谓"骨感"审美文化有关。慢性精神刺激，工作学习过度紧张，新环境适应不良，交友或家庭方面的挫折和打击造成情绪抑郁等均可使食欲降低，部分可发展成本症。

4. 家庭因素

有人认为家庭关系在神经性厌食的发病中起重要作用。患者以节食行为代表对父母控制的反抗，以此作为解决家庭冲突的一种方法。患者不懈地追求苗条，是为了获得控制能力、得到认同和证明自己有力。也有人认为患者与母亲关系过于密切、依赖，自我控制进食被作为自己独立的象征。

二、临床表现

1. 核心症状

（1）"肥胖"引起强烈恐惧，过度关注体型、体重。这是患者临床症状的核心。有些患者即使已经骨瘦如柴仍认为自己胖，或认为身体的某部位胖，这种现象被称为体象障碍。

（2）有意限制进食，对进食持有特殊的态度和行为。患者有意限制进食，甚至严格限制食物种类、成分及进食顺序，逐渐发展为不吃，即使体重很低，仍不愿进食。可有间歇发作的暴饮暴食，但吃后又懊悔，甚至设法偷偷吐出。

（3）采用各种方法避免体重增加。患者常采用过度运动、服药、自我诱吐等行为避免体重增加。

2. 精神症状

该类患者开始多数感觉良好，行动活泼，敏捷好动，参加各种社交活动。随着饥饿的发展和体重的下降，患者可有失眠，以至整夜不眠，集中注意力、记忆、决策困难，精力减退，性欲丧失，社交退缩，常有情绪不稳、焦虑、抑郁、强迫观念，严重者可出现自杀行为。

3. 躯体症状

临床上患者的体重下降并明显低于正常标准，导致各种生理功能改变，甚至对生命造成威胁。患者皮肤苍白、干燥、发黄、瘀斑、指甲脆弱；"皮包骨"，可能并发压疮、伤口愈合困难；毛发干枯、缺乏光泽、脱落、腋毛及阴毛变得稀疏、毛发胎毛化。有的存在心动过缓、头晕、低血压、体温过低等。有的感上腹痛或腹胀。可因低蛋白血症出现皮肤水肿或因进食减少出现低血糖反应。极度营养不良时，劳动力全失，呈全身无力状态，行动亦需扶持。有的因衰竭感染可致死亡，住院的本症患者中死亡率约10%。

4. 内分泌症状

常伴有严重的内分泌功能紊乱，女性闭经，男性性欲减退或阳痿。如果在青春期前发病，青春期发育会放慢甚至停滞，即生长停止，女孩乳房不发育并出现原发性闭经；男孩生殖器会呈幼稚状态。随着病情恢复，青春期多可正常度过，但月经初潮延迟。

5. 实验室检查

患者体重指数（BMI）< 17.5。体内脂肪含量低。可见白细胞和血小板减少，因为脱水，可出现血红蛋白、尿素氮和肌酐升高。过分节食或呕吐可致脱水及电解质紊乱，如低钠血症、低钾血症、碱中毒等。

患者往往不认为有病，对治疗的合作程度较差，常因闭经等躯体症状而就诊，多数患者社会功能基本正常。

三、诊断与鉴别诊断

神经性厌食的诊断主要依据其临床表现。医生应该尽量收集完整病史，了解患者现在进食和控制体重的方式，以及患者对体重的看法。体格检查是不可少的，必须排除躯体因素所致的体重下降，如慢性消耗性疾病、脑肿瘤、内分泌障碍、肠道疾患，如克罗恩病或吸收不良综合征等，还要注意患者消瘦的程度、心血管系统的状态，以及维生素缺乏的征象。

神经性厌食的诊断要点如下。

（1）进食量明显低于常人。

（2）节食导致明显的体重减轻，体重减轻的程度超过正常平均体重值的15%或更低，或Quetelet体重指数（体重/身高^2）< 17.5，或在青春期不能达到预期的躯体增长标准并有发育延迟或停止。

（3）往往存在异乎寻常的害怕发胖的超价观念。

（4）故意造成体重减轻，常常自我催吐、排便、过度运动、服用厌食剂和利尿剂、回避自认为导致发胖的食物。

（5）常有下丘脑－垂体－性腺轴的广泛的内分泌紊乱。

神经性厌食患者可伴发抑郁症状，抑郁症患者往往存在食欲减退，但抑郁症患者以情绪症状占主导，同时有思维、行为的改变及抑郁症自身的生物学节律，可资鉴别。在少数情况下，不排除二者并存的可能性。但要防止低血糖反应。

四、治疗

大多数患者以门诊治疗为主，而当患者体重极低或体重迅速下降以致出现严重营养不良、恶病质或有严重的自伤、自杀行为时，必须强行治疗，以免发生意外。治疗主要注意以下几个方面。

1. 恢复体重

恢复体重是一个渐进性的过程，通常需要8～12周。要保证患者的正常营养，纠正水、电解质紊乱。要定期测体重，确定目标体重和理想体重增长率。可供给高热量饮食，给予静脉输液或高静脉营养治疗。补足多种维生素及微量元素。餐前肌内注射胰岛素可促进食欲。

2. 心理治疗

包括纠正认知歪曲和其他相关因素，如体象障碍、自卑、家庭问题等。首先要取得患者的合作，了解其发病诱因，给予认知疗法、行为治疗、家庭治疗。认知疗法主要针对患者的体象障碍，进行认知行为纠正。行为治疗主要采取阳性强化法的治疗原理，物质和精神奖励相结合，达到目标体重便予以奖励和鼓励。家庭治疗针对起病有关的家庭因素，进行系统的家庭治疗有助于缓解症状、减少复发。要使患者重新产生进食的欲望。

3. 药物治疗

药物治疗的目的有两个，一是影响与饥饿或满足感有关的神经递质或神经肽，从而改善食欲；二是治疗与神经性厌食并存的其他精神障碍。常见的有：①抗抑郁剂，氯米帕明；选择性 5-HT 再摄取抑制剂，如每日 20~80 mg 氟西汀可以使严重消瘦的神经性厌食患者体重有所增加，改善抑郁、焦虑情绪。丙米嗪 50~200 mg/d，阿米替林 150 mg/d，对伴贪食诱吐者效果较好。②抗精神病药物，常用的有舒必利 200~400 mg/d，对单纯厌食者效果较好。有人用小剂量奥氮平增加神经性厌食患者的食欲。患者出现焦虑、抑郁症状，易激惹，甚至有自杀想法时，抗抑郁药、抗精神病药、锂盐、抗癫痫药、抗焦虑药物均可使用。

4. 进行长期观察和预防复发

治疗过程中，需要注意的是随着进食的恢复，可能出现心脏的失代偿，尤其是在恢复进食的头两周内（心脏负担不了突然增加的代谢压力）。可出现的症状有胃过度膨胀、水肿以及少见的充血性心力衰竭。因此体重需要逐步恢复，并注意躯体情况。

五、病程与预后

本症常为慢性迁延性病程，缓解和复发呈周期性交替，常伴有持久存在的营养不良、消瘦，可能并发抑郁症、焦虑症、强迫症、物质滥用和依赖、人格问题等。

约一半患者达痊愈水平，即体重不超过与身高相适应的推荐体重的 15% 以内，恢复规律的月经，约 25% 的患者结局差，其中有一部分转为慢性厌食症，约 5%~20% 的患者死亡。但是，长期预后的研究显示，虽然该病可以表现为慢性病程，但即使患病多年仍然可能康复。

发病年龄小、病程短、不隐瞒症状、否认害怕发胖或否认体型障碍的非典型的神经性厌食患者预后较好。病程长、体重过低、病前不良人格特征、病前家庭关系不和睦、社会适应差、暴食、呕吐、使用泻药、有行为异常，如强迫、癔症、抑郁、冲动等的患者预后不良。

第六节　抗利尿激素分泌失调综合征

抗利尿激素分泌失调综合征（SIADH）又称 Schwartz-Bartter 综合征，是由多种病因引起的内源性抗利尿激素（ADH），亦即精氨酸加压素（AVP）分泌过多，使水排泄障碍，导致体内水潴留、血钠水平和血浆渗透压均降低的临床综合征。

一、病因及发病机制

神经系统疾病引起的 SIADH 常见于颅脑损伤、肿瘤、脑炎、脑膜炎、急性脑卒中和发作性脑节律失常等。这些疾病使下丘脑的视上核、室旁核及神经垂体对 ADH 分泌和释放增加。

此外，神经系统变性疾病也可伴发此综合征。许多恶性肿瘤如肺癌、胰腺癌、胸腺癌和类癌等亦可产生异源性 ADH，某些药物如卡马西平、巴比妥、阿片类、环磷酰胺、氯磺丙脲、长春新碱、氯丙嗪及单胺氧化酶抑制剂等亦可引起 ADH 分泌过多，出现该综合征表现。

二、临床表现

（1）本病主要表现水潴留，尿钠排泄增多，导致低钠血症和血浆渗透压降低。临床症状的轻重与 ADH 分泌和水负荷程度有关。多数患者如限制水分，症状可不明显，但水负荷增加时可出现水中毒及低钠血症表现，如进行性软弱无力、倦怠等。当血钠低于 120 mmol/L 时可出现脑水肿和颅压升高，常见头痛、恶心、呕吐、视物模糊、肌肉抽动和嗜睡等；若血钠低于 110 mmol/L 时，病情常急骤恶化，可有延髓麻痹，呈木僵状态，锥体束征阳性，甚至昏迷、抽搐，严重者可致死。水潴留于细胞内，一般不超过 3~4 L，故虽有体重增加而无水肿。此外，临床可见中枢神经系统原发性疾病的症状和体征。

（2）脑 CT/MRI 检查可能发现中枢神经系统原发性病变。血浆渗透压降低（< 270 mmol/L），血钠 < 125 mmol/L，尿钠排泄量增加（> 20 mmol/L），尿渗透压增加（> 100 mmol/L）。血浆肾素活性增高，尿和血液 ADH 水平明显增加。

三、诊断及鉴别诊断

（一）诊断

本病根据典型临床表现和实验室检查，一般诊断不难。由于临床医师对 SIADH 认识不足，漏诊病例并不少见。

（二）鉴别诊断

（1）肾失钠导致低钠血症：特别是肾上腺皮质功能减退症、失盐性肾病、醛固酮减少症，以及使用利尿药等均可导致肾小管重吸收钠减少和尿钠排泄增多，导致低钠血症。患者通常有原发疾病及失水表现，血尿素氮常升高。而 SIADH 患者血容量常正常或增高，血尿素氮常降低。对可疑病例，可作诊断性治疗，将每日水摄入量限制为 0.6~0.8 L，如在 2~3 天内体重下降 2~3 kg 低钠血症与低渗血症被纠正，尿钠排出明显降低，对 SIADH 有诊断意义。如体重减轻而低钠血症未被纠正，尿钠排出仍多，则符合由于肾失钠导致的低钠血症。

（2）胃肠消化液丧失：如腹泻、呕吐及胃肠、胆管、胰腺造瘘或胃肠减压等均可失去大量消化液，导致低钠血症，常有原发疾病的病史，且尿钠常 < 30 mmol/L。

（3）甲状腺功能减退：有时可出现低钠血症，可能由于精氨酸加压素（AVP）释放过多或由于肾不能排出稀释尿所致。甲状腺功能减退严重伴黏液性水肿者，结合甲状腺功能检查不难诊断。

（4）顽固性心力衰竭、晚期肝硬化伴腹水或肾病综合征等可出现稀释性低钠血症，但这些患者各有其原发病特征，且常伴明显水肿、腹水，尿钠常降低。

（5）精神性烦渴由于饮水过多，也可引起低钠血症与血浆渗透压降低，但尿渗透压明显降低，易与 SIADH 鉴别。

（6）脑耗盐综合征（CSWS）：是颅内疾病过程中肾不能保存钠，导致钠自尿大量流失和带走过多水分，导致低钠血症和细胞外液容量下降。CSWS 的主要临床表现为低钠血症、尿钠增高和低血容量；SIADH 血容量正常或轻度增加是与 CSWS 的主要区别。此外，CSWS 补充钠和血容量有效，限水治疗无效，反使病情恶化。

四、治疗

1. 病因治疗

及早治疗 SIADH 的原发病，药物引起者立即停药后可迅速好转。中枢神经系统疾病导致的 SIADH 常为一过性，如恶性肿瘤所致者经手术切除、放疗或化疗后 SIADH 减轻或消失，而 SIADH 的消失可作为肿瘤治疗彻底的佐证。

2. 纠正水负荷过多和低钠血症

包括以下几点。

（1）限制水摄入，轻度 SIADH 严格限制水摄入（< 1 L/d），即可使症状消除。增加每日摄钠量达到 NaCl 12 g/d。

（2）有严重水中毒症状时可用呋塞米或依他尼酸，或 20% 甘露醇 250 mL，1 次 /4~6 h，并滴注高渗盐水 0.1mL/（kg·min），可静脉输注 3% NaCl 溶液，每小时滴速 1~2 mL/kg，使血清钠逐步上升，症状改善。应控制血钠升高速度不超过 2 mmol/L/h，一般升至 125 mmol/L 时，病情改善即停止高渗盐水滴注，以防肺水肿和维持电解质平衡。

3. 抗利尿激素分泌抑制及活性拮抗剂

地美环素 300~400 mg 口服，3 次 / 天，可拮抗 AVP 作用于肾小管上皮细胞受体中腺苷酸环化酶作用，抑制肾小管重吸收水分。可引起等渗性或低渗性利尿，改善低钠血症。苯妥英钠可抑制神经垂体加压素释放，对有些患者有效。氟氢可的松 0.1~0.2 mg 口服，2 次 / 天，可减少尿钠排泄，配合呋塞米与 NaCl 溶液静脉滴注治疗。需注意低钠血症不宜纠正过快，以免引起脑桥中央髓鞘溶解症。

五、预后

SIADH 的预后取决于基础疾病。由药物、肺感染、中枢神经系统可逆性疾病导致者常为一过性，预后良好。由恶性肿瘤如肺癌、胰腺癌所致者预后较差。

第四章 甲状腺疾病

第一节 单纯性甲状腺肿

单纯性甲状腺肿多见于高原、山区地带。本病属世界性疾病，据WHO（世界卫生组织）估计全世界有10亿人口生活于碘缺乏地区，有地甲肿患者2亿～3亿。我国目前有约4.25亿人口生活于碘缺乏地区，占全国人口的40%。据20世纪70年代的粗略统计，我国有地甲肿患者3 500万人，此病是发病最多的地方病。

一、病因

（1）碘缺乏：可以肯定碘缺乏是引起本病的主要因素，外环境缺碘时，机体通过增加激素合成，改变激素成分，提高肿大甲状腺组织对正常浓度促甲状腺素（TSH）的敏感性来维持甲状腺正常功能，这是机体代偿性机制，实际上是甲状腺功能不足现象。但是，这种代偿机能是有一定限度的，当机体长期处于严重缺碘而不能获得纠正时，就会因代偿失调发生甲状腺功能低下。青春期、妊娠期、哺乳期、绝经期妇女，全身代谢旺盛，对激素需要量相对增加，引起长期TSH过多分泌，促使甲状腺肿大，这种情况是暂时性的。

（2）化学物质致生物合成障碍：非流行地区是由于甲状腺激素生物合成、分泌过程中某一环节的障碍，过氯酸盐、硫氰酸盐等可妨碍甲状腺摄取无机碘化物，磺胺类药、硫脲类药、含有硫脲的萝卜和白菜等能阻止甲状腺激素的生物合成，引起甲状腺激素减少，也会增加TSH分泌增多，促使甲状腺肿大。

（3）遗传性先天性缺陷：遗传性先天性缺陷，缺少过氧化酶、蛋白水解酶，也会造成甲状腺激素生物合成、分泌障碍，导致甲状腺肿大。

（4）结节性甲状腺肿继发甲亢：结节性甲状腺肿继发甲亢的原因尚不清楚。目前认为是由于甲状腺内自主功能组织增多，在外源性碘摄入条件下发生自主性分泌功能亢进。所以，甲状腺内自主功能组织增强是继发甲亢的基础。文献报道，绝大多数继发甲亢患者在发病前甲状腺内有结节存在，结节一旦形成即永久存在，对碘剂、抗甲状腺药物治疗无效。因此，绝大多数甲状腺结节有变为自主分泌倾向。据N. D.查尔克斯报道，结节性甲状腺肿（结甲）66%在功能组织内有自主区域，给予大剂量碘可能发展为Plummer病（结甲继发甲亢）。Plummer病特有征象为功能组织是自主的，既不被T_3、T_4抑制，也不被TSH刺激，一旦供碘充足，就无节制地产生过多甲状腺激素。总之，摄取碘过多是继发甲亢发生的外因，甲状腺本身存在的结节，自主性功能组织增强，是继发甲亢发生的内因，外因通过内因而起作用，此时继发甲亢明显而持久。

（5）甲状腺疾病与心血管疾病的关系：甲状腺疾病与心血管疾病的关系早已被人们注意。多数人推荐对所有后半生心脏不好的患者，血清T_3、T_4测定作为常规筛选过程。继发甲亢时儿茶酚胺产生增加，引起心肌肥厚、扩张、心律不齐、心肌变性，导致充血性心力衰竭，是患者死亡的原因。继发甲亢治愈后，心脏病的征象随之消失。有人认为，继发甲亢仅是原发心脏病的加剧因素。

（6）结甲合并高血压：结甲合并高血压发病率较高，继发甲亢治愈后血压多数能恢复正常。伴有高血压结甲患者，血液中有某种物质可能是 T_3，高血压是 T_3 毒血症的表现。T_3 毒血症是结甲继发甲亢的早期类型。T_3 引起高血压可能是通过抑制单胺氧化酶、N-甲基转移酶以减少儿茶酚胺的分解速度，使中枢、周围神经末梢儿茶酚胺蓄积，甲状腺激素可能增强心血管组织对儿茶酚胺的敏感性，T_3 可通过加压胺的作用使血压增高。T_3 增多，可能为病史较久的结甲自主性功能组织增加，摄碘量不足时优先分泌 T_3 之故。这说明结甲合并高血压是隐性继发甲亢的表现形式。

（7）患者长期处于缺碘环境中，患病时间长，在此期间缺碘环境改变或给予某些治疗可使病理改变复杂化。由于机体长期严重缺碘，合成甲状腺激素不足，促使垂体前叶 TSH 反馈性增高，甲状腺滤泡上皮增生，胶质增多，胶质中存在不合格甲状腺球蛋白。缺碘暂时缓解时甲状腺滤泡上皮细胞可重新复原，但增多的胶质并不能完全消失。若是缺碘反复出现，则滤泡呈持续均匀性增大，形成胶质性弥漫性甲状腺肿。弥漫性增生、复原反复进行时，在甲状腺内有弥漫性小结节形成，这些胶质性结节胶质不断增多而形成潴留性结节。在肿大甲状腺内某些区域对 TSH 敏感性增高呈明显过度增生，这种局灶性增生发展成为可见的甲状腺结节，结节中央常因出血、变性、坏死发生中央性纤维化，并向包膜延伸形成纤维隔，将结节分隔成大小不等的若干小结节，以右侧为多。在多数结节之间的甲状腺组织仍然有足够维持机体需要的甲状腺功能，在不缺碘的情况下一般不引起甲状腺功能低下（甲减），但处于临界点的低水平。结甲到晚期结节包膜增厚，血管病变，结节间甲状腺组织被结节压迫，发生血液供应障碍而变性、坏死、萎缩，失去功能，出现甲减症状。

（8）甲状腺激素过多、不足均可引起心血管病变，年老、久病的巨大结节性甲状腺肿患者，由于心脏负担过重，亦可致心脏增大、扩张、心力衰竭。

（9）结甲钙化发生率为 85%～97.8%，也可发生骨化。这主要是由于过度增生、过度复原反复进行，结节间血管变性、纤维化、钙化。甲状腺组织内出血、供血不良、纤维增生是构成钙化的重要因素。

（10）结甲囊性变发生率为 22%，是种退行性变，按囊内容物分为胶性、血性、浆液性、坏死性、混合性。

（11）结甲继发血管瘤样变是晚期结甲的退行性改变，手术发现率为 14.4%。结节周围或整个腺体被扩张交错的致密血管网所代替，与海绵状血管瘤相似，有弹性感，加压体积略缩小，犹如海绵，无血管杂音，为无功能冷结节。

（12）结甲继发甲状腺炎。化脓性甲状腺炎见于结节坏死、囊肿合并感染，溃破后形成瘘管。慢性淋巴性甲状腺炎为免疫性甲状腺炎病理改变，病变分布极不均匀，主要存在于结节周围甲状腺组织中。

（13）结节巨大包块长期直接压迫，引起气管软骨环破坏、消失，由纤维膜代替，或软骨环变细、变薄，弹性减弱，导致气管软化。发生率为 2.7%。

二、诊断

（1）结甲常继发甲减症状，临床表现皮肤苍白或蜡黄、粗糙、厚而干、多脱屑，四肢冷，黏液性水肿。毛发粗，少光泽，易脱落，睫毛、眉毛稀少，是由于黏多糖蛋白质含量增加所致。甲状腺肿大，且为多结节型较大甲状腺肿，先有甲状腺肿，以后继发甲减。心肌收缩力减退，心动过缓，脉率缓慢，窦性心动过缓，低电压 T 波低平，肠蠕动变慢，故患者厌食、便秘、腹部胀气、胃酸缺乏等。肌肉松软无力，肌痉挛性疼痛，关节痛，骨密度增高。跟腱反射松弛时间延长。面容愚笨，缺乏表情，理解、记忆力减退。视力、听力、触觉、嗅觉迟钝，反应减慢，精神失常，痴呆，昏睡等。性欲减退，阳痿，月经失调，血崩，闭经，易流产，肾上腺功能减退，呼吸、泌尿、造血系统均有改变。在流行区任何昏迷患者，若无其他原因解释都应考虑甲减症所致昏迷。基础代谢率（BMR）-20%～-50%。除脑垂体性甲减症外，血清胆固醇值均有显著增高。甲状腺 ^{131}I 摄取率显著降低。血清 FT_3 值低于 3 pmol/L，FT_4 值低于 9 pmol/L。TSH 可鉴别甲减的原因。轻度甲减 TSH 值升高。若 FT_3 值正常、TSH 值升高，甲状腺处于代偿阶段。TSH 值低或对促甲状腺激素释放激素（TRH）无反应，为脑垂体性甲减。甲状腺正常，TSH 偏低或正常，对 TRH 反应良好，为下丘脑性甲减。血清甲状腺球蛋白抗体（ATG）、甲状腺微粒抗体（ATM）阳性反应为原发性甲减。有黏液性水肿可除外其他原因甲减。甲减症经 X 线检查心脏扩大、心搏缓慢、心包积液，为黏液性水肿型心脏病。心电图检查有低电压、Q-T 间期延长、T 波异常、心动过缓、心肌供血不足等。

（2）结甲合并高血压除有血压增高、甲状腺肿大、压迫症状外，还有心悸、气短、头晕等，无眼球突出、震颤。收缩压 ≥ 23.1 kPa（160 mmHg），舒张压 ≥ 12.7 kPa（95 mmHg），符合二者之一者可诊断为结甲合并高血压症，血压完全恢复正常水平为痊愈，收缩压、舒张压其中一项在可疑高血压范围为好转。

（3）临床上以 X 线摄片检查结甲钙化较为方便可靠，并能显示钙化形态。以往甲状腺钙化被认为是良性结节退化，由于乳头状癌也可发生钙化，故引起学者们的重视。甲状腺癌钙化率约 62.5%。良性肿瘤多呈斑片状、团块状、颗粒大、密度高、边缘清楚、圆形或弧形钙化表示肿块有囊性变。乳头状癌中有砂粒瘤形成，可发生在腺泡内或间质中，常见于乳头尖端，可能是乳头尖端组织发生纤维性变、透明样变。由于体液内外环境改变，表现为细胞外液相对碱性，降低了细胞呼吸，二氧化碳产物减少，可能改变钙、磷的浓度，产生钙盐沉积。近年来，提出糖蛋白理论，认为粘蛋白是一种糖蛋白，它对钙有很大亲和力，故甲状腺癌的钙化率相当高。钙化颗粒大小与肿瘤分化程度有关，颗粒越粗大，肿瘤分化越好。砂粒样钙化为恶性肿瘤所特有，多是乳头状癌。粗大钙化中有 1/10 ～ 1/5 是恶性肿瘤，其中滤泡癌占比例较大。髓样癌是粗大钙化、砂粒钙化混合存在。坚硬如石的钙化、骨化灶直接长期压迫磨损气管壁，致无菌坏死，引起气管软化。胸骨后的钙化影像可作为诊断胸内甲状腺的佐证之一。

（4）结甲囊变率 57.9%。由于长期缺碘，甲状腺组织过度增生、过度复原，发生血管改变，出血、坏死导致功能丧失，形成囊肿。囊肿越大，对甲状腺破坏也越大，是不可逆的退行性变。囊肿生长较快，结节内出血可迅速扩大产生周围器官压迫症状，以呼吸系统症状最显著。结节内急性出血囊肿发生都很突然，增长迅速，伴有疼痛、颈部不适，触之张力大，有压痛。B 超检查为实性或囊性，在鉴别诊断上有肯定的价值。针吸细胞学检查、X 线摄片均为重要诊断方法。

（5）结甲合并血管瘤样退行性变的诊断，主要靠手术中观察、病理学检查。临床表现多种多样，常见有海绵状血管瘤样变、静脉瘤样变，手术前难以正确诊断。

三、治疗

（一）碘治疗

因长期严重缺碘的继发性病变，破坏甲状腺组织，导致机体代偿机能失调而发生甲减。由于机体碘摄入不足，产生甲状腺激素量不足，应当给予足量碘治疗，可获得治愈。必要时辅以甲状腺激素治疗，心脏病患者初治剂量宜小，甲状腺片 20 ～ 40 mg/d 或优甲乐 50 ～ 100 μg/d，根据治疗效果增加至甲状腺片 80 ～ 240 mg/d 或优甲乐 100 ～ 300 μg/d。治疗 2 ～ 3 周症状消失后，再适当减少剂量以维持。结节性甲状腺肿合并高血压，手术前给利舍平、甲巯咪唑 3 ～ 5 d，手术后未用降压药者有效率 97.5%。手术后无效患者，高血压可能非结甲所致。结甲继发钙化用碘盐治疗，不能使甲状腺缩小而使钙化加重，不行手术切除很难治愈。结甲继发囊性变碘剂治疗无效，还有可能发生多种并发症，并有发生癌变可能性，感染发生率 3.18%，恶变率 2% ～ 3%。结甲继发血管瘤样变不能被碘剂、其他药物治愈，放疗也难以奏效。

（二）手术治疗

（1）由于结甲多数为大小不等结节、囊肿坏死、化脓成瘘等致甲状腺组织损害，使甲状腺功能不足，可以手术将压迫甲状腺组织的无功能结节切除，清除炎性病变，剩余甲状腺组织可以复原。手术后辅以甲状腺片或优甲乐治疗，以弥补甲状腺功能不足，对残留的小结节也有抑制作用，以预防复发。将压迫甲状腺的结节，损害甲状腺组织的脓肿、瘘管尽量切除干净，但必须最大限度保留甲状腺结节、脓肿周围的甲状腺组织。有些患者手术后可出现永久性甲减。近年来，采用带血管同种异体甲状腺移植、胎儿甲状腺组织移植，有一定效果。但是，技术复杂，难以达到长远疗效，还是应用药物替代治疗为宜。

（2）结甲继发钙化，不行手术切除难以治愈。若整个腺叶钙化或钙化位于气管壁处时，应行包括钙化全部甲状腺肿的大部分切除，不可将钙化灶挖出，钙化灶、腺肿部分切除，难免造成较大的、坚硬的、无法结扎缝合的渗血创面。结甲的血管变化以动脉变性、钙化最常见，常为甲状腺动脉颗粒状钙盐沉积、内弹力膜断裂、毛细血管广泛玻璃样变。由于血管钙化、变脆、易断裂，手术中处理血管，尤其是动脉不可过分用力钳夹，以防动脉被夹断。结扎动脉用线、用力要合适，以防割断钙化血管。

（3）结甲继发囊性变，囊肿直径不超过 1 cm 可以观察，直径超过 3 cm 以上穿刺抽液治疗易复发，可行手术切除，较大囊性结节 5%~23% 为恶性，故应尽早手术切除。手术方式的选择视具体情况而定，手术中要注意保留甲状腺后包膜，以避免切除甲状旁腺，损伤喉返神经。

（4）结甲继发血管瘤样变手术切除是唯一的治疗方法，手术中应防止大出血。手术中应先谨慎结扎甲状腺主要动脉、静脉，然后做包膜内甲状腺次全切除，可避免切除肿瘤时出血较多的危险。

第二节　甲状腺瘤

甲状腺癌是最常见的内分泌系统恶性肿瘤，内分泌恶性肿瘤中占 89%，占内分泌恶性肿瘤病死率的 59%，占全身恶性肿瘤的 0.2%（男性）~1%（女性），约占甲状腺原发性上皮性肿瘤的 1/3。国内的普查报道，其发生率为 11.44/100 000，其中男性为 5.98/100 000，女性为 14.56/100 000。甲状腺癌的发病率一般随年龄的增大而增加，女子的发病率约较男子多 3 倍，地区差别亦较明显，一般在地方性甲状腺肿的流行区，甲状腺癌的发病率较高，而在地方性甲状腺肿的非流行区则甲状腺癌的发病率相对较低。近年来统计资料显示，男性发病率有逐渐上升的趋势，可能与外源性放射线有关。甲状腺癌的发病率虽不是很高，但由于其在临床上与结节性甲状腺肿、甲状腺腺瘤等常难以鉴别，在具体处理时常感到为难，同时，在诊断明确的甲状腺癌进行手术时，究竟应切除多少甲状腺组织，以及是否行颈淋巴结清扫及方式等方面尚存在诸多争议。

一、病因

与其他肿瘤一样，甲状腺癌的发生与发展过程至今尚未完全清楚。现代研究表明，肿瘤的发生与原癌基因序列的过度表达、突变或缺失有关。在甲状腺滤泡细胞中有多种原癌基因表达，对细胞生长及分化起重要作用。最近从人甲状腺乳头状癌细胞中分离出所谓 ptc 癌基因，被认为是核苷酸序列的突变。有研究发现，ptc 癌基因位于Ⅱa 型多发性内分泌瘤（MEN-Ⅱa）基因染色体 11 的近侧长臂区，其机制尚不清，ptc 基因仅出现于少数甲状腺乳头状癌。H-ras、K-ras 及 N-ras 等癌基因的突变形式已被发现于多种甲状腺肿瘤。在髓样癌组织中发现高水平的 H-ras、c-myc 及 N-myc 等癌基因的表达，p53 多见于伴淋巴结或远处转移的甲状腺癌灶，但这些癌基因也可在其他癌肿或神经内分泌疾病中被检出。实际上甲状腺癌的发生和生长是复杂的生物过程，受不同的癌基因和多种生长因子的影响，同时还有其他多种致癌因素的作用。已知的可能致甲状腺癌的因素包括以下几种。

（一）缺碘

缺碘一直被认为与甲状腺的肿瘤发生有关，但这种观点在人类始终未被证实。一些流行病学调查资料提示，甲状腺癌不仅在地方性甲状腺肿地区较多发，即使沿海高碘地区，亦较常发。地方性甲状腺肿地区所发生的多为甲状腺滤泡或部分为间变癌，而高碘地区则多为乳头状癌；同时在地方性甲状腺肿流行区，食物中碘的增加降低了甲状腺滤泡癌的发病率，但乳头状癌的发病却呈上升趋势，其致癌因素有待研究。

（二）放射线的影响

放射线致癌的机制被认为是放射线诱导细胞突变，并促使其生长，在亚致死量下可杀灭部分细胞而致减少 TSH 分泌，反馈到脑垂体的促甲状腺细胞，增加 TSH 的产生，从而促进具有潜在恶性的细胞增殖、恶变。Winships 等（1961 年）收集的 562 例儿童甲状腺癌，其中 80% 过去曾有射线照射史，其后许多类似的报道相继出现。放射线作为致甲状腺癌的因素之一，已经广为接受。放射线致癌与放射方式有关，放射线致癌皆产生于 X 线外照射之后；从放疗到发病的时间不一，有报道最短为 2 年，最长 14 年，平均 8.5 年。

（三）家族因素

在一些甲状腺癌患者中，可见到一个家庭中一个以上成员同患甲状腺乳头状癌者，Stoffer 等报道，甲状腺乳头状癌家族中 3.5%～6.2% 同患甲状腺癌；而甲状腺髓样癌，有 5%～10% 甚至 20% 有明显家族史，是常染色体显性遗传，多为双侧肿瘤。

（四）甲状腺癌与其他甲状腺疾病的关系

这方面尚难肯定。近年关于其他甲状腺病合并甲状腺癌的报道很多，据统计甲状腺腺瘤有 4%～17% 可以并发甲状腺癌；一些甲状腺增生性病变，如腺瘤样甲状腺肿和功能亢进性甲状腺肿，分别有约 5% 及 2% 合并甲状腺癌。另有报道，桥本甲状腺炎的甲状腺间质弥漫性局灶性淋巴细胞浸润超过 50% 的患者易伴发甲状腺乳头状癌。但甲状腺癌与甲状腺疾病是否有因果关系尚需进一步研究。

二、病理和临床表现

甲状腺癌按细胞来源可分为滤泡源性甲状腺癌和 C 细胞源性甲状腺癌两类。前者来自滤泡上皮细胞，包括乳头状癌、滤泡状癌和未分化癌等类；后者来自滤泡旁（C）细胞，称甲状腺髓样癌。乳头状癌和滤泡状癌又可归于"分化性癌"，与未分化癌相区别。不同类型的甲状腺癌，其生物学行为包括恶性程度、发展速度、转移规律和最终预后等有较大差别，且病理变化和临床联系密切。

（一）乳头状癌

1. 病理

乳头状癌为甲状腺癌中最常见类型，一般占总数的 75%。此外，作为隐性癌，其在尸检中屡被发现，一般占尸检的 6%～13%，表明一定数量的病变可较长时期保持隐性状态，而不发展为临床癌。乳头状癌根据癌瘤大小、浸润程度，分隐匿型、腺内型和腺外型三大类型。

小的隐匿型（直径 ≤ 1 cm），病变局限，质坚硬，呈显著浸润，常伴有纤维化，状似"星状瘢痕"，故又称为隐匿硬化型癌，常在其他良性甲状腺疾患手术时偶尔发现。

大的直径可超过 10 cm，质硬或囊性感，肿瘤呈实质性时，切面粗糙，呈颗粒状，灰白色，几乎无包膜，约半数以上可见钙化的砂粒体。镜下癌组织由乳头状结构组成，乳头一般皆细长，常见三级以上分支，有时亦可粗大，间质水肿。乳头的中心为纤维血管束，覆盖紧密排列的单层或复层立方或低柱状上皮细胞。细胞大小不均匀，核间变一般不甚明显。

乳头状癌最重要的亚型是乳头状微小癌、滤泡状癌及弥漫性硬化型癌。新近的 WHO 分型，将乳头状微小癌代替隐匿型癌。该型指肿瘤直径 < 1 cm。其预后好，很少发生远处转移。

对甲状腺乳头状癌的病理组织学诊断标准，近年已基本取得一致意见，即乳头状癌病理组织中，虽常伴有滤泡癌成分，有时甚至占较大比重，但只要查见浸润性生长且有磨砂玻璃样核的乳头状癌结构，不论其所占成分多少，均应诊断为乳头状癌。

2. 临床表现

甲状腺乳头状癌好发于 20～40 岁，儿童及青年人常见，女性发病率明显高于男性。70% 的儿童甲状腺癌及 50% 以上成人甲状腺癌均属此型。肿瘤多为单发，亦有多发，不少病例与良性肿瘤难以区别，无症状，病程长，发展慢。肿瘤质硬，不规则，表面不光滑，边界欠清，活动度较差。呈腺内播散而成多发灶者可达 20%～80%。淋巴转移为其特点，颈淋巴结转移率为 50%～70%，而且往往较长时间局限于区域淋巴结系统。病程后期可发生血行转移。肺和其他远处转移少于 5%。有时颈淋巴结转移可作为首发症状。由于生长缓慢，早期常可无症状，若癌组织侵犯周围组织，则出现声音嘶哑、呼吸困难、吞咽不适等症状。

（二）滤泡状癌

1. 病理

滤泡状癌占全部甲状腺癌的 11.6%～15%，在高分化癌中占第二位。大体形态上，当局部侵犯不明显时，多不易与甲状腺腺瘤区别。瘤体大小不一，圆形或椭圆形，分叶或结节状，切面呈肉样，褐红色，常被结缔组织分隔成大小不一的小叶。中心区常呈纤维化或钙化。较大的肿瘤常合并出血、坏死或静脉内癌栓。

镜下本型以滤泡状结构为其主要组织学特征，瘤细胞仅轻或中度间变，无乳头状形成，无淀粉样物。癌细胞形成滤泡状或腺管状，有时呈片状。最近，世界卫生组织病理分类将胞质内充满嗜酸性红染颗粒的嗜酸性细胞癌亦归入滤泡癌中。

滤泡状癌多见于中老年女性，病程长，生长慢，颈部淋巴转移较少，较早出现血行转移，预后较乳头状癌差。

2. 临床表现

此癌 40～60 岁多见。与乳头状癌相比，此癌男性患病相对较多，患病年龄以年龄较大者相对为多。一般病程较长，生长缓慢，少数近期生长快，常缺乏明显的局部恶性表现，肿块直径一般为数厘米或更大，多为单发，少数可为多发或双侧，实性，硬韧，边界不清，较少发生淋巴结转移，血行转移相对较多，主要转移至肺，其次为骨。

（三）甲状腺髓样癌

在胚胎学上甲状腺滤泡旁细胞与甲状腺不是同源的。甲状腺髓样癌（MTC）起源于甲状腺滤泡旁细胞，故又称滤泡旁细胞癌或 C 细胞癌，可分泌降钙素，产生淀粉样物质，也可分泌其他具有生物活性的物质，如前列腺素、5-HT、促肾上腺皮质激素、组胺酶等。

甲状腺髓样癌分为散发型（80%～90%）、家族型（8%～14%）及多发性内分泌瘤（少于 10%）三种。甲状腺髓样癌可以通过常染色体显性遗传发展为不同的类型。甲状腺髓样癌是甲状腺癌的一个重要类型，较少见，恶性度中等，存活率小于乳头状瘤而远大于未分化癌。早期诊断、治疗可改善预后，甚至可以治愈。甲状腺髓样癌的发病率占甲状腺癌的 3%～10%，女性较多，中位年龄在 38 岁左右，其中散发型年龄在 50 岁；家族型年龄较轻，一般不超过 20 岁。

其发病机制、病理表现及临床表现均不同于一般甲状腺癌，独成一型。

1. 病理

瘤体一般呈圆形或卵圆形，边界清楚，质硬或呈不规则形，伴周围甲状腺实质浸润，切面灰白色、浅色、淡红色，可伴有出血、坏死、纤维化及钙化，肿瘤直径平均 3～4 cm，小至数毫米，大至 10 cm。镜下癌细胞多排列成实体性肿瘤，偶见滤泡，不含胶样物质。癌细胞呈圆形或多边形，体积稍大，大小较一致，间质有多少不等的淀粉样物质，番红花及刚果红染色皆阳性。淀粉样物质为肿瘤细胞产生的降钙素沉积，间质还可有钙沉积，似砂粒体，还有少量浆细胞和淋巴细胞，常见侵犯包膜和气管。在家族性甲状腺髓样癌中，总是呈现双侧肿瘤且呈多中心，大小变化很大，肿瘤具有分布在甲状腺中上部的特点。在散发性甲状腺髓样癌中一般局限于一叶，双侧多中心分布者低于 5%。

2. 临床表现

所有的散发型甲状腺髓样癌及多数家族型甲状腺髓样癌都有临床症状和体征。通常甲状腺髓样癌表现为颈部肿块，70%～80% 的散发型患者因触及无痛性甲状腺结节而发现，近 10% 可侵及周围组织出现声嘶、呼吸困难和吞咽困难。临床上男女发病率大致相仿。家族型为一种常染色体显性遗传性疾病，属多发性内分泌肿瘤Ⅱ型（MEN-Ⅱ），它又分为Ⅱa型和Ⅱb型，占 10%～15%，发病多在 30 岁左右，往往累及两侧甲状腺。临床上大多数为散发型，发病在 40 岁以后，常累及一侧甲状腺。MTC 恶性程度介于分化型癌与未分化型癌之间，早期就发生淋巴结转移。临床上，MTC 常以甲状腺肿块和淋巴结肿大就诊，由于 MTC 产生的 5-HT 和前列腺素的影响，约 1/3 患者可发生腹泻和面部潮红的类癌综合征。本病可合并肾上腺嗜铬细胞瘤、多发性唇黏膜神经瘤和甲状腺瘤等疾患。有 B 型多发性内分泌瘤（MEN-Ⅱ）和髓样癌家族史患者，不管触及甲状腺结节与否，应及时检测基础的五肽胃泌素激发反应时血清降钙素水平，以早期发现本病，明显升高时常强烈提示本病存在。此外，甲状腺结节患者伴 CEA（癌胚抗原）水平明显升高，也应考虑此病存在的可能，甲状腺结节细针穿刺活检或淋巴结活检常可做出明确诊断。

（四）甲状腺未分化癌

未分化癌为甲状腺癌中恶性程度最高的一种，较少见，占全部甲状腺癌的 5%～14%，主要是指大细胞癌、小细胞癌和其他类型癌（鳞状细胞癌、巨细胞癌、腺样囊性癌、黏液腺癌以及分化不良的乳头状癌、滤泡状癌等）。未分化癌以老年患者居多，中位年龄为 60 岁，女性中常见的是小细胞弥漫型，男性常是大细胞型。

1. 病理

未分化癌生长迅速，往往早期侵犯周围组织。肉眼观癌肿无包膜，切面呈肉色、苍白，并有出血、坏死。镜下组织学检查未分化癌可分为大细胞型及小细胞型两种。前者主要由巨细胞组成，但有梭形细胞，巨细胞体积大，奇形怪状，核大，核分裂多；后者由圆形或椭圆形小细胞组成，体积小，胞质少，核深染，核分裂多见。有资料提示表明，有的未分化癌中尚可见残留的形似乳头状或滤泡状的结构，提示这些分化型的甲状腺癌可能转变为未分化癌，小细胞型分化癌与恶性淋巴瘤在组织学上易发生混淆，可通过免疫过氧化酶染色做出鉴别。

2. 临床表现

该病发病前常有甲状腺肿或甲状腺结节多年，在巨细胞癌此种表现尤为明显。肿块可于短期内急骤增大，发展迅速，形成双侧弥漫性甲状腺巨大肿块，质硬、固定、边界不清，往往伴有疼痛、呼吸或吞咽困难，早期即可出现淋巴结转移及血行播散。细针吸取细胞学检查可做出诊断，但需不同位置穿刺，因癌灶坏死、出血及水肿会造成假阴性。

三、诊断

声嘶、吞咽困难、哮喘、呼吸困难和疼痛是常见的症状。甲状腺癌的诊断是一个困难而复杂的问题，临床上甲状腺癌多以甲状腺结节为主要表现，而甲状腺多种良性疾病亦表现为甲状腺结节，两者之间无绝对的分界线。对一个甲状腺结节患者，在诊断的同时始终存在着鉴别诊断的问题，首先要确定它是非癌性的甲状腺结节、慢性甲状腺炎或良性腺瘤，还是甲状腺癌；其次由于不同的甲状腺癌、同种甲状腺癌的不同分期治疗方法及预后差异很大，诊断时还要决定它是哪种甲状腺癌以及它的病期（包括局部生长情况、淋巴结转移范围和有无远处转移）。由于目前所具备的辅助检查绝大多数为影像学范围，对甲状腺癌的诊断并无绝对的诊断价值，而细胞组织学检查虽有较高的诊断符合率，但患者要遭受一定的痛苦，且因病理取材、检验师的实践经验等影响，存在一定的假阴性。故而，常规的询问病史、体格检查更显出其重要性。通过详细地询问病史、仔细体检获得一个初步的诊断，再结合必要的辅助检查以取得进一步的佐证是诊断甲状腺癌的正确思路。

（一）诊断要点

1. 临床表现

患者有甲状腺结节性肿大病史，如有下述几点临床表现者，应考虑甲状腺癌的可能：①肿块突然迅速增大变硬。②颈部因其他疾病而行放射治疗者，尤其是青少年。③甲状腺结节质地硬、不平、固定、边界不清、活动差。④有颈部淋巴结肿大或其他组织转移。⑤有声音嘶哑、呼吸困难、吞咽障碍。⑥长期水样腹泻、面色潮红，伴其他内分泌肿瘤。

2. 辅助检查

进一步明确结节的性质可行下列检查。

（1）B超检查：应列为首选。B型超声探测来区别结节的囊性或实性。实性结节形态不规则、钙化、结节内血流信号丰富等则恶性可能更大。

（2）核素扫描：对实性结节，应常规行核素扫描检查，如果为冷结节，则有 10%～20% 可能为癌肿。

（3）X线检查（包括CT、MRI）：主要用于甲状腺癌转移的发现、定位和诊断。在甲状腺内发现砂粒样钙化灶，则提示有恶性的可能。

（4）针吸细胞学检查：诊断正确率可高达60%以上，但最终确诊应由病理切片检查来决定。

（5）血清甲状腺球蛋白测定：采用放射免疫法测定血清中甲状腺球蛋白（Tg），在分化型腺癌其水平明显增高。

实际上，部分甲状腺结节虽经种种方法检查，仍无法确定其良恶性，需定期随访、反复检查，必要时可行手术探查，术中行快速冰冻病理学检查。

（二）甲状腺癌的临床分期

甲状腺癌的临床分期以往较杂，现统一采用国际抗癌学会关于甲状腺癌的TNM临床分类法，标准如下。

1. T——原发癌肿

T_0：甲状腺内无肿块触及。

T_1：甲状腺内有单个结节，腺体本身不变形，结节活动不受限制，同位素扫描甲状腺内有缺损。

T_2：甲状腺内有多个结节，腺体本身变形，腺体活动不受限制。

T_3：甲状腺内肿块穿透甲状腺包膜，固定或侵及周围组织。

2. N——区域淋巴结

N_0：区域淋巴结未触及。

N_1：同侧颈淋巴结肿大，能活动。

N_{1a}：临床上认为肿大淋巴结不是转移。

N_{2b}：临床上认为肿大淋巴结是转移。

N_2：双侧或对侧淋巴结肿大，能活动。

N_{2a}：临床上认为肿大淋巴结不是转移。

N_{2b}：临床上认为肿大淋巴结是转移。

N_3：淋巴结肿大已固定不动。

3. M——远处转移

M_0：远处无转移。

M_1：远处有转移。

根据原发癌肿、淋巴结转移和远处转移情况，临床上常把甲状腺癌分为四期。

Ⅰ期：$T_{0～2}N_0M_0$（甲状腺内仅一个孤立结节）。

Ⅱ期：$T_{0～2}N_{0～2}M_0$（甲状腺内有肿块，颈淋巴结已肿大）。

Ⅲ期：$T_3N_3M_0$（甲状腺和颈淋巴结已经固定）。

Ⅳ期：$T_XN_XM_1$（甲状腺癌合并远处转移）。

四、治疗

甲状腺癌除未分化癌外，主要的治疗手段是外科手术。其他，如放射治疗、化疗、内分泌治疗和中医中药治疗等，仅是辅助性治疗措施。

（一）手术治疗

1. 乳头状腺癌

手术切除是最佳方案。

手术是分化型甲状腺癌的基本治疗方法，术后辅助应用核素、甲状腺素及外照射等综合治疗。手术能根治性切除原发灶和转移灶，达到治愈目的。甲状腺乳头状腺癌为临床上最常见的高分化型腺癌，具有恶性程度低、颈淋巴结转移率高等特点，在根治性切除的原则下，应兼顾功能与美观。手术治疗包括三个方面。

（1）原发灶切除范围：目前尚存在争论，主要是行甲状腺全切除或腺叶加峡部切除。

主张全切除的主要理由是：①对侧多中心或微小转移灶可达20%～80%，全切除可消除潜在复发。②有利于术后放射性碘检测复发或转移灶并及时治疗。③全切除可避免1%高分化癌转变为未分化癌。④全切除可增加甲状腺球蛋白检测复发或转移灶的敏感性。

持反对观点者认为，全切除会增加手术后并发症，喉返神经损伤及甲状腺功能减退发生率可高达23%～29%，其次对侧微小转移灶可长期处于隐匿状态，未必发展成临床肿瘤，一旦复发再切除也不影响预后。

目前多数学者认为，病灶限于腺叶内，对侧甲状腺检查无异常，行患侧腺叶、峡部加对侧次全切除，疗效与全切除术差不多，而术后并发症明显减少，是比较合理的术式。这种术式优点是可以避免因全甲状腺切除后所引起的永久性甲状腺功能减退的后遗症，又可减少或避免喉返神经及甲状旁腺损伤机会。如术中探查患侧腺叶已累及对侧或双侧腺叶均存在病灶，则改行甲状腺全切除术。Sarde等报道，采用甲状腺近全切除术，喉返神经及甲状旁腺损伤发生率明显降低至4%和3.2%，或许是取代全切除术的一种较好的术式。

（2）颈淋巴结切除：乳头状腺癌颈淋巴结转移率可达50%～70%。淋巴结转移是否影响预后曾有不同看法。甲状腺癌协作组大宗病例表明，淋巴结转移影响预后。颈淋巴结阳性的患者行颈淋巴结清扫术已达成共识。以往很多人主张包括原发灶在内的经典式颈淋巴结清扫术，曾作为根治性手术的一个重要组成部分，通过实践目前已被改良或功能性颈清扫术所取代。因这种手术同样能达到治疗目的，且能兼顾功能与美容，特别为年轻女子所乐于接受。但胸锁乳突肌、副神经和颈内静脉三者究竟能保留多少，则需视肿瘤大小、局部浸润和淋巴结转移等情况而定。颈淋巴结的清扫范围主要包括气管旁（气管食管沟及胸骨柄上区）及颈内静脉区淋巴结链。对乳头状腺癌无淋巴结转移的患者，预防性颈淋巴结清扫并不能改善预后，国内外多数学者均不主张采用。

近年来大宗回顾性研究资料提示，预防性颈淋巴结清扫组和对照组的预后无明显差异，甲状腺乳头状癌的淋巴结转移趋向局限在淋巴结内，即使以后发现淋巴结肿大时再手术也不影响预后。

（3）对局部严重累及的乳头状癌的处理：有些乳头状癌局部浸润广泛，可累及气管、食管、喉返神经、双侧颈内静脉等。如患者全身情况允许，应争取行扩大手术。如双侧喉返神经受侵，可将入喉端找出与迷走神经中的喉返束直接吻合，效果良好。如气管侵累，要根据侵累范围，行全喉或部分气管切除修补。一侧颈内静脉受累，可予以切除；若双侧受累确实无法保留，则一侧颈内静脉切除后行静脉移植，也可采用保留双侧颈外静脉代替颈内静脉回流。如果CT或MRI证实上纵隔有肿大淋巴结，也可将胸骨劈开至第二肋间平面，显露上纵隔再沿颈内静脉向下解剖，把部分胸腺和纵隔淋巴结一并切除，有时癌肿和气管固定，或累及食管肌层，只要未破坏气管壁和侵入食管腔内，可将癌肿从气管前筋膜下钝性剥离，并将食管肌层切除，仍可取得满意效果。

2. 滤泡性腺癌

原发癌的治疗原则基本上同乳头状癌，颈淋巴结的处理与乳头状癌不同，因本型甚少发生淋巴结转移，所以除临床上已出现颈淋巴结转移时需行颈淋巴结清除术外，一般不做选择性颈清术。

3. 髓样癌

MTC对放疗和化疗均不敏感，主要用外科治疗。彻底手术是一种行之有效的办法，不少患者可因此治愈。采取甲状腺全切除，加淋巴结清扫术，但散发性甲状腺髓样癌也可根据探查情况行患侧腺叶加峡部切除。由于髓样癌隐匿性淋巴结转移癌发生率较高，即使无淋巴结转移也应做根治性颈淋巴结清扫；至于采取传统性或功能性颈清扫术，需视病灶及淋巴结浸润和转移程度而定。术中同时探查甲状旁腺，肿大时应予切除。术前发现合并嗜铬细胞瘤者，应先行肾上腺切除，否则术中会继发高血压，影响手术顺利进行，术后应定期复查血清降钙素、癌胚抗原，并做胸部X线片、CT、MRI等检查以早期发现颈部、前纵隔淋巴结和其他脏器的复发或转移。

4. 未分化癌

由于恶性程度高，就诊时多属晚期，已无手术指证，近年也采用手术、化疗、放疗等联合治疗本病。目前在延长存活率上尚无明显改善。但对局部控制癌肿还是有效的，可以降低死于局部压迫或窒息

（二）外放射治疗

不同病理类型的甲状腺癌放射治疗的敏感度不同，其中尤以未分化癌最为敏感，而其他类型癌较差。未分化癌由于早期既有广泛浸润或转移，手术治疗很难达到良好的疗效，因而放射治疗为其主要的治疗方法。即使少数未分化癌患者做手术治疗，也仅可达到使肿瘤减量的目的，手术后仍可继续放射治疗，否则复发率较高。部分有气管阻塞的患者，只要条件允许，仍可行放射治疗。分化型腺癌首选手术根治而无须放疗。对无法完全切除的髓样癌，术后可行放疗，虽然本病放疗不甚敏感，但放射治疗后，肿瘤仍可缓慢退缩，使病情得到缓解，有的甚至完全消除。甲状腺癌发生骨转移并不多见，局部疼痛剧烈，尤其在夜间。放射治疗可迅速缓解其症状，提高患者生活质量。

（三）放射性碘治疗

手术后应用放射性碘治疗可降低复发率，但不延长生命。应用放射性碘治疗甲状腺癌，其疗效完全视癌细胞摄取放射性碘的多少而定；而癌细胞摄取放射性碘的多少，多与其分化程度成正比。未分化癌已失去甲状腺细胞的构造和性质，摄取放射性碘量极少，因此疗效不良；对髓样癌，放射性碘也无效；分化程度高的乳头状腺癌和滤泡状腺癌，摄取放射性碘量较高，疗效较好；特别适用于手术后45岁以上的高危患者、多发性乳头状腺癌癌灶、包膜有明显侵犯的滤泡状腺癌以及已有远处转移者。

如果已有远处转移，对局部可以全部切除的腺体，不但应将患者的腺体全部切除，颈淋巴结亦应加以清除，同时还应切除健叶的全部腺体，这样才可用放射性碘来治疗远处转移。腺癌的远处转移，只能在切除全部甲状腺后才能摄取放射性碘。但如果远处转移摄取放射性碘极微，则在切除全部甲状腺后，由于垂体前叶促甲状腺激素的分泌增多，反而促使远处转移的迅速发展。对这种试用放射性碘无效的病例，应早期给予足够量的甲状腺素片，远处转移可因此缩小，至少不再继续迅速发展。

（四）内分泌治疗

分化型甲状腺癌做次全、全切除者应该口服甲状腺素，以防甲状腺功能减退及抑制TSH。乳头状和滤泡状癌均有TSH受体，TSH通过其受体能影响分泌型甲状腺癌的功能及生长，一般剂量掌握在保持TSH低水平，但以不引起甲亢为宜。一般用甲状腺片每天80～120 mg，也可选用左甲状腺素片每天100 μg，并定期检测血浆T_3、T_4、TSH，以此调整用药剂量。甲状腺癌对激素的依赖现象早已被人们认识。某些分化性的甲状腺癌可受TSH的刺激而生长，故TSH可促使残留甲状腺增生、恶变，抑制TSH的产生，可减少甲状腺癌的复发率。任何甲状腺癌均应长期用抑制剂量的甲状腺素作维持治疗，对分化好的甲状腺癌尤为适用，可达到预防复发的效果。即使是晚期分化型甲状腺癌，应用甲状腺素治疗也可使病情有所缓解，甚至在治疗后病变消退。

（五）化学治疗

近年来化学治疗的疗效有显著提高，但至今尚缺少治疗甲状腺癌的有效药物，故而化疗的效果尚不够理想。目前临床上主要用化疗治疗复发者和病情迅速进展的病例。对分化差或未分化的甲状腺癌，尚可选作术后的辅助治疗。曾用于甲状腺癌的单药有多柔比星（阿霉素）、放线菌素D（更生霉素）、甲氨蝶呤等。单药治疗的效果较差，故现常采用联合化疗，以求提高疗效。

五、预后

甲状腺癌的生物学行为存在巨大差异，发展迅速的低分化癌侵袭性强，可短期致人死亡，而发展缓慢的高分化癌患者往往可长期带瘤生存。高分化型甲状腺癌，特别是乳头状癌术后预后良好，弥漫性硬化型乳头状癌预后较差，有时呈侵袭性。因此不能认为甲状腺乳头状癌的临床过程总是缓和的，各种亚型的组织学特点不同，其生物学特性有显著差异。对甲状腺癌预后的判断，常采用年龄、组织学分级、侵犯程度（即肿瘤分期）和大小分类方法及其他预测肿瘤生物学行为的指标。①癌瘤对放射性碘摄取能力：乳头状、滤泡状或乳头滤泡混合型癌能摄取碘者比不能摄取的预后要好。②腺苷酸环化酶对TSH有强反应的癌其预后似较低反应者好。③癌瘤DNA呈双倍体比异倍体预后要好。④癌瘤细胞膜表皮生长因子（EGF）受体结合EGF的量越高，预后越差。

第三节　甲状腺功能减退症

甲状腺功能减退症简称甲减，是由多种原因引起的甲状腺激素（thyroid hormone，TH）合成、分泌或生理效应不足所致的全身性疾病，依起病年龄分为：①呆小病，功能减退起病于胎儿或新生儿。②幼年型甲减，起病于儿童。③成年型甲减，起病于成年，病情严重时各型均表现为黏液性水肿。

一、病因

病因有多种，以甲状腺性为多见，其次为垂体性，下丘脑性及 TH 抵抗性少见。发病机制也随病因类型不同而异。

临床以起病年龄分类较为实用，因此病因亦按起病年龄分述见表 4-1。

（一）呆小病（克汀病）

呆小病（克汀病）分为地方性及散发性两种类型。

表 4-1　甲减的病因分类

一、甲状腺性或原发性甲减
　（一）获得性
　　1. 甲状腺自身受破坏
　　　（1）特发性黏液性水肿（可能为慢性淋巴细胞性甲状腺炎的后果）
　　　（2）桥本氏甲状腺炎（慢性淋巴细胞性甲状腺炎）
　　　（3）甲亢 ^{131}I 治疗后
　　　（4）甲状腺全切或次全切除手术后
　　　（5）颈部疾病放射治疗后
　　　（6）亚急性甲状腺炎（一般为暂时性）
　　　（7）胱氨酸症
　　　（8）甲状腺内广泛病变（甲状腺癌或甲状腺转移癌等）
　　2. 甲状腺激素合成障碍
　　　（1）缺碘性地方性甲状腺肿
　　　（2）碘过多（每日摄入 >6 mg）
　　　（3）药物诱发：锂、硫脲类、磺胺类、对氨柳酸、过氯酸钾、SCN（硫氰化物）等
　　　（4）致甲状腺肿物质：某些白菜、芜菁、甘蓝、木薯等
　（二）先天性
　　1. 孕妇缺碘或口服过量抗甲状腺药物
　　2. 胎儿甲状腺激素合成酶系异常
　　3. 甲状腺生长发育异常
二、垂体性或称继发性甲减
　（一）垂体肿瘤
　（二）垂体手术或放射治疗后
　（三）Sheehan 综合征
　（四）特发性甲减（有时为单一 TSH 分泌不足）
三、下丘脑性或称三发性甲减
　（一）肿瘤
　（二）慢性炎症或嗜酸性肉芽肿
　（三）放射治疗后
四、甲状腺激素抵抗综合征或外周型甲状腺激素受体抵抗性甲减

1. 地方性呆小病

此病主要见于地方性甲状腺肿流行地区，因母体缺碘，使胎儿供碘不足，以致甲状腺发育不全和激素合成不足。此型甲减对迅速生长中的胎儿的神经系统特别是大脑发育危害极大，易造成神经系统不可逆的损害。某些胎儿在碘缺乏或甲状腺激素不足的情况下有发生呆小病的倾向，其发病机制可能与遗传因素有关。

2. 散发性呆小病

此病病因未明，散发于各个地区，母体既无缺碘，又无甲状腺肿的病史。一般是先天性的原因引起胎儿期甲状腺发育不全或甲状腺激素合成障碍所致。胎儿期甲状腺不发育或发育不全可能是母体妊娠期患有某些甲状腺自身免疫性疾病，即血清中产生了破坏甲状腺细胞的自身抗体，后者通过胎盘进入胎儿体内，对胎儿甲状腺细胞起到破坏作用，使甲状腺变小、硬化、萎缩，常被称为无甲状腺性克汀病。在少数情况下，母亲在妊娠期间服用抗甲状腺药物或其他的致甲状腺肿物质，使胎儿的甲状腺发育或甲状腺激素合成发生障碍；所谓甲状腺肿性克汀病，也可由于近亲结婚所致的某些遗传基因缺陷造成。由于甲状腺激素合成障碍，TSH 分泌代偿性增多，造成甲状腺肿大。

甲状腺激素合成障碍常有家族史，共分为五型。

（1）甲状腺集碘功能障碍：影响碘的浓集，这种缺陷可能是由于参与碘进入细胞的"碘泵"发生障碍。

（2）碘的有机化过程障碍：包括过氧化物酶缺陷和碘化酶缺陷，使酪氨酸不能碘化或碘化的酪氨酸不能形成单碘及双碘酪氨酸。

（3）碘化酪氨酸偶联缺陷：甲状腺已生成的单碘及双碘酪氨酸发生偶联障碍，以致甲状腺素（T_4）及三碘甲状腺原氨酸（T_3）合成减少。

（4）碘化酪氨酸脱碘缺陷：因脱碘酶缺乏，碘化酪氨酸不能脱碘而大量存于血中，不能被腺体利用，并从尿中排出，间接引起碘的丢失过多。

（5）甲状腺球蛋白合成与分解异常：酪氨酸残基的碘化及由碘化酪氨酸残基形成 T_3、T_4 的过程，都是在完整的甲状腺球蛋白分子中进行。甲状腺球蛋白异常，可致 T_3、T_4 合成减少，并可产生不溶于丁醇的球蛋白，影响 T_4、T_3 的生物效应。

（二）幼年甲状腺功能减退症

病因与成人患者相同。

（三）成年甲状腺功能减退症

成年期发病，常引起黏液性水肿，按累及的器官分为甲状腺性（甲状腺激素缺乏）、垂体性或下丘脑性（促甲状腺激素及释放激素缺乏）、周围性（末梢组织对甲状腺激素不应症）三大类型。

1. 甲状腺性甲减

由于甲状腺本身病变致甲状腺激素缺乏可引起本病，有原发性和继发性两种病因。

（1）原发性：病因未明，故又称"特发性"。可能与甲状腺自身免疫反应有关，病例较多发生甲状腺萎缩，为甲减发病率的5%，偶见由 Graves 病转化而来，亦可为多发性内分泌功能减退综合征（Schmidt 综合征）表现之一。

（2）继发性：有以下比较明确的病因。①甲状腺破坏：甲状腺手术切除，放射性碘或放射线治疗后。②甲状腺炎：与自身免疫有关的慢性淋巴细胞性甲状腺炎，由亚急性甲状腺炎引起者罕见。③伴甲状腺肿或结节的功能减退：慢性淋巴细胞性甲状腺炎多见，偶见侵袭性纤维性（Reidel's）甲状腺炎，可伴有缺碘所致的结节性地方性甲状腺肿和散发性甲状腺肿。④腺内广泛病变：多见于晚期甲状腺癌和转移性肿瘤，少见于甲状腺结核、淀粉样变、甲状腺淋巴瘤等。⑤药物：抗甲状腺药物治疗过量；摄取碘化物（有机碘或无机碘）过多；使用阻碍碘化物进入甲状腺的药物，如过氯酸钾、对氨基水杨酸钠、保泰松、磺胺类药物、碳酸锂等。

2. 由促甲状腺激素或释放激素不足引起的甲减

（1）垂体性甲减：由于垂体前叶功能减退，使促甲状腺激素（TSH）分泌不足所致，常称为"垂体性甲状腺功能减退"。可因肿瘤、手术、放疗和产后垂体坏死所致。垂体前叶被破坏广泛者，多表现为复合性促激素分泌减少；个别原因不明者表现为单一性TSH分泌不足，但较少见。本症最常见的疾病为席汉氏综合征、嫌色细胞瘤及颅咽管瘤。

（2）下丘脑性甲减：由于下丘脑及其周围组织病变（肿瘤、炎症、变性、出血等）使TRH分泌不足而发病，又称为下丘脑性（或三发性）甲状腺功能减退症。本型甲减典型表现为血中促甲状腺激素低值，经用TRH刺激，血中TSH可增高。

3. 周围性甲减

此症指末梢组织对甲状腺激素不应症，主要是周围组织的甲状腺激素受体缺陷或数目减少，使组织对甲状腺激素的敏感性降低，而出现功能低下现象。本病多为先天性、家族性发病，父母往往为近亲结婚。本病又称Refetoff症群。此外，有的是由于甲状腺分泌的T_4不能转变为T_3而转变为无生物活性的反T_3（rT_3），其特点是血中rT_3增多，多见于营养不良症、神经性呕吐等。另一种是血中出现能与甲状腺激素结合的抗体，使甲状腺激素失去生物效应，因而出现甲减症。

二、病理

（一）甲状腺

按病因不同分为以下几种。

1. 萎缩性病变

此病变多见于桥本氏甲状腺炎等，早期腺体内有大量淋巴细胞、浆细胞等炎症性浸润，久之腺泡受损代之以纤维组织，残余腺泡细胞变矮小，泡内胶质显著减少。放疗和手术后患者的甲状腺也明显萎缩。继发性甲减者也有腺体缩小、腺泡萎缩，上皮细胞扁平，泡腔内充满胶质。呆小病者除由于激素合成障碍致腺体增生肥大外，一般均呈萎缩性改变，甚至发育不全或缺如。

2. 甲状腺肿大伴多结节性改变

此症常见于地方性甲状腺肿流行地区，由于缺碘所致；桥本氏甲状腺炎后期也可伴结节；药物所致者，腺体可呈代偿性弥漫性肿大。

（二）垂体

原发性甲减由于TH减少，反馈性抑制减弱而TSH细胞增生肥大，嗜碱粒细胞变性，久之腺垂体增大，甚或发生腺瘤，或同时伴高催乳素血症。垂体性甲减患者，其垂体萎缩，或有肿瘤、肉芽肿等病变。

（三）其他

皮肤角化，真皮层有黏多糖沉积，PAS（对氨基水杨酸）或甲苯胺蓝染色阳性，形成黏液性水肿。内脏细胞间有同样物质沉积，严重病例有浆膜腔积液。骨骼肌、平滑肌、心肌均有间质水肿，肌纹消失，肌纤维肿胀断裂，并有空泡。脑细胞萎缩，胶质化和灶性衰变。肾小球和肾小管基底膜增厚，内皮及系膜细胞增生。胃肠黏膜萎缩以及动脉硬化等。

三、临床表现

临床表现一般取决于起病年龄，成年型甲减主要影响代谢及脏器功能，及时诊治多属可逆性。发生于胎儿或婴幼儿时，由于大脑和骨骼的生长发育受阻，可致身材矮小和智力低下，多属不可逆性。另外根据疾病演变过程及临床症状轻重，可表现为暂时性甲减（一过性甲减）、亚临床甲减（无临床症状TSH升高，血清FT_4正常或稍低）、轻度甲减、重度甲减（黏液性水肿甚至昏迷）。

（一）呆小病

初生儿症状不明显，于出生后数周内出现症状，起病越早病情越严重。病因较多，但临床表现有共性，也各有其特点，共同表现有皮肤苍白、增厚、多褶皱、多鳞屑、口唇厚、流涎、舌大外伸、口常张开、外貌丑陋、表情呆钝、鼻梁扁塌、鼻上翘、前额多皱纹，身材矮小，四肢粗短，出牙、换牙延迟，骨龄延迟，行走晚并呈鸭步，心率慢，心浊音区扩大，腹饱满膨大伴脐疝，性器官发育延迟。

各种呆小病的特殊表现如下。

1. 先天性甲状腺发育不全

腺体发育异常的程度决定其症状出现的早晚及轻重。腺体完全阙如者，症状出现在出生后1～3个月，症状较重，甲状腺不肿大。如残留部分腺体或异位时，症状多出现在6个月～2岁，可伴有代偿性甲状腺肿大。

2. 先天性甲状腺激素合成障碍

此病一般在新生儿期症状不明显，以后逐渐出现代偿性甲状腺肿，多为显著肿大。典型的甲状腺功能低下出现较晚，称为甲状腺肿性呆小病，可能为常染色体隐性遗传。在碘有机化障碍过程中除有甲状腺肿和甲状腺功能低下症状外，常伴有先天性神经性聋哑，称为Pendred综合征。上述二型多见于散发性呆小病，因其母体不缺碘且甲状腺功能正常，胎儿自身虽不能合成甲状腺激素，但能从母体得到补偿，故不致造成神经系统严重损害。出生后3个月左右，母体赋予的甲状腺激素已耗尽，由于本身甲状腺发育不全或缺如或由于激素合成障碍，使体内甲状腺素缺乏，从而出现甲状腺功能低下症状，但智力影响较轻。

3. 先天性缺碘

因母亲患地方性甲状腺肿，造成体内胎儿缺碘，胎儿及母体的甲状腺激素合成均不足，胎儿神经系统发育所必需的酶生成受阻或活性下降，造成胎儿神经系统严重而不可逆的损害，出生后永久性智力低下，听力、语言障碍。患儿出生后若供碘情况好转，甲状腺激素合成得到加强，甲状腺机能低下症状可不明显，这种类型又称为"神经型"克汀病。

4. 母体怀孕期服用致甲状腺肿制剂或食物

某些食物（卷心菜、大豆）和药物（对氨水杨酸、硫脲类、保泰松及碘剂）中致甲状腺肿物质能通过胎盘影响甲状腺功能，胎儿出生后引起一过性甲状腺肿大，甚至甲状腺功能低下。此型临床表现轻微、短暂，常不易发现，如母亲妊娠期服大量碘剂且时间较长，碘化物通过胎盘导致新生儿甲状腺肿，巨大者可引起初生儿窒息死亡，哺乳期中碘通过乳汁进入婴儿体内可引起甲状腺肿伴甲减。

（二）幼年型甲减

此症临床表现随起病年龄而异，年龄小者临床表现与呆小病相似。较大儿童及青春期发病者，大多似成人型甲减。

（三）成年型甲减

此症多见于中年女性，男女之比为1：（5～10），除手术或放射治疗腺体受累者外，多数起病隐袭，发展缓慢，早期缺乏特征，有时长达10余年后始有典型表现。

1. 一般表现

有畏寒、少汗、乏力、少言、懒动、动作缓慢，体温偏低，食欲减退而体重无明显减轻。典型黏液性水肿往往呈现表情淡漠、面色苍白、眼睑浮肿，唇厚舌大，全身皮肤干燥、增厚、粗糙多落屑，毛发脱落，少数患者指甲厚而脆、多裂纹。踝部非凹陷性浮肿。由于贫血与胡萝卜素血症，可致手脚掌呈姜黄色。

2. 精神神经系统

精神迟钝，嗜睡，理解力和记忆力减退。听觉、触觉、嗅觉均迟钝，伴有耳鸣、头晕，有时多虑而有神经质表现，可发生妄想、幻觉、抑郁或偏狂。严重者可有精神失常，呈木僵、痴呆、昏睡状，在久病未获治疗及刚接受治疗的患者易患精神病，一般认为精神症状与脑细胞对氧和葡萄糖的代谢减低有关。因黏蛋白沉积可致小脑功能障碍，呈共济失调、眼球震颤等。亦可有手足麻木，痛觉异常，腱反射变化具有特征性，反射的收缩期往往敏捷、活泼，而松弛期延缓，跟腱反射减退，膝反射多正常，脑电图亦可异常。

3. 心血管系统

脉搏缓慢，心动过缓，心音低弱，心输出量减低，常为正常之一半。由于组织耗氧量和心输出量减低相平行，故心肌耗氧量减少，很少发生心绞痛和心力衰竭。但个别患者可出现心肌梗死之心电图表现，经治疗后可消失。超声心动图常提示心包积液，很少发生心包填塞。同时也可有胸腔或腹腔积液，久病者由于血胆固醇增高，易发生冠心病。

4. 肌肉和骨骼

肌肉松弛无力，主要累及肩、背部肌肉，也可有肌肉暂时性强直、痉挛、疼痛或出现齿轮样动作，腹背肌及腓肠肌可因痉挛而疼痛，关节亦常疼痛，骨质密度可增高，少数病例可有肌肥大。

5. 消化系统

常有厌食、腹胀、便秘，严重者发生麻痹性肠梗阻或黏液性水肿巨结肠。由于胃酸缺乏或吸收维生素 B_{12} 障碍，可导致缺铁性贫血或恶性贫血，胆囊收缩减弱而有时胀大。

6. 呼吸系统

由于肥胖、黏液性水肿、胸腔积液、贫血及循环系统功能降低等综合因素可导致呼吸急促，肺泡中二氧化碳弥散能力降低，从而产生呼吸道症状，甚至二氧化碳麻醉现象。

7. 内分泌系统

性欲减退，男性出现阳痿，女性多有不育症。长期患本病者体重常常增加。原发性甲减，由于 TSH 增高，可同时出现泌乳素增高，从而出现溢乳，肾上腺皮质功能一般比正常低，血、尿皮质醇降低，ACTH 分泌正常或降低，如伴有原发性自身免疫性肾上腺皮质功能减退症和糖尿病称为多发性内分泌功能减退综合征（Schmidt 综合征）。在应激或快速甲状腺激素替代治疗时上述病情可加速产生。

8. 泌尿系统及水电解质代谢

肾血流量降低，酚红试验排泌延缓，肾小球基底膜增厚可出现少量蛋白尿，水利尿作用较差。由于肾脏排水功能受损，导致组织水潴留。Na^+ 交换增加，出现低血钠。血清 Mg^{2+} 增高。

9. 血液系统

甲状腺激素缺乏使造血功能遭到抑制，红细胞生成素减少，胃酸缺乏使铁和维生素 B_{12} 吸收障碍，加之月经量多，致使患者 2/3 可有轻、中度正常色素或低色素小细胞型贫血，少数恶性贫血（大红细胞型），血沉增快，Ⅶ和Ⅸ因子缺乏导致机体凝血机制减弱，易发生出血倾向。

10. 黏液性水肿昏迷

常见于病情严重者，特别是年老长期未获治疗者。大多在冬季寒冷时发病，受寒及感染是常见的诱因，其他如创伤、手术、麻醉、使用镇静剂等均可促发。昏迷前常有嗜睡，四肢昏迷时松弛，反射消失，体温可降至33℃以下，呼吸浅慢，心动过缓，心音微弱，血压降低、休克，常可伴有心、肾功能衰竭而危及生命。

四、实验室检查

（一）一般检查

（1）由于 TH 不足影响促红细胞生成素合成，而骨髓造血功能减低，可致轻、中度正常细胞型正常色素性贫血，由于月经量多而致失血及铁吸收障碍，可引起小细胞低色素性贫血，少数由于胃酸低、缺乏内因子维生素 B_{12} 或叶酸可致大细胞性贫血。

（2）基础代谢率减低，常在 -15% 以下，有的在 -35% ~ -45%，严重者达 -70%。

（3）血清胡萝卜素增高。

（4）血脂：病因起始于甲状腺者，胆固醇、甘油三酯、G-脂蛋白均升高；病因始于垂体或下丘脑者胆固醇多属正常或偏低。但克汀病婴儿，甘油三酯增高，LDH（乳酸脱氢酶）增高，HDL（高密度脂蛋白）-胆固醇降低。

（5）跟腱反射迟缓，时间延长，常大于 360 ms，严重者达 500 ~ 600 ms。

（6）磷酸肌酸激酶（CPK）乳酸脱氢酶（LDH）增高，尿 17-酮类固醇、17-羟类固醇降低。糖耐量试验呈扁平曲线，胰岛素反应延迟。

（7）心电图示低电压，窦性心动过缓，T 波低平或倒置，偶有 P-R 间期延长及 QRS 波时限增加。

（8）脑电图检查某些呆小病患者有弥漫性异常，频率偏低，节律不齐，有阵发性双 Q 波，无 α 波提示脑中枢功能障碍。

（9）X线检查：骨龄检查有助于呆小病的早期诊断，X线片骨骼特征有：骨龄延迟，骨骺与骨干愈合延迟，成骨中心骨化不均匀，呈斑点状（多发性骨化灶）。95%呆小病患者蝶鞍的形态异常。心影在胸片常为弥漫性增大，记波摄影及超声波检查示心包积液。

（10）甲状腺核素扫描（ECT）检查：有助于检查甲状腺形态，诊断先天性缺如及甲状腺异位功能不全所致的甲减，判断亚急性甲状腺炎性甲减或桥本氏甲炎所致的甲减，并根据甲状腺内核素分布情况间接判断甲状腺的功能情况。

（二）甲状腺功能检查

（1）血清TSH（或STSH）升高为原发性甲减的最早表现；垂体性或下丘脑性甲减，TSH则偏低乃至测不出，同时可伴有其他垂体前叶激素分泌低下。不管何种类型甲减，血清总T_4和FT_4大多均低下，轻症患者T_3可在正常范围，重症患者可以降低。临床无症状或症状不明显的亚临床型甲减中部分患者血清T_3、T_4可正常，此系甲状腺分泌T_3、T_4减少后，引起TSH分泌增多呈进行性代偿反馈的结果。部分患者的T_3正常，T_4降低，可能是甲状腺在TSH刺激下或碘不足情况下合成生物活性较强的T_3相对增多，或周围组织中的T_4较多地转化为T_3的缘故。因此，T_4降低而T_3正常可视为较早期诊断甲减的指标之一。新生儿采脐血或新生儿血或妊娠22周羊水测STSH及T_4有助于新生儿和胎儿甲减症的早期诊断。另外本病血清rT_3明显降低，是由于T_4转化为T_3倾向增多而减少rT_3的转化所致。

（2）甲状腺吸^{131}I率明显低于正常，常为低水平曲线，而尿^{131}I排泄量增大。

（3）促甲状腺激素（TSH）兴奋试验：原发性甲减用本试验后，甲状腺摄^{131}I率不升高或血中T_4、T_3增加反应很低，而继发性甲减则可得正常反应。

（4）促甲状腺激素释放激素试验（TRH兴奋试验）静注TRH 200～500μg后，血清TSH无升高反应者提示为垂体性甲减，延迟升高者为下丘脑性，如TSH基值已增高，TRH刺激后更高，提示原发性甲减。

（5）抗体的测定：病因与自身免疫有关的甲减患者，可测出抗甲状腺球蛋白抗体（TGAb）和/或抗微粒体抗体（TMAb），目前认为TMAb是抗甲状腺过氧化物酶抗体（TPO）。

五、诊断与鉴别诊断

当甲减临床表现很典型时，诊断并不困难，但早期患者多不典型，特别是呆小病的早期诊断更为重要。为了避免或尽可能减轻永久性智力发育缺陷，应常规进行新生儿的甲状腺激素及TSH检查项目，争取早日确诊，早日治疗。在婴儿期应细微观察其生长、发育、面貌、皮肤、饮食、睡眠、大便等各方面的情况，必要时做有关实验室检查，对疑似不能确诊病例，实验室条件有限者，可以试验治疗。由于呆小病的特殊面容，应注意和先天性愚呆（伸舌样痴呆称唐氏综合征）鉴别。

年龄稍长者，智力和体格发育障碍与正常相比日趋明显，诊断不难，但应和其他原因所致的侏儒症相区别。对疑似贫血、肥胖、特发性水肿、慢性肾小球肾炎、肾病综合征、冠心病、低代谢综合征、月经紊乱、垂体前叶功能减退症等病，临床确诊证据不足时，应进行甲状腺功能测定，以资鉴别。对末梢性甲减的诊断有时不易，患有临床甲减征象而血清T_4浓度增高为主要实验室特点，甲状腺^{131}I摄取率可增高，用T_3、T_4治疗疗效不显著，提示受体不敏感。部分患者可伴有特征性面容、聋哑、点彩样骨骼，甲状腺可以不肿大。

六、预防

预防极为重要，对地方性甲状腺肿流行区，孕妇应供应足够碘化物，妊娠最后3～4个月每日可加服碘化钾20～30 mg。妊娠合并Graves病用硫脲类药物治疗者，应尽量避免剂量过大，并同时加用小剂量片甲状腺片制剂，妊娠期内禁用放射性^{131}I治疗。由于目前国内开展了普及食用加碘盐及在地方性甲状腺肿流行区服碘油等防治工作，呆小病已非常少见。成人甲状腺功能减退，如因手术或放射性^{131}I治疗甲亢引起者，应在治疗时严格掌握甲状腺切除的多少和放射性^{131}I的剂量，尽量避免或减少发生该症。

七、治疗

（一）呆小病的治疗

治疗原则愈早愈好。初生期呆小病最初口服三碘甲状腺原氨酸 5 μg，每 8 小时一次及 L- 甲状腺素钠（T_4）25 μg/d，3 d 后，T_4 增加至 37.5 μg/d，6 d 后 T_3 改至 2.5 μg，每 8 小时一次。在治疗过程中 T_4 逐渐增至每日 50 μg，而 T_3 逐渐减量至停用。或单用 T_4 治疗，首量 25 μg/d，以后每周增加 25 μg/d，3～4 周后至 100 μg/d，以后进增缓慢，如临床疗效不满意，剂量可略加大。年龄 9 月至 2 岁婴幼儿每天需要 50～150 μg T_4，如果其骨骼生长和成熟没有加快，甲状腺激素可增加。虽然 TSH 值有助于了解治疗是否适当，但是从临床症状改善来了解甲减治疗的情况更为有效。治疗应持续终身。

（二）幼年黏液性水肿治疗

治疗与较大的呆小病患儿相同。

（三）成人黏液性水肿治疗

甲状腺激素替代治疗效果显著，并需终身服用。使用的药物制剂有合成甲状腺激素及从动物甲状腺中获得的甲状腺球蛋白。

1. 甲状腺片

其应用普遍，从小剂量开始，每日 15～30 mg，最终剂量为 120～240 mg。已用至 240 mg 而不见效，应考虑诊断是否正确或为周围型甲减。当治疗见效至症状改善，脉率及基础代谢率恢复正常时应将剂量减少至适当的维持量，大约每日为 90～180 mg。如果停药，症状常在 1～3 个月内复发。治疗过程中如有心悸、心律不齐、心动过速、失眠、烦躁、多汗等症状，应减少用量或暂停服用。

2. L- 甲状腺素钠（T_4）或三碘甲状腺原氨酸（T_3）

T_4 100 μg 或 T_3 20～25 μg 相当于干甲状腺片 60 mg。T_3 的作用比 T_4 和甲状腺片制剂快而强，但作用时间较短，作为替代治疗则干甲状腺片和 T_4 比 T_3 优越。由于甲状腺干制剂生物效价不稳定，而以 T_4 片治疗为优。

3. 甲状腺提取物

USP 和纯化的猪甲状腺球蛋白已用于临床。

年龄较轻不伴有心脏疾患者，初次剂量可略偏大，剂量递增也可较快。干甲状腺片可从每日 60 mg 开始，2 周后每日再增 60 mg 至需要的维持量。老年患者剂量应酌情减少，伴有冠心病或其他心脏病史以及有精神症状者，甲状腺激素更应从小剂量开始，并应更缓慢递增。甲状腺片每日 15 mg 开始，每两周或更久增加一次，每次 15 mg。如导致心绞痛发作、心律不齐或精神症状，应及时减量。

垂体前叶功能减退且病情较重者，为防止发生肾上腺皮质机能不全，甲状腺激素的治疗应在皮质激素替代治疗后开始。

周围型甲减治疗较困难可试用较大剂量 T_3。伴有贫血的患者，应给予铁剂、叶酸、维生素 B_{12} 或肝制剂。铁剂治疗时尚须注意胃酸水平，低者须补充。

有心脏症状者除非有充血性心力衰竭，一般不必试用洋地黄，在应用甲状腺制剂后心脏体征及心电图改变等均可逐渐消失。

（四）黏液性水肿昏迷的治疗

（1）甲状腺制剂：由于甲状腺片及 T_4 作用太慢，故必须选用快速作用的三碘甲状腺原氨酸（T_3）。开始阶段，最好用静脉注射制剂（D, L- 三碘甲状腺原氨酸），首次 40～120 μg，以 T_3 每 6 小时静注 5～15 μg，直至患者清醒改为口服，如无针剂，可将三碘甲状腺原氨酸片剂研细加水鼻饲，每 4～6 小时一次，每次 20～30 μg。无快作用制剂时可采用 T_4，首次剂量 200～500 μg 静脉注射，以后静脉注射 25 μg，每 6 小时一次或每日口服 100 μg。也有人主张首次剂量 T_4 200 μg 及 T_3 50 μg 静脉注射，以后每日静脉注射 T_4 100 μg 及 T_3 25 μg。也可用于甲状腺片每 4～6 小时一次，每次 40～60 mg。初生儿剂量可稍大，以后视病情好转递减；有心脏病者，起始宜用较小量，为一般用量的 1/5～1/4。

（2）给氧，保持气道通畅，必要时可气管切开或插管，保证充分的气体交换。

（3）保暖，增加室温，添加被褥，室温要逐渐增加，以免耗氧骤增对患者不利。

（4）肾上腺皮质激素：每4～6小时给氢化可的松100～200 mg静脉滴注，清醒后如血压稳定可适当减量。

（5）积极控制感染，给予一定量的抗生素。

（6）补液及电解质：给予5%～10%葡萄糖盐水静点，一般每日仅需500～1 000 mL，补液中加维生素C、氯化钾，并随时注意电解质平衡及酸碱平衡、尿量、血压等，如血压经补液后仍不升者，可用少量升压药，给药时注意心率的变化。因甲状腺激素与升压药合用，易发生心律失常。

经以上治疗，24 h左右病情可有好转，一周后可逐渐恢复。如24 h后不能逆转，多数不能挽救。

第四节 甲状腺功能亢进症

甲状腺功能亢进症（hyperthyroidism），简称甲亢，指由多种病因引起甲状腺功能增强，合成分泌甲状腺激素（TH）过多引起的临床综合征。引起甲亢的病因很多（表4-2），但以Graves病为多见（约85%以上）。本节主要讨论该种疾病。

表4-2 甲亢的分类

1. 甲状腺性甲亢
   （1）毒性弥漫性甲状腺肿，又称弥漫性甲状腺肿伴甲亢，Graves病
   （2）毒性多结节性甲状腺肿，又称多结节性甲状腺肿伴甲亢
   （3）自主性高功能甲状腺结节或腺瘤，又称毒性甲状腺腺瘤
   （4）甲状腺癌甲亢
   （5）碘甲亢
   （6）新生儿甲亢
2. 垂体性甲亢（TSH甲亢）
   （1）垂体瘤（TSH瘤）致甲亢
   （2）非垂体瘤致甲亢（下丘脑-垂体功能紊乱）
3. 异位性TSH综合征（绒毛癌、葡萄胎、支气管癌及直肠癌等均可分泌TSH样物质引起甲亢）
4. 卵巢甲状腺肿甲亢
5. 症状性甲亢，又称甲状腺毒症、假性甲亢
   （1）药源性甲亢（甲状腺激素服用过多）
   （2）甲状腺炎（亚急性甲状腺炎、无痛性甲状腺炎、放射性甲状腺炎等）

对甲亢这一综合征，还有一个常用的名称为甲状腺毒症（thyrotoximsis），是对机体在过多的甲状腺激素的刺激下，处于一种"中毒"状态的阐述。有些学者认为，甲状腺功能亢进症一词与甲状腺毒症一词本质无区别，都是甲状腺激素过多所致的高代谢症候，故两词可以互相通用。有的学者认为两者的区别是，甲状腺功能亢进时，甲状腺本身亢进，合成、分泌甲状腺激素过多，导致高代谢症；而甲状腺毒症除包括甲亢（如Graves病）外，还包括只引起血循环中TH暂时性增高的因素，如桥本氏甲状腺炎、亚急性甲状腺炎、过量服用甲状腺激素或异位促甲状腺激素分泌等，此时甲状腺功能可以正常，甚至偏低。

一、毒性弥漫性甲状腺肿

毒性弥漫性甲状腺肿又称Graves病，是一种合成、分泌过多的甲状腺激素的甲状腺自身免疫性疾病。本病是最常见的一种甲状腺功能亢进症，约占甲亢总数的85%以上，可发病于各种年龄，但以20～40岁女性多见，男女之比为1：（4～6）。Graves首先描述了本病，具有高代谢、弥漫性甲状腺肿和突眼三大特点。其实本病是一种累及多个系统的综合征，除以上特点外，还可出现胫前黏液性水肿、指端病及肌肉病变等。而且有些病例典型症状相继出现或临床表现可不典型，如可有突眼，也可没

有突眼;也可以有严重突眼而甲状腺功能正常。

(一) 病因及发病机制

本病已确定是一种自身免疫性疾病,但其病因及发病机制尚未完全阐明。Graves病的基本病理是甲状腺功能亢进,合成及分泌甲状腺激素过多。而这一变化是基于血液存在类似TSH的刺激物,刺激甲状腺导致功能亢进。现在认为这种刺激物质就是TSH受体抗体(TRAb),该物质能刺激甲状腺增强功能,促进组织增生,作用缓慢而持久。许多证据提示TRAb是由于辅助T淋巴细胞致敏,刺激B淋巴细胞分泌的。它是本病淋巴细胞分泌的IgG,其对应抗原为TSH受体或邻近甲状腺细胞浆膜面部分。TRAb为一种多克隆抗体,分为两类。一类是兴奋型或刺激型抗体:①甲状腺刺激免疫球蛋白(TSI)或称甲状腺刺激抗体(TSAb)。②甲状腺生长免疫球蛋白(TGI)。另一类是抑制型或封闭型抗体:①甲状腺刺激抑制免疫球蛋白(TSII)或称甲状腺刺激阻断抗体(TSBAb)。②甲状腺生长抑制免疫球蛋白(TGII)。当TSI与甲状腺细胞结合时,TSH受体被激活,导致腺苷环化酶被激活,致使cAMP增多。cAMP作为第二信使兴奋甲状腺功能,促使甲状腺激素合成、分泌增多,表现临床甲亢,其作用与TSH酷似。而TGI对甲状腺的刺激作用,只表现甲状腺细胞的增生肿大,不促进甲状腺激素的合成及释放。当TSI及TGI同时增高时,患者既有甲亢又有甲状腺肿大,而以TSI增高为主时,则可只有甲亢而无甲状腺肿大。

综前所述,甲亢发病的自身免疫监护缺陷假说的主要内容是,甲亢患者体内特异性抑制T淋巴细胞存在基因缺陷,致使辅助T淋巴细胞与抑制T淋巴细胞的平衡功能失调,导致辅助T淋巴细胞不受监护、抑制,不适当地致敏、刺激B淋巴细胞产生抗自身抗体(TRAb),引发甲亢。尽管这一假说对甲亢某些特异免疫变化不能完全解释,但TRAb在甲亢致病的意义是肯定的。

甲亢的家族聚集、遗传易感性是明显的,因自身免疫监护缺陷也受基因控制,同卵双胞儿甲亢的共显率可达50%,异卵者3%~9%。有人发现本病发病与特定某些组织相溶抗原(HLA)有关。同一疾病不同人种HLA类型各异,如高加索人为HLA-138,日本人为HLA-B35,中国人为HLA-Bw46。基因位点Gm是控制IgG的同种异形决定簇,甲亢与Gm基因有关。有试验表明T细胞受体基因也存在甲亢易感性的位点。以上均说明甲亢与遗传有关。

临床上经常遇到因重大精神创伤而诱发甲亢的病例,常见的有惊恐、悲愤、暴怒等突发情绪亢奋或长期劳累及抑郁等。目前认为情感变化可导致抑制T淋巴细胞群功能失常,也可促进细胞毒性产生,继而引起一系列自身免疫学改变,最后引发甲亢。

感染引起甲亢是人们很感兴趣的课题,近年来进行了感染因子与自身免疫性甲状腺疾病的大量研究,观察到细菌或病毒可通过三类机制引发甲状腺自身免疫性疾病。①分子模拟,感染因子和TSH受体间在抗原决定簇上有相似的分子结构,感染因子引起TSH抗体对自身TSH受体的交叉反应。如近年来发现甲亢患者中,结肠炎耶尔森菌抗体检出率很高(72%),它具有与TSH受体相似的抗原决定簇。②感染因子直接作用于甲状腺和T淋巴细胞,通过细胞因子诱导二类HLA-DR在甲状腺细胞表达,向T细胞提供自身抗原作为免疫反应对象。③感染因子产生超抗原分子,诱导T淋巴细胞对自身组织起反应。

(二) 病理解剖

1. 甲状腺

多呈弥漫性、对称性肿大,以双叶增大为主,或伴有峡部肿大。质脆软至坚韧,包膜表面光滑、透亮,也可不平或呈分叶状。甲状腺内血管增生、充血,使其外观呈鲜牛肉或猪肝色。腺滤泡细胞增生肥大,从立方形变为柱形,并可形成乳头状褶皱突入泡腔,腔内胶质常减少或消失。细胞核位于底部,可有分裂象。高尔基器肥大,内质网发育良好,核糖体、线粒体常增多。这些现象均提示腺细胞功能活跃,处于分泌功能亢进状态。滤泡间组织中淋巴组织呈现不同程度的增生,可以是弥漫性淋巴细胞浸润或是形成淋巴滤泡,或表现淋巴组织生发中心。

2. 眼

突眼患者,球后组织常有脂肪浸润、眼肌水肿增大,纤维组织增多,炎细胞浸润,糖胺聚糖(glycosaminoglycan,GAG)沉积及透明质酸酶增多,并有淋巴细胞及浆细胞浸润。眼球肌纤维增粗,纹理模糊，脂肪增多，肌纤维透明变性、断裂及破坏，肌细胞内也有GAG增多。

3. 胫前黏液性水肿

病变皮损光镜下可见黏蛋白样透明质酸沉积，伴多数带有颗粒的肥大细胞、吞噬细胞和含有增大的内质网的成纤维细胞浸润；电镜下见大量微纤维，伴糖蛋白及酸性糖胺聚糖沉积。

4. 其他

骨骼肌及心肌有类似眼肌的上述变化，但改变较轻，久病者肝内可有脂肪浸润、灶状或弥漫性坏死、萎缩、门脉周围纤维化乃至肝硬化，少数患者可有骨质疏松。

（三）病理生理

甲状腺激素分泌过多的病理生理作用是多方面的，近年研究认为，甲状腺激素可促进磷酸化主要是通过刺激细胞膜的 Na^+-K^+-ATP酶（即 Na^+-K^+泵）。该酶在维持细胞内外 Na^+-K^+ 梯度过程中，需大量能量以促进 Na^+ 的主动转移，以致ATP水解增多，从而促进线粒体氧化磷酸化反应，结果氧耗及产热均增加。甲状腺激素主要促进蛋白质合成、促进产热作用，与儿茶酚胺具有相互促进作用，从而影响各种代谢和脏器功能，如甲状腺激素增加代谢率，加速多种营养物质的消耗，肌肉也易消耗。两者的协同作用，还可加强儿茶酚胺在神经、血管和胃肠道上的直接刺激作用。非浸润性突眼可能由交感神经兴奋性增高引起，浸润性突眼原因不明，可能和自身免疫有关（甲状腺球蛋白-抗甲状腺球蛋白免疫复合物与球外肌肉结合后引起肌肉病变），球后组织淋巴细胞浸润，以及血中存在突眼抗体均为自身免疫病变说法的佐证。

（四）临床表现

本病多数发病缓慢，少数在精神创伤、感染等刺激后急性起病。临床表现多样，老年、小儿患者多表现不典型，典型者表现甲状腺激素过多所致高代谢症候群、甲状腺肿及突眼。

1. 甲状腺激素过多症候群

（1）高代谢症：由于 T_3、T_4 分泌过多，促进物质代谢加快，氧化加速，产热、散热明显增多，表现怕热、多汗，皮肤潮湿红润（特别于手足掌、脸、颈、胸前、腋下明显）。低热、甲亢危象可表现高热，T_3、T_4 可促进肠道吸收碳水化合物加速糖原分解，使血糖升高。

（2）神经系统：神经过敏、容易激动、多言多动、多疑多虑、失眠难入睡、思想不集中、记忆力减退，有时有幻觉，甚至有亚躁狂症。偶有表现为神情淡漠、寡言抑郁，也可有手、眼睑和舌的细微震颤，腱反射亢进。

（3）心血管系统：可有心悸、胸闷、气短，严重者可发生心脏病。体征有：①心动过速（90~120次/min），常为窦性，休息及睡眠时仍快。②心尖部第一音亢进，常有Ⅰ~Ⅱ级收缩期杂音。③心律失常以期前收缩，尤其房性多见，也可为室性及交界性，还可发生阵发性或持久性心房纤维颤动或心房扑动，偶有房室传导阻滞。④心脏增大，如有房颤或增加心脏负荷时则易发生心力衰竭。⑤收缩压上升，舒张压下降，脉压增大，有时出现周围血管征，如水冲脉、毛细血管搏动等。

（4）消化系统：常有食欲亢进、多食消瘦。老年甲亢及有胃肠道疾病的人可有食欲减退，甚至厌食。由于胃肠道蠕动快，消化吸收不良而排便次数增多，大便不成形，含较多不消化食物，少有脂肪泻。病情重者可有肝大、肝损害，偶发黄疸。

（5）肌肉骨骼系统：多数患者有肌无力和肌萎缩，呈现慢性甲状腺亢进性肌病，首先受累主要是肩胛与骨盆带近躯体的肌群。有不少的病例伴周期性瘫痪症。我国及东方黄种人青年男性多见，原因不明。有人认为甲亢是甲状腺激素增进 Na^+-K^+-ATP酶活性可以引起钾进入细胞增加，而钠移出细胞增加，结果出现血钾降低，导致肢体麻痹。其发作诱因往往是饱食、甜食、疲劳、精神紧张等，多于夜间发作。伴重症肌无力者，可发生在甲亢前后，或同时起病，二者同属自身免疫性疾病，可发生于同一有自身免疫缺陷的患者。

本病可影响骨代谢，使钙脱失过多，导致骨质疏松，尿钙增多，血钙多正常，病程长久患者可发生病理性骨折，故应测量骨密度。偶可见到甲亢患者的手指、足趾肥大粗厚，外形杵状，甲软与甲床分离，X线片上显示骨膜下新骨增生，似肥皂泡沫样粗糙突起，是一种增生性骨膜下骨炎，称Graves病肢端病，确切病因尚未明了。

（6）生殖系统：女性患者常有月经减少、周期延长，甚至闭经，但仍有部分患者可妊娠、生育。男性多有阳痿，偶有男子乳房发育症，催乳素及雌激素水平增高。

（7）内分泌系统：T_3、T_4过多除影响性腺外，当促肾上腺皮质功能早期活跃，而重症、危象时，功能相对减退甚至不全，垂体分泌ACTH增多，血浆皮质醇正常，但运转和利用增快，清除率可增大。

（8）造血系统：周围血中白细胞总数偏低，淋巴细胞的绝对值及百分比及单核细胞增多，血小板寿命较短，有时出现紫癜，血容量大偶可见贫血。

（9）皮肤：少部分患者可有典型对称性黏液水肿样皮损，不是甲功减低。多见于小腿胫前下段，有时也可见于足背、膝部、上肢甚至面部。初起呈紫红色，皮肤粗糙，以后呈片状或结节状突起，最后呈树皮状，可有继发感染和色素沉着。

2. 甲状腺肿

多数患者呈弥漫性对称性肿大，少数为非对称性肿大，个别患者甲状脖可无明显肿大，甲亢病情轻重与肿大程度无明显关系。病程早期甲状腺软如豆腐，病程长者可韧如橡胶；左右叶上下极可触及震颤和听及血管杂音，是诊断本病的重要特殊性体征，但要注意甲状腺血管杂音与颈静脉杂音加以区别。罕见有甲状腺肿大延伸于胸骨后者，核素甲状腺显像可确诊。

3. 眼症

突眼分以下两种。

（1）非浸润性突眼，又称良性突眼，是甲亢突眼的大多数，眼球突出度一般不超过18 mm（正常＜16 mm），且多为两侧对称性突出，可一侧突眼发病先于另一侧。突眼为交感神经兴奋眼外肌群和上睑肌张力增高所致，眼球后组织病变不明显，主要改变为眼睑及眼外部的表现，有四个眼症：① Stellwag征：眼裂增宽，少瞬凝视炯炯有神。② Mobius征：眼球内侧聚合不能或欠佳。③ Grade征：因上睑后缩，向下看时眼睑不能随眼球下落。④ Joffroy征：眼向上看时，前额皮肤不能皱起。

（2）浸润性突眼，又称内分泌突眼、眼肌麻痹性突眼或恶性突眼。此病较少见（仅占5%），病情较严重，常见于甲亢不明显或无高代谢症候的患者。突出度在19 mm以上，甚至达30 mm，双侧多不对称，相差可达2～5 mm，有时也可只一侧突眼。患者常有视力疲劳、异物感、怕光、复视、视力减退，甚至眼部胀痛、刺痛、流泪、眼肌麻痹、视野变小、斜视、眼球活动度变小或固定。突眼严重者，眼睑水肿不能完全闭合。结膜、角膜外露易引起充血、水肿，可形成角膜溃疡或全眼球炎，以致失明。这些主要由于眼外肌和球后组织体积增加，淋巴细胞浸润和水肿所致。

（五）特殊临床表现

1. 甲状腺危象

甲状腺危象是甲亢病情严重的表现，可危及生命。在甲亢未予治疗或治疗不当未有效控制情况下，遇到以下诱因：精神创伤、过度劳累、急性感染、心肌梗死、药物中毒、高温酷热、大中手术及甲亢术前准备不充分等，均有可能发生甲亢危象。除淡漠型甲亢外，危象发生前往往可有危象先兆，主要有：①全身症状，严重乏力、烦躁不安、多汗、体重明显下降、发热体温在39℃以下。②心血管症状，明显心悸，活动后气短，心率加快，常超过120次/min，脉压增大，出现心律不齐。③食欲亢进消失、食欲不振、恶心、呕吐、腹泻、肝功能受损。当出现先兆未予重视或及时处理则可发生危象。临床表现有以下几点。

（1）全身表现：高热39℃以上，极度多汗、皮肤潮红、脱水者则可出现汗闭、面色苍白。

（2）心血管系统：心率更快，达140次/min以上，常伴有期前收缩、房颤、心房扑动、室上性心动过速、房室传导阻滞，可出现心衰。

（3）消化系统：恶心、呕吐、腹泻加剧，可出现黄疸，肝功受损明显。

（4）神经系统：极度烦躁不安、精神变态，严重者昏迷或谵妄。淡漠型甲亢的危象则可表现神志淡漠、嗜睡、软弱无力、体温低、心率慢，重者也可昏迷。

危象实验检测与甲亢相仿，T_3增高较明显，故不能单纯认为危象是由甲状腺激素产生过多造成，而可能是由于患者体内与蛋白结合的甲状腺激素转化为游离的甲状腺激素过多所致，因只有游离激素具有生物活性。另外原因可能与交感神经兴奋性或反应性增高有关。此外白细胞增高，肝、肾功能可出现异常。

2. 浸润性突眼

浸润性突眼又称恶性突眼性Graves病、水肿性突眼及眼球麻痹性突眼、甲功正常性Graves病。为区别其他疾病造成的突眼，有的学者建议称其为内分泌性浸润性突眼。本病是Graves病的特殊临床体征之一，发病率占甲亢的5%~10%，男性多于女性，40岁以上多发。其发病与体液免疫和细胞免疫的联合作用有关：①体液免疫，一般认为本病是自身免疫性疾病，眼部及甲状腺存在着共同的抗原决定簇，TSH受体抗原，甲状腺球蛋白-抗甲状腺球蛋白抗体免疫复合物，抗某些细菌及病毒等外来抗原的抗体等可能参与发病，最近有资料支持眼窝组织内有脏器特异性抗原，属独立的脏器特异性自身免疫性疾病。本病患者的血清中已检出眼外肌的64 kDa蛋白及其特异抗体，推测该种蛋白与突眼症发病有关。②细胞免疫，对患者的眼外肌内浸润的T细胞的研究表明，该种T细胞有识别眼外肌抗原的功能，能刺激T细胞增殖和产生移动抑制因子。约有半数患者存有抗体依赖性细胞介导的细胞毒作用（ADCC）。突眼症患者NK活性多低下，故自身抗体生成亢进。③球后成纤维细胞的作用，IGF-1和成纤维细胞生成因子（FGF）有刺激成纤维细胞作用。免疫组化染色证明眼外肌、脂肪细胞、炎症浸润细胞中存在IGF-1，考虑与发病有关。成纤维细胞活性增强，特别是黏多糖有较强的吸水性，进而使脂肪组织、眼外肌间质水肿。浸润性突眼发病可急可缓，可伴有高代谢症群，也可不伴有，突眼可出现于高代谢症群之前，也可在其后。突眼可为进行性双侧或单侧，双侧突眼往往不一致，眼突度多较良性突眼为高，可在19 mm以上，且多有眼部症状，如眶内、眶周围组织充血、眼睑水肿，伴有眼球转动受限，伴斜视、复视，严重时球结膜膨出、红肿胀痛、畏光、流泪、视力减退等。由于眼睑收缩、眼球突出，眼睑不能完全闭合，角膜暴露时可引起角膜干燥，发生炎症、溃疡，继发感染。可因角膜穿孔而失明，当然角膜受累可因治疗而不出现严重结果。少数患者眶内压力增高，影响视神经血供，可引起一侧或双侧视神经盘水肿、视神经炎及球后神经炎，乃至神经萎缩丧失视力。突眼轻重与甲亢病情轻重无一定关系，部分浸润性突眼患者伴发胫前黏液性水肿皮损或伴发甲亢肢端病，部分突眼不重者也可有眼肌麻痹，而眼球转动失灵。为了估计病情和判断疗效，根据突眼的临床表现，将内分泌突眼分为两类6个级别（见表4-3）。

表4-3 内分泌突眼分类及分级

分类	分级	临床表现
单纯性突眼	（1）	有眼症，上睑收缩、凝视、轻度突眼，突眼度<18 mm，无明显症状。
浸润性突眼	（2）	有明显症状，异物感、怕光、流泪、球结膜充血及水肿，眼睑增厚，突眼度18~22 mm。
	（3）	突眼明显，眼突度>22 mm。
	（4）	眼肌受累，眼球活动障碍。
	（5）	角膜受累，角膜炎，溃疡等。
	（6）	视神经病变，视力低下或丧失。

内分泌突眼的诊断一般较易确定，但临床遇到无明显甲亢症状体征，实验室资料又不明确时，要进行鉴别诊断。单侧突眼可见于眼眶肿瘤、血液病眼眶内浸润、眼球后出血、海绵窦或眼静脉血栓形成、静动脉-海绵窦瘘；双侧突眼可见于尿毒症、肝硬化、慢性肺部疾病、家族遗传性突眼；可单侧也可双侧突眼，可见于近视及某些垂体瘤。关键的鉴别检测是T_3抑制试验和TRH兴奋试验，当T_3抑制试验显示不受抑制或TRH兴奋呈低平曲线时，往往内分泌突眼就可成立。而X-CT、MRI等影像检查也有助于鉴别。一般认为以下因素可加重突眼：①甲亢控制过快，抗甲药物用量过大，又未加用甲状腺片。②甲亢控制过头产生甲减。③原有浸润性突眼，采用手术治疗。④严重甲亢伴突眼未予以治疗。

浸润性突眼的转归及结局，一般如得到适当的保护和治疗，常在半年到三年内逐渐稳定和缓解，软组织受累症状和体征往往消失或减轻，但常遗留眼睑挛缩及肥厚，眼突及眼肌纤维化。5级、6级突眼遗留问题可能更多。

3. 甲亢肌病

（1）慢性甲亢性肌病：临床较多见，甲亢患者多有消瘦，包括肌肉不同程度的无力萎缩，并有进行性加重趋势，称此种情况为慢性甲亢性肌病。起病缓慢，早期最多累及近端肌群和肩或髋带肌群，其次是远端肌群进行性肌无力、消瘦甚至萎缩，患者以肌无力表现突出，严重者日常生活都受到影响，如上楼困难，甚至蹲下不能迅速起立，需扶物借助上肢力量才能站起，梳头和提物都会出现困难，用新斯的明治疗无效。此病与甲亢关系未明，可能由于过多的 T_3、T_4 作用于肌肉细胞线粒体，发生肌细胞水肿变性。因近端肌群的肌肉由红肌组成，此红肌肉有丰富的线粒体，故本病最早受累为近端肌群。

（2）甲亢伴周期性瘫痪：甲亢患者中约有4%出现下肢或四肢麻痹，患者多见于东方年轻男性，发作时多有血钾过低，发病的可能机制为，甲亢时 Na^+-K^+-ATP 酶活性增高，可引起钾进入细胞内增加，钠移出细胞增加，从而出现血钾降低，而导致肢体麻痹。主要诱因有饱食、甜食、劳累、精神紧张和胰岛素静脉滴注。本病多于夜间发作，发作频度不尽一致，少者一年仅数次，多者一天数次，发作时间和长短不一。本病大多为可逆病变，甲亢治愈后往往不再发作，若仍频发者，甲亢可能不是肢体麻痹的病因，因家族性周围性麻痹常与甲亢同时存在。

（3）甲亢伴重症肌无力：重症肌无力是一种肌肉神经间传递功能障碍的疾病。肌肉中可检出自身性抗体，发病可能与自身免疫失常有关。主要累及眼部肌群，有睑下垂、眼球转动障碍和复视，还可累及呼吸肌、颈肌和肩胛肌，主要表现受累肌肉易疲劳，越活动肌无力越重，休息后力量恢复，故有朝轻暮重，用新斯的明有良好疗效。甲亢与重症肌无力可同时存在，但多数学者认为甲亢不直接引起重症肌无力，仅是一种偶合，可能两者先后或同时存在于对自身免疫有遗传缺陷的同一患者中，故甲亢治愈后，重症肌无力多无明显改善。

（4）急性甲亢肌病：临床较罕见。甲亢未及时治疗并发生感冒、肝炎等诱发因素，以致出现甲亢危象。病情急骤，可影响延脑及脑神经，出现说话和吞咽困难、发音不准、呼吸困难，由于甲亢危象，还可出现神志不清、谵妄、躁动。有人称此为急性甲亢肌病或急性甲亢脑病。本病如能迅速确诊，并有效控制甲亢，临床症状可以消失，病情可能恢复。

（5）眼球麻痹性突眼：本病系浸润性突眼的表现，当眼部肌群受累及而出现麻痹后，眼球活动障碍或眼球偏于一侧，伴斜视或复视，本病治疗效果不十分理想。

4. 老年性甲亢

老年甲亢发病率我国北京医院报告为甲亢的4.7%，国外报告，住院者老年甲亢发生率0.7%~6%，门诊甲亢患者老年占15%左右。老年甲亢主要病因为毒性多结节性甲状腺肿和自主性高功能腺瘤，Graves病相对较少。

临床表现：大多起病缓慢，甲亢不典型，1/3患者甲状腺不肿大，仅有1/5~1/4可闻甲状腺血管杂音，很少伴有突眼症。但淡漠型甲亢多见（30%~40%），原因可能是甲亢不典型，长期未予诊断和治疗，机体消耗所致，也有人解释为老年人交感神经对甲状腺激素不敏感或是儿茶酚胺耗竭所致。心血管系统表现：心率多不快，40%在100次/min以下，11%在80次/min以下，常伴有缺血性心脏病、心绞痛、节律紊乱，如心房颤动发生率很高可达1/2，有随年龄增加而增多趋势。房颤时心率仍不超过100次/min，老年甲亢心脏异常约占70%。消化系统主要出现厌食，而食欲亢进者少见，厌食原因为老年人胃酸缺乏或有萎缩性胃炎或抗胃壁细胞存在，或 TH 作用下蛋白基质不足，脱钙血钙升高及心衰等。神经、肌肉、骨骼改变较具特点，肌肉软弱无力和筋疲力尽是老年甲亢主要症状，上楼、起立都感困难，腱反射消失或减弱，老年震颤存在，但可由多种原因引起，不具有诊断特殊性。骨骼脱钙，是老年甲亢的特点，尤其绝经期妇女，可表现骨质疏松及病理性骨折。此外，老年甲亢临床表现常以一个系统为主，称为单一系统性。由于老年甲亢临床特异性差，因此实验室检查至关重要，如 sTSH（高敏促甲状腺激素）、FT_4（游离甲状腺素）、TSAb（促甲状腺素受体抗体）测定，甲状腺吸 ^{131}I 试验及甲状腺核素显像对诊断和鉴别诊断有重要意义。

5. 儿童甲亢

（1）新生儿甲亢：主要见于母亲患甲亢，甲亢孕妇血中存在促甲状腺素受体抗体（TRAb），可通过胎盘传给胎儿，使之发生甲亢，故出生时已有甲亢。一般多为暂时性，出生后 1～3 月自行缓解，少数可迁延数年。轻度无症状不必治疗，重者表现极度烦躁不安、易激惹、易饥饿、皮肤潮红、呼吸心率加快，可有突眼、甲状腺肿大、肝大，偶见黄疸，需治疗。第二型较少见，孕妇可无甲亢，多有家族史，症状可在婴儿期出现，往往不能自行缓解，可有智力障碍及颅骨发育异常，应及早治疗。

（2）儿童期甲亢：儿童期甲亢占甲亢发病数 1%～3%，3 岁以下少见，3～4 岁渐多，11～16 岁发病的儿童甲亢最多。其临床表现类似成人，可有甲状腺肿大、高代谢症群及突眼。儿童甲亢以毒性弥漫性甲状腺肿多见，几乎所有患儿生长速度明显增加，且青春发育期年龄比一般儿童提早。儿童甲亢治疗宜采用抗甲状腺药物治疗，一般不用外科手术或核素治疗。

6. 甲亢与妊娠

甲亢患者与妊娠同时存在的情况，在临床上时有发生，如何诊断和处理至关重要，因正常妊娠时可有高代谢症群表现，如心率可增至 100 次/min，甲状腺稍增大，基础代谢明显增高，妊娠时雌激素水平增多，血中甲状腺结合球蛋白（TBG）明显增高，总 T_3、总 T_4 也可增高，但并非甲亢，这给诊断造成困难。一般认为妊娠期甲亢诊断有以下特点：①代谢增高和交感神经兴奋的症状更明显。②甲状腺肿大更显著，可伴有血管杂音及震颤。③伴有内分泌性突眼。④血清游离 T_3 及游离 T_4 增高，sTSH 明显降低，TSAb 检测阳性。甲亢对妊娠不利影响为早产、流产、妊毒症或死胎，而妊娠又可加重甲亢症状及增加心脏负担。妊娠不利影响为早产、流产、妊毒症或死胎，而妊娠又可加重甲亢症状及增加心脏负担。一般认为病情中度以下的甲亢可继续妊娠，因妊娠为一免疫相对静止期，甲亢此时多减轻和缓解，但重度甲亢则宜终止妊娠。治疗应采用抗甲药物丙硫氧嘧啶且剂量不要过大，放射性核素体内检查及治疗绝对禁止。

7. 甲亢与糖尿病

甲亢对糖代谢的影响有两个方面，即甲状腺激素过多时可有升糖作用，也有降糖作用，前者的作用机制为：促进肠道吸收葡萄糖入血，促进肝糖原异生，拮抗胰岛素作用。后者的作用机制为：促进胰腺分泌胰岛素，其数量增加，降糖作用加强；促进外周组织利用葡萄糖。但临床上甲亢患者血糖表现偏高，多数患者未达到糖尿病血糖水平。少数甲亢患者血糖升高可达到糖尿病较高水平，有人对此类患者称为甲亢继发性糖尿病，是由于超高量甲状腺激素拮抗胰岛素作用更强，并促进肠道吸收糖及糖原异生更多引起的血糖增高，导致糖尿病，经抗甲药物治疗，甲亢控制后，虽未加降糖药，血糖可完全恢复正常。

另一种情况，患者既有甲亢又有糖尿病，两者并存的解释是，两病可能具有和遗传有关的自身免疫共同基础，如甲亢患者近亲中糖尿病患病率高；甲亢与糖尿病可发生在同卵双胎中，糖尿病患者血中 TRAb 增高，甲亢妇女巨大儿阳性率高，糖尿病发病率也高等。本种糖尿病甲亢控制后，糖尿病不能痊愈，相反甲亢还可加重糖尿病，必须进行降糖药物治疗及同时进行甲亢治疗，因抗甲状腺治疗可减轻糖尿病。

（六）实验室检查

1. 血清甲状腺激素测定

（1）血清游离甲状腺素（FT_4）及游离三碘甲状腺原氨酸（FT_3）：FT_3、FT_4 是血中甲状腺激素的活性部分，它不受血中 TBG 含量的影响，真实反映甲状腺功能状态。现已广泛用于临床，其敏感性及特异性明显超过总 T_3（TT_3）及总 T_4（TT_4）。由于 FT_3 的生物活性比 FT_4 强 3～5 倍，甲亢时代谢旺盛，FT_4 转变为 FT_3 加速，故甲亢 FT_3 升高较 FT_4 早且增高幅度大，因而 FT_3 比 FT_4 诊断甲亢更灵敏。

（2）血清总三碘甲状腺原氨酸（TT_3）及总甲状腺素（TT_4）：TT_3、TT_4 测定是传统的判定甲状腺功能，尤其是临床筛选甲亢的重要指标，其结果虽然受到 TBG 含量的影响，但临床上影响 TBG 含量的情况不太多，再加上本测定技术成熟、较准确、与甲亢符合率高，故目前仍常规应用，是判定甲状腺功能的重要检测。TT_3 与 TT_4 变化常是一致的，但甲亢早期或甲亢复发初期 TT_3 上升比 TT_4 更明显，故认为 TT_3 是诊断本病的敏感指标，对甲亢早期诊断、疗效观察及作为复发先兆均有较大意义。

（3）血清反 T_3（rT_3）：rT_3 是甲状腺素在代谢中脱碘后的产物，在其结构式中与 T_3 仅是碘原子的位置不同，故称反 T_3。它无生物活性，但在血中与 T_3、T_4 维持一定比例，含量与 T_3、T_4 变化一致。甲亢患者 rT_3 明显升高，抗甲状腺治疗后，病情好转 rT_3 下降，rT_3 不下降者复发率高，但要注意在低 T_3 综合征及服用胺碘酮后，rT_3 也明显增高。

2. TSH 免疫放射测定分析（sTSH IRMA）

免疫放射测定分析（IRMA）是检测 TSH 目前最灵敏的方法，因此又称高灵敏 TSH 测定（sTSH，sensitive TSH）。一般 TSH 正常值 $0.4 \sim 3\mu U/mL$，本法灵敏度可达 $0.03\mu U/mL$，甲亢时 TSH 明显降低，因此 TSH 检测对甲亢诊断意义较大。由于 RIA（放射免疫分析）法测定的 TSH 下限值太高，对甲亢诊断意义不大，因此目前 RIA 测定 TSH 法已不适于甲亢诊断。目前各大医院开展的自动发光法也是高灵敏的 TSH 检测法。

3. 促甲状腺素释放激素（TRH）兴奋试验

对于临床不典型、一般检测也难确诊的甲亢可疑者，可进行本试验。其基本原理为，甲亢时，T_3、T_4 增高，反馈抑制 TSH 分泌，注射 TRH 后，垂体不被兴奋，TSH 分泌不增高，表现弱反应或无反应曲线。但甲功正常 Graves 病、垂体 TSH 分泌不足者，均可出现类似结果。本试验较甲状腺激素抑制试验安全，无不良反应，故可用于伴有冠心病及甲亢心脏病的患者。

4. 甲状腺吸 ^{131}I 试验

初诊甲亢（未用含碘及抗甲状腺药物），本检测符合率可高达 90%，其表现为吸 ^{131}I 量多速快，即吸 ^{131}I 值高及高峰在 24 h 以前出现。吸 ^{131}I 数值大小与病情无关系，甲亢严重者多有吸 ^{131}I 高峰前移。本试验对亚急性甲状腺炎、无痛性甲状腺炎等的诊断也有较大意义，因为这些疾病可有血中甲状腺激素升高，表现部分甲亢症状，但吸 ^{131}I 率明显低于正常（<5%），出现吸 ^{131}I 降低，T_3、T_4 升高的分离现象。判断结果时要注意排除影响甲状腺吸 ^{131}I 的疾病外各种因素。

5. 甲状腺核素显像

甲亢患者进行核素甲状腺显像的意义在于：①了解甲状腺形态、大小及摄取核素功能，以辅助 Graves 病诊断。②发现甲状腺热结节，提供自主性高功能甲状腺腺瘤的诊断依据。③某些甲状腺炎引起的症状性甲亢，甲状腺核素显像可出现三种图像：放射性普遍性稀疏、放射性疏密（峰谷）相间分布、结节处放射性局部稀疏。④发现甲状腺癌及转移灶甲亢（滤泡癌）。

6. 甲状腺抗体测定

（1）甲状腺过氧化酶抗体（TPO-Ab）、甲状腺球蛋白抗体（TGAb），大多呈中等水平升高，但无诊断特异性。

（2）甲状腺刺激抗体（TSAb）测定有重要意义，如可对初诊甲亢确立诊断、对 Graves 病与其他类甲亢进行鉴别、抗甲亢治疗后判定病情估计复发、对甲功正常 Graves 病确立诊断、对新生儿甲亢及产后甲亢确立诊断。

（七）诊断与鉴别诊断

1. 诊断

典型病例诊断的确立是不困难的。对临床表现不典型的初期甲亢，老年、儿童甲亢等要密切结合实验室检查进行诊断。通常具有甲亢诊断意义的临床表现是怕热、多汗、易于激动、食多伴瘦、静息时心动过速、特殊眼征、甲状腺肿，如伴甲状腺血管杂音、震颤更有诊断意义。甲亢的检验检查表现为 T_3、rT_3 及 T_4 血含量增高，尤其 FT_3、FT_4 结果更为可靠，T_3 升高比 T_4 升高更明显，因而甲亢早期 T_4 尚未升高时，T_3 及 rT_3 已有明显升高。高灵敏 TSH 检测对甲亢的诊断也很敏感，甲亢时 TSH 含量明显降低，而 TRH 兴奋试验，甲亢时则出现弱反应或无反应曲线。

2. 鉴别诊断

（1）甲亢病因鉴别：有甲状腺结节的甲亢患者要与自主性高功能甲状腺腺瘤及毒性多结节甲状腺肿

鉴别。前者甲亢较轻、无突眼，甲状腺核素显像出现热结节，结节外甲状腺组织被抑制；后者甲亢也较轻，起病缓慢、甲亢症状多在结节形成后的数年出现，50岁以上患者多见，核素显像放射性分布不均匀，可集中于数个散在的结节上，结节外组织有轻度抑制；亚急性甲状腺炎甲亢症状不典型，甲状腺疼痛明显，且甲状腺吸^{131}I明显低于正常（5%以下）；桥本氏甲状腺炎甲亢时，除症状较轻外，TPOAb（甲状腺过氧化物酶抗体）或TMAb（甲状腺微粒体抗体）及TGAb（甲状腺球蛋白抗体）明显增高；地方性碘甲亢有明显的高碘饮水、高碘饮食的地域性分布，散在性碘甲亢则有明显的高碘摄入病史，除临床表现轻、无突眼外，去除碘源后多能自行缓解；甲状腺癌甲亢可有三种情况：①甲状腺癌为滤泡癌。②甲状腺癌灶与甲亢病变同时存在。③转移癌甲亢。在病因学鉴别时都要有所了解。

（2）其他疾病鉴别：①单纯性甲状腺肿，有甲状腺弥漫性或结节性肿大，但无甲亢症状和体征，T_3、T_4多正常，sTSH及TRH兴奋试验正常。②自主性高功能甲状腺结节，结节核素显像呈热结节，周围甲状腺组织为完全或部分抑制，T_3或TSH介入显像，显示热结节不受TSH调节呈自主性。③神经官能症，可有部分甲亢症状，如精神神经、心血管症候，但无典型高代谢症群，甲状腺肿及突眼，实验检测甲功正常。④其他，低热、盗汗及消瘦、衰弱，要与结核及肿瘤鉴别；腹泻长期不愈，要与慢性结肠炎鉴别；心速、心律失常，要除外其他心脏病；单侧突眼要除外眶内肿瘤、血液病眶内浸润、眼球后出血等症。

（八）治疗

1. 一般治疗

由于甲亢时机体代谢加快，消耗增加，应适当休息，避免重体力劳动，并要补充足够的热量及营养。为此，要增加糖、蛋白质及维生素B的摄入，补充的主要手段应为饮食，这是最经济、方便的。有精神紧张、不安和失眠较重患者，可给予普萘洛尔、镇静药物对症治疗。

2. 抗甲亢治疗

甲亢治疗主要有三种方法。内科抗甲状腺药物治疗、放射性核素（^{131}I）治疗及手术治疗。三种方法各有优缺点，每种方法有特定的适应证，临床医师要正确掌握适应证，根据患者具体情况，建议选择最佳治疗方案。

（1）抗甲状腺药物：种类较多，临床应用最多的是硫脲类药物，主要有甲基硫氧嘧啶（methyl thiouracil，MTU）、丙硫氧嘧啶（propyl thiouracil，PTU）、甲巯咪唑（methimazole，MM）及甲亢平（卡比马唑，carbimazole，CMZ）。过氯酸钾及硫氰酸盐也曾用于临床，因毒性大，如引起肾病和再生障碍性贫血，现已不用于治疗甲亢。锂化合物因可阻止TSH和TRAb对甲状腺作用，故也单独或与放射性碘联合应用治疗甲亢，也因毒性作用较大，如引起肾性尿崩症、精神抑制等严重副反应，现已不经常应用。作为第一线抗甲状腺药物，甲巯咪唑及丙硫氧嘧啶临床应用最为普遍。硫脲类药物的药理作用为，抑制甲状腺过氧化物酶活性，抑制碘离子转化为活性碘，影响酪氨酸的碘化及碘化酪氨酸的偶联，从而妨碍甲状腺激素合成。近年研究发现丙硫氧嘧啶尚有阻止T_4向T_3转化及改善自身免疫异常的功能。此类药物对已合成的甲状腺激素无作用，故用药后数日血中甲状腺激素降低时，才能出现临床效果。

①适应证：原则上适用于各种甲亢患者。主要有：a. 青少年、儿童及老年甲亢。b. 甲亢症状较轻，甲状腺肿大中度以下。c. 妊娠妇女。d. 术后复发又不适放射碘治疗。e. 甲亢伴严重突眼。f. 甲亢伴心脏病或出血性疾病。g. 手术及放射碘治疗的准备及辅助治疗。

不适于继续本药治疗的情况有：a. 有严重过敏或毒性反应。b. 正规治疗两个疗程后又复发。c. 甲亢病情严重，且药物疗效不佳。d. 任何原因难以坚持长期用药及复诊。e. 甲状腺巨大或伴有多结节或自主高功能结节。

②服药方法：治疗分控制、减量及维持三个阶段。控制症状的用药量要根据病情严重程度，一般剂量丙硫氧嘧啶为300～450 mg/d，甲巯咪唑为30～45 mg/d，病情较轻者丙硫氧嘧啶100～200 mg/d，甲巯咪唑10～20 mg/d，病情严重者亦以丙硫氧嘧啶不超过600 mg/d，甲巯咪唑不超过60 mg/d为宜，尤其严重突眼及合伴妊娠者剂量更宜较小。控制症状阶段历时4～12周，一般控制症状及T_3、T_4恢复正常需4～8周，达到上述目标后，宜再巩固两周后方进入减量阶段。若服药4周后症状及检验均无改

善，则应增加剂量。减量阶段历时 4～6 周，减量应逐渐减小，可每 5 天减 5 mg（甲巯咪唑），直至减到维持量 5～10 mg/d，维持量阶段历时至少 1 年至数年，维持量结束前可减至 2.5～5 mg/d，再维持 4 周而停药。合适维持量的标准应为：a. 甲亢症状不复出现。b. 心率维持正常。c. 体重回升后稳定于病前标准。d. T_3、T_4、TSH 检测正常。

关于服药方法，传统服药为日剂量分次服用，新方法为一次服入，有学者对比甲巯咪唑两法疗效相似。但一般认为一次服入法仅适于甲巯咪唑及卡比马唑，而甲硫氧嘧啶或丙硫氧嘧啶仍以分次服入为好。因后者生物效应时间较短，另外有些学者主张小剂量治疗，甲巯咪唑 15 mg/d，丙硫氧嘧啶 150 mg/d，并将日剂量一次服入。但多数学者认为病情较重者，仍以传统剂量和服法为好。

坚持正规服药的病例可得到缓解，而长期缓解的病例，往往有以下条件：a. 剂量不大就可使病情缓解。b. 甲状腺较短时间就恢复正常大小，杂音消失。c. 突眼减轻明显。d. 血清 TSAb 恢复正常或下降明显。e. T_3 抑制试验或 TRH 兴奋试验恢复正常。近年来文献报告本类药物治疗甲亢复发率有上升趋势，可达 50%～80%，分析与机体摄入碘量增加有关。有人观察到在长期缓解的 Graves 病患者中，甲减的发生率约为 20%，发病可早可晚，分析为桥本氏甲状腺炎造成。治疗后甲状腺肿或突眼加重者，要分析是药量不足还是药量过大，采取相应措施。

③药物毒副作用：各种硫脲类药物发生不良反应的种类及概率近似，主要有白细胞减少，严重时出现粒细胞缺乏症，以甲硫氧嘧啶多见；甲巯咪唑及丙硫氧嘧啶相对较少。常见于用药后 1～3 个月内，也见于任何时间，故在用药初期每周应检测白细胞一次。当白细胞为 $3.0 \times 10^9/L \sim 4.0 \times 10^9/L$ 时，可在密切观察、监测下继续服用抗甲状腺药物，大多数病例经过一段时间，白细胞有所上升。而白细胞低于 $3.0 \times 10^9/L$ 或中性粒细胞低于 $1.5 \times 10^9/L$ 时，应停药加用升白细胞药物，如维生素 B_4、鲨肝醇、利血平等，必要时应用泼尼松（10 mg，3 次/日）。白细胞回升后，可考虑改用另一种硫脲类药物或其他疗法。粒细胞缺乏症是严重的毒副作用，如发生或治疗不及时，可危及生命。此症可发生于服药后任何时间，但 4～8 周多发，表现为发热、咽痛或感染。常见于大于 40 岁和服药剂量过大者，一旦可疑本症就应立即停药，进行抢救。

④其他不良反应：药疹多为轻型的红色皮疹，一般不必停药，但少数可发生剥脱性皮炎等严重周身性皮损，必须停药，治疗剥脱性皮炎。少数患者服药后可有发热、关节痛、肌肉痛、头痛、胃肠道症状、肝功能受损，出现黄疸、肝炎甚至急性重型肝炎。

（2）其他药物治疗。

①碘剂：碘剂治疗甲亢可迅速显效，但作用短暂（4 周左右），不能持久。原因是：a. 碘可抑制合成的甲状腺激素释放到血中，服碘后 24 h，患者往往就可出现症状好转。b. 碘可抑制甲状腺激素的合成，通过甲状腺的碘阻断作用（Wolff-Chaikoff 效应）抑制 T_3、T_4 合成，但此效应持续 4 周左右就出现"脱逸"。对 T_3、T_4 的合成不再抑制，因此碘治疗甲亢作用是短暂的。c. 碘剂可使亢进的甲状腺血流减少，腺体缩小变硬。故目前碘剂只用于手术前准备，减少手术出血过多，而不作为甲亢的单独使用的决定性治疗手段。原则上讲甲亢患者服碘（包括中西药物和高碘饮食）不仅无益，而且有弊。因为：a. 碘治疗甲亢取得短暂疗效后，很快复发并加重，给硫脲类药物治疗造成困难，疗效降低。b. 用过碘的甲亢患者一旦出现危象，用碘合剂无效，给抢救造成困难。c. 长期服碘，给放射性碘诊疗造成困难。

② β 受体阻滞剂：也是一种有效的甲亢治疗药物，现临床上作为甲亢治疗辅助药物。本类药物可降低交感神经的兴奋性，减慢心脏的传导和对外周血中 T_4 向 T_3 转换有抑制作用，故可减轻患者心动过速、震颤、多汗、怕热等症状，但不能抑制甲状腺激素的合成或释放，甲状腺功能和肿大不能恢复。常用的药物为普萘洛尔 10～40 mg，3～4 次/d，有哮喘史、慢性肺心病、窦性心动过缓、Ⅱ度以上房室传导阻滞、充血性心力衰竭者禁用，可改为阿替洛尔、美托洛尔。甲状腺制剂，甲亢患者在抗甲状腺药物治疗过程中，部分患者出现甲状腺代偿性肿大，机制为抗甲状腺药物抑制甲状腺激素生成并阻止碘进入甲状腺，甲状腺以代偿性肿大补充摄碘不足及 T_3、T_4 合成不足。加服甲状腺片则可防止血中甲状腺激素下降过快，进而防止甲状腺肿，并对突眼有缓解作用。因此，大部分医生主张在甲亢好转时加用小剂量甲状腺制剂。临床常用者为甲状腺素（T_4）和甲状腺片。

（3）放射性 ^{131}I 治疗：放射性碘治疗甲亢已有 50 余年历史，至今世界上至少有 100 万例以上患者接受放射性碘治疗。经过半个多世纪的实践观察，证明 ^{131}I 治疗甲亢是安全、简便、经济、疗效好及并发症少的方法。甲状腺具有高度选择性吸收 ^{131}I 的功能，功能亢进的甲状腺组织吸收 ^{131}I 更多。^{131}I 放射的 β 射线，射程较短（2 mm），电离辐射仅限于甲状腺局部，不损伤周围组织。β 射线使部分甲状腺组织抑制或破坏，减少甲状腺激素合成，达到缩小甲状腺、控制甲亢症状的目的。

①适应证：a. 年龄 20 岁以上，病情中等的 Graves 病。b. 抗甲药物治疗无效，复发或药物过敏。c. 甲亢手术复发。d. 各种原因不能或不愿手术治疗。

②禁忌证：a. 妊娠或哺乳期甲亢。b. 甲亢近期发生心肌梗死。

③疗效及并发症：本法疗效已为国内外肯定，总有效率在 90% 以上，患者服 ^{131}I 后 3 个月内逐渐改善症状，6~12 个月症状消失及体征改善者占大多数。并发症主要有早发和晚发甲状腺功能减退症，服 ^{131}I 后 1 年内发生的称早发甲减，大多可恢复，与服 ^{131}I 量及个体敏感有关；服 ^{131}I 后一年至数年产生晚发甲减，多难以恢复，要用甲状腺素替代治疗。此病发生与服 ^{131}I 量无明显相关，可能与免疫功能异常有关，因 Graves 病、桥本氏病及特发性甲减同为甲状腺自身免疫性疾病，共存的自身免疫性抗体可能是晚发甲减的致病原因。晚发甲减发病率，国内报告比国外低，第 10 年发病率 13%~20%，年递增率 1%~3%。

（4）手术治疗：手术治疗甲亢是一种很好的根治方法，缓解率在 70% 以上，但可引起多种并发症，复发率 5% 左右。

①适应证：a. 中、重度甲亢，长期服药无效，停药后复发。b. 甲状腺巨大，有压迫症状。c. 毒性多结节性甲状腺肿，或毒性自主性高功能甲状腺腺瘤。d. 胸骨后甲状腺肿伴甲亢。

②禁忌证：a. 浸润性突眼。b. 严重心、肾并发症。c. 妊娠早期（3 个月前），晚期（6 个月后）。

③并发症：伤口出血、感染、甲亢危象、喉上及喉返神经损伤、甲状旁腺暂时或永久减退、甲减及恶性突眼加重。

3. 甲状腺危象的治疗

甲状腺危象为少见而严重的甲亢并发症，死亡率高，应及时诊治，不能贻误。治疗原则如下。

（1）减低甲状腺激素浓度治疗：①大剂量抗甲状腺药物，丙硫氧嘧啶优于甲巯咪唑，其有外周 T_4 转化 T_3 的抑制作用。丙硫氧嘧啶 150~300 mg 或甲巯咪唑 15~30 mg，每 4~6 小时口服一次，不能口服者鼻饲给药。②碘剂，可迅速抑制 T_3、T_4 释放，疗效快捷。常用 lugoli 液，每次 30~45 滴，每 6 小时一次。也可静脉点滴碘化钠，每日 1~3 g（碘化钠 1 g 溶于 500 mL 液体中）。如有胺碘苯酸效果更好，它尚可抑制外周 T_4 向 T_3 转化，从而降低甲状腺激素浓度。③换血浆或透析疗法，以上治疗两天仍无效者，可采用部分血浆交换或腹膜透析治疗，以清除血中过多的甲状腺激素。每次放血 300~500 mL，离心去除血浆后，将白细胞悬浮于乳酸盐复方氯化钠溶液中，再重新输入患者体内；尿毒症的患者可考虑用透析治疗。

（2）降低周围组织对甲状腺激素-儿茶酚胺的反应：常选用普萘洛尔 20~80 mg，每 6 小时口服一次，或利舍平或胍乙啶，后两者有代替普萘洛尔之势，利舍平肌注或口服每次 2 mg，每 6 小时一次；胍乙啶 1~2 mg/(kg·d)，分次口服。用普萘洛尔监测心率，利舍平及胍乙啶监测血压。

（3）其他治疗：降温、给氧。降温以物理降温为主，药物为辅，不要应用阿司匹林类，因阿司匹林可与 TBG 结合，使血中 T_3、T_4 被置换出，从而增加游离甲状腺激素水平。支持治疗不能忽视，补充水分、电解质、葡萄糖、维生素等。对兴奋、躁动、谵妄、抽搐患者，应给予镇静药物，苯巴比妥尚有加速 T_3、T_4 代谢作用，宜作为首选药物进行肌注，也可用安定肌注或水合氯醛保留灌肠。由于甲亢的肾上腺皮质激素分解加速，应激状态可的松需要量增加，危象时皮质功能低下，皮质激素相对不足，再加此激素可抑制外周 T_4 向 T_3 转化，并且具有非特异性退热、抗毒、抗休克作用，故国内多主张甲亢危象时应使用肾上腺皮质激素，如氢化可的松 24 h 滴注 200~400 mg，或地塞米松 24 h 滴注 10~30 mg。

4. 浸润性突眼的治疗

因突眼病因及发病机制尚不十分明确，故尚无满意根治方法。在选择治疗时，应注意防止突眼恶化，如突眼严重者避免甲状腺次全切除术。有的资料证明突眼与吸烟有明显相关，故患者应戒烟以防止突眼加重。

（1）局部一般治疗：注意眼睛休息，戴保护眼镜，避免强光及外界各种刺激，睡眠时外用抗菌眼药水或药膏，用纱布或眼罩遮盖患眼，以防止角膜暴露干燥，继发炎症发生，单侧戴眼罩可减轻复视。高枕卧位，限制食盐及应用利尿剂可减轻眼睑水肿。用0.5%甲基纤维素或0.5%氢化可的松滴眼，可减轻局部刺激症状，严重病例如有结膜膨出明显如水泡者，可考虑暂时缝合患眼，以保护角膜，各种治疗无效时，可施行眼眶减压术。

（2）全身治疗：①甲状腺制剂，用于甲亢治疗过程中，同时对伴有突眼者，每日口服40～80 mg甲状腺片，直至收效，减量至每日20～40 mg，维持一年以上。②糖皮质醇，目前应用广泛，因其具有抗炎及免疫抑制作用，可改善眼部软组织肿胀的症状和体征。常用药物泼尼松剂量视病情而定，一般口服量40～120 mg/d，有眼外肌及视神经受累者，剂量更大。一般用药一个月见效后，可改为维持量每日10～20 mg，维持3～6个月，甚至一年。不良反应往往不可避免，要密切观察，调整用药。一般用药物初期疗效较好。其他免疫抑制剂如环磷酰胺、硫嘌呤、环孢素也可酌情试用。③眶部放射治疗，现在认为本治疗在大剂量免疫抑制及糖皮质醇治疗无效的病例进行，本法疗效多表现在眼部水肿、充血好转，突眼度改善多不明显，一般总剂量20 Gy（照射剂量），分十次照射，每次2 Gy（照射剂量）。本法与免疫抑制剂同用，效果更佳。④血浆换血法，有人报告血浆换血法对病程较短，眼突急骤伴有软组织浸润，角膜病变或视力障碍者有一定效果。换血浆的机制为，可迅速去除作为病因的血浆抗眼外肌抗体、免疫球蛋白及免疫复合物等。此法实践尚少，确切效果尚待进一步研究。

5. 妊娠期甲亢治疗

妊娠期合并甲亢如何处理，近年来有较新的认识。由于妊娠只加重甲亢患者的心血管负担，不加重甲状腺毒症本身的病情，而妊娠为一免疫相对静止期，即妊娠期间免疫反应趋于缓和，各种自身免疫疾病趋于缓解，甲亢也不例外。妊娠期TSAb含量下降，症状减轻或趋于缓解，抗甲状腺药物治疗需量很少。因此，妊娠合并甲亢的治疗原则是控制甲亢，而非终止妊娠，在选择治疗方案时，既要控制母亲的甲亢，又要照顾胎儿正常发育。

（1）抗甲状腺药物治疗是首选，但此类药物可通过胎盘抑制胎儿的甲状腺功能，造成胎儿甲状腺肿大、克汀病及难产等。因此，使用剂量要小，一般为正常成人剂量的1/2～2/3。妊娠前已有甲亢，但已基本控制者可用小量维持，妊娠时尚未控制或发现甲亢者，要有效控制。一般丙硫氧嘧啶100 mg每日三次，4～6周控制后，迅速改为维持量，这样极少有胎儿的不利影响。服药过程中定期检测FT_3、FT_4及TSH。因丙硫氧嘧啶通过胎盘最少，不会造成畸胎，所以为妊娠控制甲亢首选药物，而甲巯咪唑有可致胎儿先天性皮肤发育不全一说，故此时慎用。甲状腺制剂是否合用看法尚不一致，不同意应用者认为合用甲状腺制剂时，要提高抗甲状腺药物剂量，对胎儿可能造成不利影响；主张联合应用者认为，尽管通过胎盘不多，但此量足以预防胎儿甲状腺肿及克汀病。普萘洛尔等β受体阻滞剂的应用也存在两种看法，主张不用者认为，可使子宫持续收缩而引起小胎盘及胎儿发育不良、心动过速、早产及新生儿呼吸抑制。大多数学者认为妊娠甲亢使用普萘洛尔是必要的，一般是安全的，尤其小剂量抗甲药物不能很好控制甲亢时，应加用普萘洛尔，20～40 mg/d，2～4次服用，甲亢控制后减量、渐停。

（2）放射性碘及稳定性碘均为禁用，前者可造成胎儿克汀病，后者可造成胎儿甲状腺肿及甲状腺功能异常。

（3）外科手术治疗：个别妊娠甲亢者，服用丙硫氧嘧啶不能控制病情或有严重药物反应，可选择在妊娠4～6个月进行手术，病情需要也可任何时间手术，但术前药物准备要小心慎重，如碘剂应用时间尽量缩短，术后密切监测母亲及胎儿。

二、毒性多结节性甲状腺肿

本病又称多结节性甲状腺肿伴甲亢。多为单纯性结节性甲状腺肿患病多年后发生甲亢，故也称继发性甲亢。它是一种独立疾病，还是某些致病因素导致一种临床综合征，尚不能肯定。在病理上毒性和非毒性多结节性甲状腺肿常难以区别，它的诊断主要靠临床表现及实验室检查。

（一）临床表现

多见于老年，突眼罕见，症状较 Graves 病为轻，女性多见，起病缓慢，甲状腺结节性肿大多年，可以因服碘剂而起病，临床表现可突出某一器官或系统，如在心血管系统表现心律失常，甚至出现心衰；也可表现消瘦、多汗、无力、颤抖；还可表现厌食、精神不振、极度衰弱的淡漠型甲亢。但都有可触及多个结节的甲状腺肿大，多无血管杂音或震颤。

（二）实验室检查

甲状腺激素 T_3、T_4 检测多为正常高值或略高值，sTSH 明显低于正常或测不出，甲状腺吸 ^{131}I 率多为正常高值，TMAb、TGAb 轻度增高，TRAb 阴性，TRH 兴奋试验无反应是本病重要诊断依据。甲状腺核素显像表现结节处放射性浓集，结节外组织放射性稀疏。

（三）治疗

本病治疗比较困难，短期难以奏效，抗甲状腺药物要多年服用；手术治疗因患者多为老年体弱不宜采用，只在甲状腺肿大明显，引起压迫症状时才予考虑。目前多主张使用放射性碘治疗，因甲状腺吸 ^{131}I 率不太高，且甲状腺体积较大，故要用大量放射性碘治疗，并要多次服放射性碘才能达到控制目的，因一次很难将全部结节破坏。

三、自主性高功能甲状腺腺瘤

本病又称毒性甲状腺腺瘤或自主性功能亢进性甲状腺结节。本病以单一结节发病者多见，也可见两个或多个结节者。本病的高功能结节不是 TRAb 刺激引起，因血中无刺激物，其病因不明。结节本身不受 TSH 调节，故有自主性。结节外组织由于 TSH 受反馈抑制而呈萎缩性改变。结节一般质地较韧，病理呈腺瘤样改变。结节生长一般较缓慢，随着结节增大，功能增高亦明显，一般直径大于 3 cm 者多伴有甲亢症状。

（一）临床表现

本病多发于中老年，但比毒性多结节性甲状腺肿为早。起病缓慢，常有甲状腺结节性肿大，直径小于 3 cm 时多无表现，大于 3 cm 者可表现甲亢，但较轻，可仅有心动过速、消瘦、乏力或腹泻，不引起突眼。甲状腺检查多为圆形或卵圆形结节，表面光滑，质地坚韧，边界清楚，结节外甲状腺触及不到，无杂音及无震颤。

（二）实验室检查

有甲亢时，T_3、T_4 增高，TSH 明显降低；甲状腺吸 ^{131}I 率正常或偏高；甲状腺核素显像为本病诊断主要手段，结节处可呈"热结节"，周围甲状腺组织受抑制可完全不显像或轻微显影，此时要与先天性一叶缺如等相鉴别，可用 TSH 刺激试验或 ^{99m}Tc-MIBI 及甲状腺激素抑制试验后二次显像进行鉴别诊断。

（三）治疗

本病病程进展缓慢，不伴甲亢，腺瘤不大，且无压迫症状时，可随访观察；伴甲亢或腺瘤较大有压迫症状者，宜手术切除。甲亢症状明显者，术前应认真准备，控制甲亢；对热结节以外甲状腺完全不显像的本病患者，还可考虑放射性碘治疗，但放射性碘用量较大（25～50 mCi），为治疗 Graves 病的 5～10 倍。当手术或放射性碘去除热结节后，核素显像可见被抑制的周围甲状腺组织重新显影。

四、碘甲亢

1983 年 Fradkin 等曾对碘致甲亢进行了全面综述，认为该病可发生于缺碘地方性甲状腺肿病区居民服碘后，也可发生于非地甲病区甲状腺功能正常的甲状腺肿患者，或原来没有甲状腺疾病的患者，或原有甲亢服抗甲状腺药物病情控制后，但这些人一旦应用碘剂后可能出现甲亢均称为碘诱发甲亢或称碘巴塞多氏症，简称碘甲亢。在我国高碘地甲病区，甲亢发病率亦很高，有学者在河北病区与在山东病区均发现并报道了水源性及食物性高碘甲亢的病例，这类病例也应属于碘甲亢。现分别简述之。在缺碘病区，Coindet 首先报告了每天每人给予碘 250 μg 后，经数周有 6 人发生临床甲亢，之后相继有人报告服用大量加碘面包、碘盐、碘化物及应用其他碘剂后均有碘甲亢病例发生；非地甲病区甲状腺功能正常的甲状腺肿患者，在应用碘化钾、胺碘酮、氯碘羟喹啉及含碘造影剂后也可诱发甲亢；原无甲状腺疾病的人，引发碘甲亢的常见药物是胺碘酮，而且多为年龄较大的人；甲亢患者经服抗甲状腺药物而控制后，往往因服卢戈氏液又诱发甲亢，也有应用碘化钾而诱发甲亢者；高碘地甲病区的碘甲亢，可以因食用高碘水或高碘食物诱发。我国此类病区的碘甲亢发病率约为1%～2%，远大于非地甲病区的甲亢发病率。

本病发病机制仍不十分明了，一种假说认为，缺碘甲状腺肿患者，因碘缺乏甲状腺激素合成不足，机体处于TSH代偿性分泌过多状态，当补充大量碘剂后，在TSH的刺激下，甲状腺激素合成增多，导致甲亢，这种甲亢是暂时的，多可自行缓解；另一种解释为，甲状腺内存在着甲状腺结节，结节为自主功能性结节，不受TSH调节，当碘充足时，结节可自主利用大量的碘合成甲状腺激素，从而导致甲亢。还有学者认为一些人存在甲状腺潜在的缺陷——有亚临床甲亢，有不典型或极轻的症状，甲状腺合成甲状腺激素不高，但当碘充足时，合成甲状腺激素水平突然增高，则可出现临床甲亢。

碘甲亢临床表现多较Graves病为轻。发病多无精神刺激、急慢性感染等诱因，患者多为25～40岁女性，且有应用碘剂或服高碘水及食物的历史，甲状腺多为轻度肿大，无杂音及震颤，心率多在100次/min以下，大多无突眼，无肢体震颤。TT_4、FT_4多高于正常，T_3可升高或正常，TRAb及TSAb多为阴性，TSH多为正常，TRH兴奋试验为无反应或低反应曲线。尿碘高于正常，甲状腺吸^{131}I率低于正常（在高碘地甲病区病例，可高于当地正常值）。

严格掌握碘剂适应证及慎重掌握碘剂剂量，是预防碘甲亢的重要环节。一旦发生并确诊碘甲亢后，首先直接停止碘的摄入，一般停碘2～3个月后症状多可缓解，停碘期间可用普萘洛尔等对症处理，一般不必应用抗甲状腺药物，更不能^{131}I治疗。但有自主性高功能结节时可考虑手术切除。

五、甲状腺癌甲亢

因大多数甲状腺癌功能低于正常甲状腺组织，甲状腺癌并发甲亢者临床较为少见，约占甲状腺癌的0.25%～2.5%，多发生于30～40岁的女性患者。临床上甲状腺癌发生甲亢一般有以下三种情况：①甲状腺原发癌为滤泡癌，此种癌组织功能增高，可以分泌甲状腺激素，通常其分泌的甲状腺激素水平不致发生临床甲亢，但当癌组织体积较大时（一般直径大于3～4 cm时），则血中甲状腺激素水平明显增高，而出现甲亢症状。有学者遇到过数例此种患者，均经病理证实。②甲状腺癌伴发甲亢，患者有典型甲亢症状及明显甲状腺肿大，往往在手术或病理检查时发现在甲亢组织中，包埋着体积较小的甲状腺癌灶，多为恶性度较低的乳头状癌。③甲状腺癌转移灶可引起甲亢，这些转移灶数量较多，且多为能分泌甲状腺激素的滤泡癌转移灶。另外，甲状腺癌手术后，垂体分泌的TSH增高，其刺激转移灶及术后残留甲状腺组织，分泌甲状腺激素增多引起甲亢。甲状腺核素显像对本病尤其对甲状腺转移癌诊断有意义，但要结合临床诊断。如发现冷结节，再结合结节质地较硬、单发、生长迅速、无痛及有淋巴结肿大等临床表现，应尽快控制甲亢而手术切除。由于癌灶可埋于正常甲状腺组织，故可以表现温结节；由于癌肿可以是巨大滤泡癌，又可表现热结节。因此，甲亢疑有甲癌者宜手术切除，病理检查，以免贻误。

六、垂体性甲亢

垂体性甲亢很少见，病因有两类，大多数为垂体TSH分泌腺瘤引起，少数为下丘脑－垂体功能紊乱所致，如TRH分泌过多、垂体对甲状腺激素抵抗。垂体分泌TSH增多造成的甲亢，临床表现可轻可重，大多症状中等，多有弥漫性甲状腺肿大，少数有突眼。经抗甲药物治疗，不能根治，往往反复发作。实验室检查以TSH增高为特点，T_3、T_4及吸^{131}I率可增高，但TSAb可为阳性。垂体TSH腺瘤患者，可有蝶鞍扩大和视野缺损等垂体占位性病变的表现，血清TSH-a亚单位浓度升高，TRH兴奋试验多为低或无反应曲线；而非垂体瘤垂体性甲亢，TSH-a亚单位浓度不升高，TRH兴奋试验呈正常反应曲线。本病的治疗多主张先应用抗甲状腺药物和普萘洛尔等控制症状，如为垂体TSH腺瘤者要进行肿瘤手术切除，而不采用甲状腺次全切除，因本病的本质是TSH增高所致继发性甲亢。近年来有人应用生长抑素类似药物 Sandostatin 治疗，该药可抑制 TSH 分泌，临床效果不错，也有用三碘乙酸治疗获满意疗效的报告。但应用 T_4 来抑制 TSH 的方法已不再用于临床，因可加重甲亢。

七、卵巢甲状腺肿甲亢

当卵巢畸胎瘤中以甲状腺组织为主，或全部为甲状腺组织时，称为卵巢甲状腺肿。多发生在单侧，以良性为主，恶性者很少。有较少数本病患者发生甲亢。临床表现常可出现腹水和胸水，腹部可触及卵巢肿块，但并不表示本病为恶性。一旦发现以上体征就要考虑诊断本病的可能。大多数患者同时存在甲状腺肿大，有时为毒性多结节性甲状腺肿或毒性弥漫性甲状腺肿，故认为卵巢甲状腺肿甲亢是卵巢甲状腺肿及甲状腺肿两者分泌甲状腺激素过多的共同作用。只有当卵巢甲状腺肿形成较大的自主性高功能结节时，才会单独形成甲亢。本病的诊断检测手段，主要有甲状腺、卵巢的核素显像、甲状腺激素、TSH 测定等，治疗则以手术切除卵巢甲状腺肿为主。

八、异位 TSH 综合征

有些甲状腺以外的肿瘤可分泌大量的具有 TSH 活性的类似物质，可兴奋甲状腺，造成甲亢。这些疾病有绒毛膜上皮癌、葡萄胎、睾丸胚胎瘤、支气管癌、胃肠道及血液系统肿瘤、前列腺癌、乳腺癌及子宫癌等。

此类疾病中较常见的是绒癌、葡萄胎及睾丸胚胎瘤，它们的共同特点为能分泌大量 HCG（绒毛膜促性腺激素），其具有 TSH 样生物活性，可产生继发甲亢。有人报告胎盘中也有 HCG 及葡萄胎促性腺激素，后者也有类似 TSH 生物活性。此类患者大多只有甲亢的实验室证据，而无明显的甲状腺肿大的甲亢临床表现。但少数患者也可既有实验室证据，又有明显甚至严重甲亢表现，此时应仔细分析实验结果及想到对原发肿瘤的诊断，如年轻妇女甲亢是否为葡萄胎所引起。实验室表现一般 T_3、T_4 增高，而 T_3 增高不明显，T_3/T_4 比值低，TRH 兴奋试验表现低反应或无反应曲线。治疗以去除原发肿瘤为主，个别症状严重者可用抗甲状腺药物及心得安对症处理。

九、症状性甲亢

本病又称假性甲亢，它和甲状腺性甲亢（如 Graves 病）不同，只有血中甲状腺激素短时升高，而没有甲状腺功能增高，也没有甲状腺激素持续性合成和分泌增多。当血液中甲状腺激素增高时，患者可以出现心慌、多汗、消瘦、乏力、腹泻等甲亢的症状及心速、手颤、甲状腺肿大等部分体征，此时检验 T_3、T_4 可增高，TSH 也可降低。其往往被误诊为甲亢，而进行抗甲亢药物治疗，可造成药物性甲减。其实，当血中甲状腺激素耗尽后，甲亢可自愈，故名短时症状性甲亢、假性甲亢，也有称其为甲状腺毒症者。

假性甲亢主要由两类原因引起。其一，服用甲状腺激素造成超量所致，大多为不遵医嘱超量，也有误服或因减肥等意图故意超量的。此时临床表现及检验 T_3、T_4 及 TSH 均可表现甲亢。此类患者在减小用量或停服甲状腺激素后，约 2～4 周甲亢症状逐渐减轻直至消失，4～6 周后检验可恢复正常。其二，为甲状腺炎所引起。常见为亚急性肉芽肿性甲状腺炎及无痛性甲状腺炎，此类炎症可破坏甲状腺滤泡组织，使滤泡腔内贮存的大量甲状腺激素释放入血循环中，波及全身组织代谢增快，表现甲亢症状。当甲状腺滤泡不再被炎症破坏，甲状腺激素不再向血循环中释放激素时，甲亢症状就会缓解，所以本病多有自限性或自愈性。当炎症侵及另一些甲状腺组织时，又有甲状腺激素释放入血，所以假性甲亢也有易复发性。

桥本病（慢性淋巴性甲状腺炎）也可引起假甲亢，机制基本同亚甲炎。但有一种类型桥本病可与 Graves 病共存，即甲状腺肿内有两种病理组织学存在的证据，此时不要误诊为假甲亢。

诊断与鉴别诊断的要点是：有甲亢部分症状，但不典型、不严重；有部分甲亢体征，也不典型；实验室检测 T_3、T_4 增高，TSH 降低，但甲状腺吸 ^{131}I 率明显低于正常（5% 以下），核素显像出现局部或普遍性放射性稀疏。

处理：据不同原因针对处理。

第五章 甲状旁腺疾病

第一节 甲状旁腺功能减退症

一、概述

甲状旁腺功能减退症（甲旁减），是由于血中甲状旁腺激素（PTH）缺乏或 PTH 不能充分发挥其生物效应所致。主要改变是骨吸收障碍，骨钙释放受阻，肾小管重吸收钙减少，因而尿钙排出增多；同时肠道吸收钙也减少，最终导致血钙降低。甲状旁腺至靶组织细胞之间任何一个环节的缺陷，均可引起甲状旁腺功能减退。根据病理生理分为血清免疫活性 PTH（iPTH）减少、正常和增多性甲状旁腺功能减退症。临床上也可分为继发性、特发性和假性甲状旁腺功能减退症，其中以继发性甲状旁腺功能减退症较为常见，最多见者为甲状腺手术时误伤甲状旁腺所致；也可因甲状旁腺增生，手术切除腺体过多引起本病；因甲状腺功能亢进而作放射性碘治疗，或恶性肿瘤转移至甲状旁腺而导致本病者较少见。特发性甲状旁腺功能减退症属自身免疫性疾病，可单独存在，也可与其他内分泌腺功能减退合并存在。假性甲状旁腺功能减退症少见。

二、诊断依据

（一）病史

（1）由甲状腺或甲状旁腺手术引起者，一般起病较急，常于术后数日内发病，少数也可于术后数月开始逐渐起病。

（2）特发性者以儿童常见，也可见于成人。

（3）症状的轻重取决于低血钙的程度与持续时间。①神经肌肉应激性增加的表现：早期可仅有感觉异常、四肢麻木、刺痛、手足僵硬。当血钙明显下降（血总钙 < 1.80 mmol/L）时，常可出现典型的手足搐搦。发作时先有口周、四肢麻木、刺痛，继之手足僵硬，呈双侧对称性手腕及掌指关节屈曲，指间关节伸直，拇指内收，其余四指并拢呈鹰爪状；此时双足常呈强直性伸展，足背呈弓形；严重时可累及全身骨骼肌和平滑肌，发生喉痉挛、支气管痉挛，甚至呼吸困难、发绀及窒息等。如累及心肌可发生心动过速等。②患者发作时可表现为精神异常，如兴奋、焦虑、恐惧、烦躁不安，幻想、妄想、定向力失常等。慢性发作的患者，常有记忆力及智力减退。③除以上典型的发作表现外，部分患者可表现为局灶性癫痫发作，或类似癫痫大发作，甚至也可发展为癫痫持续状态。也有部分患者表现为舞蹈症。④发作常因寒冷、过劳、情绪激动等因素而诱发，女性在月经前后也易发作。

（二）查体

（1）病程较长者，多可发现皮肤粗糙、色素沉着、毛发脱落、指（趾）甲脆裂等改变。仔细检查眼晶状体，可发现不同程度白内障。小儿患者多有牙齿钙化不全、牙釉质发育不良、生长发育障碍、贫血等。

（2）神经肌肉应激性增高，常用下述方法检查：①面神经叩击试验（佛斯特征 Chvostek 征）：检查者用中指弹击耳前面神经外表皮肤，可引起同侧口角、鼻翼抽动，重者同侧面肌亦可有抽动（弹击点应为自耳垂至同侧口角连线的外 1/3 与内 2/3 交界点）。②束臂加压试验（陶瑟征 Trousseau 征）：将血压计袖带包绕于上臂，将血压计气囊充气，使血压维持在收缩压与舒张压之间 2～3 min，同侧出现手搐搦为阳性。

上述试验有助于发现隐性搐搦。

（三）实验室及辅助检查

（1）血清钙降低，总钙 < 1.8 mmol/L，血清游离钙 ≤ 0.95 mmol/L，可出现症状。

（2）多数患者血清无机磷增高，可达 1.94 mmol/L，不典型的早期病例血磷可以正常。

（3）血清碱性磷酸酶正常或稍低。

（4）血清免疫活性 PTH（iPTH）浓度，多数低于正常，也可在正常范围。

（5）尿钙、磷均下降。

（6）尿 cAMP 和羟脯氨酸减少。

（7）心电图：可呈现 Q-T 间期延长、T 波异常等低血钙表现。

（8）脑电图：表现为阵发性慢波，单个或多数极慢波。过度换气常可诱发异常脑电波。发作间歇期脑电图也可正常。

（9）X 线检查：头颅 X 线片或 CT，可见基底节钙化，骨质也较正常致密。骨骼 X 线片可见骨密度增加，牙周硬板加宽和长骨骨膜下新骨形成。

三、诊断及鉴别诊断

凡有反复发作手足搐搦伴低血钙者，均应疑及本病。甲状腺或甲状旁腺手术后发生者，诊断较易，特发性者，常由于起病缓慢，症状隐匿易被忽略，或被误诊为神经官能症、癫痫、脑风湿病、癔症、精神病及智力发育不全等。但如能多次测定血、尿钙及磷，则大多数可获确诊。

诊断的主要依据有：

（1）慢性反复发作的手足搐搦，且排除呼吸性或代谢性碱中毒、低血钾、低血镁及癔症。

（2）低血钙、高血磷。

（3）除低血钙的其他原因，如肾功能不全、慢性腹泻、低蛋白血症、维生素 D 缺乏及碱中毒等。

（4）除外佝偻病及软骨病。

（5）血清 iPTH 多数显著低于正常。

四、防治

（一）手术操作应仔细

当进行甲状腺、甲状旁腺或颈部其他手术时，应细致操作，避免切除或损伤甲状旁腺及血运，防治甲旁减的发生。

（二）搐搦发作时的处理

立即静脉注射 10% 葡萄糖酸钙 10 mL，每日 1～3 次。对有脑损伤、喉痉挛、惊厥的严重患者，可在静脉注射后采用 10% 葡萄糖酸钙 60～70 mL，加入 5%～10% 葡萄糖液 500～1 000 mL 中，静脉滴注维持。如搐搦发作仍频繁，可辅以镇静剂、苯妥英钠等。

如属于术后暂时性甲旁减，一般在数日或 1～2 周内可渐恢复，只需补钙，不需过早补充维生素 D 制剂。如症状持续 1 月以上且血钙低，则考虑为永久性甲旁减，需补充维生素 D。

（三）间歇期的处理

1. 饮食

高钙、低磷饮食。

2. 钙剂应长期口服

以元素钙为标准,每日约需 1.0～1.58,如葡萄糖酸钙、乳酸钙、氯化钙、碳酸钙中分别含元素钙 9%、13%、27%、40%。氯化钙对胃的刺激性大,应加水稀释后服。碳酸钙在小肠内转换为可溶性钙后方可吸收,易导致便秘。钙剂宜每日分 3～4 次咬碎后服下。

3. 维生素 D 及其衍生物

维生素 D_2 5万～10万 IU/d 或维生素 D_3 30万 IU 肌内注射,1/2～1 月注射一次;也可用双氢速甾醇(AT10),每毫升含 1.25 mg 每日 1 次,口服,以后渐增,每周根据血、尿钙调整,当血钙达 2.0 mmol/L 即不再增加。其作用较维生素 D_2 或 D_3 强,一般从小剂量开始,如 0.3 mg/d。如效果仍不佳,血钙仍低可用 1,25 $(OH)_2D_3$(骨化三醇)0.25 μg,每 2 日加 0.25 μg,最大可用至 1.0 μg/d。上述维生素 D 制剂过量,均可引起血钙过高症,导致结石及异位钙化,故在用药期间应每月或定期复查血钙、磷及尿钙,调整药量维持血钙在 2～2.5 mmol/L 为宜。

4. 氯噻酮

每日 50 mg,口服,配合低盐饮食,可减少尿钙排出,提高血钙水平。

5. 其他

血磷过高者,应辅以低磷饮食,或短期用氢氧化铝 1.0 g,每日 3 次,口服。少数患者经上述治疗后血钙正常,但仍有搐搦发作,应疑及同时有低镁血症的可能,经血镁测定证实后可肌注 25% 硫酸镁 5 mL,每日 2 次,必要时也可用 50% 硫酸镁 10 mL,加入 5% 葡萄糖盐水 500 mL 中,静脉滴注。需注意监测血镁,以防过量。

6. 甲状旁腺移植

近年有报告采用同种异体或胎儿甲状旁腺移植治疗本症,并于近期取得一定疗效,但其远期疗效尚需进一步研究。

第二节 原发性甲状旁腺功能亢进症

一、甲状旁腺功能亢进症分类

甲状旁腺功能亢进症(简称甲旁亢)可分为原发性、继发性、三发性和假性四类。

(一)原发性甲旁亢

原发性甲旁亢是由于甲状旁腺本身病变引起的甲状旁腺激素(PTH)合成、分泌过多。

(二)继发性甲旁亢

继发性甲旁亢是由于各种原因所致的低钙血症,刺激甲状旁腺,使之增生肥大,分泌过多的 PTH 所致,见于肾功能不全、骨质软化症和小肠吸收不良或维生素 D 缺乏与羟化障碍等疾病。

(三)三发性甲旁亢

三发性甲旁亢是在继发性甲旁亢的基础上,由于腺体受到持久和强烈的刺激,部分增生组织转变为腺瘤伴功能亢进,自主地分泌过多的 PTH,常见于肾脏移植后。

(四)假性甲旁亢

假性甲旁亢是由于某些器官,如肺、肝、肾和卵巢等的恶性肿瘤,分泌 PTH 多肽物质,致血清钙增高。

二、病因及病理

原发性甲状旁腺功能亢进症(简称原发性甲旁亢)是由于甲状旁腺本身病变引起的甲状旁腺素合成、分泌过多,从而引起钙、磷和骨代谢紊乱的一种全身性疾病,表现为骨吸收增加的骨骼病变、泌尿系结石、高钙血症和低磷血症等。其病理表现如下所述。

(一)甲状旁腺腺瘤

甲状旁腺腺瘤大多单个腺体受累,少数有 2 个或 2 个以上腺瘤。2 个腺体异常、2 个腺体正常的情况不到3%，多发性腺瘤为1%~5%。病变腺体中会存在部分正常组织或第二枚腺体正常者，可诊断为腺瘤。腺瘤大小相差悬殊。偶尔病变腺体很大，但血清钙及PTH不高，这种腺体通常有囊性变。腺瘤常呈椭圆形、球形或卵圆形。色泽特点似鲜牛肉色，切除时呈棕黄色。

（二）甲状旁腺增生

原发性增生占7%~15%。所有腺体都受累（不论数目多少），但可以某腺体增大为主。原发性增生有两种类型，即透明主细胞和主细胞增生。肉眼所见腺体呈暗棕色，形状常不规则，有伪足。镜下所见腺体主要由大量透明细胞组成，偶尔含主细胞。主细胞或水样透明细胞增生亦伴有间质脂肪、细胞内脂质增多，常保存小叶结构，手术至少要活检一个以上的腺体，若第二枚腺体也有病变，则能确立原发性增生的诊断；相反如第二枚腺体正常，则增大的腺体为腺瘤。本病并非四枚腺体都同样大小，某些腺体可明显增大，某些腺体可仅稍大于正常。仅根据大小来确定甲状旁腺是否正常并不可靠。

（三）甲状旁腺腺癌

甲状旁腺腺癌少见。细胞排列成小梁状并为厚的纤维索所分割，细胞核大，深染，有核分裂象，镜下可见有丝分裂及无细胞小梁，伴有大的多形性主细胞。甲状旁腺癌呈典型的灰白色，坚硬，可有包膜和血管的浸润或局部淋巴结和远处转移（以肺部最常见，其次为肝和骨骼）。手术时可见结节周围有明显的局部反应，喉返神经、食管及气管常遭侵犯。若怀疑癌肿者不得切开活检。偶见甲状旁腺癌有较强的侵袭性，在首次手术时已发现有远处转移。在癌肿中有丝分裂象的增多和腺体基质纤维化的增加可能比肿瘤的浸润表现得更为明显。

（四）骨骼病理

早期仅有骨量减少，以后骨吸收日渐加重，可出现畸形、骨囊性变和多发性病理性骨折，易累及颅骨、四肢长骨和锁骨等部位。镜下见骨内膜和骨外膜的骨吸收部位增多，破骨细胞数量增加，骨皮质哈佛管腔变大且不规则，骨皮质明显变薄。骨形成部位也增多，矿化骨体积减小，但矿化沉积速率仅轻度下降。病程长和/或病情重者，在破坏的旧骨与膨大的新骨处形成囊肿状改变，囊腔中充满纤维细胞、钙化不良的新骨及大量毛细血管，巨大多核的破骨细胞衬于囊壁，形成纤维性囊性骨炎，较大的囊肿常有陈旧性出血而呈棕黄（棕色瘤）色。

三、临床表现

悲叹、呻吟、结石、骨病（moans, groans, stones and bones；4S）是本病的典型症状。以往的甲旁亢（PT）主要是骨骼和泌尿系病变，患者可有多种症状和体征，包括复发性肾石病、消化性溃疡、精神改变以及广泛的骨吸收。目前大多数患者在发现时没有症状或诉说的症状相当含糊。精神神经的症状较前多见（尤其在老年病例）。约50%无症状PT患者只表现为血清钙、磷生化改变和血PTH升高。具有显著高钙血症的患者可表现出前述高钙血症的症状和体征。

临床症状可分为高血清钙、骨骼病变和泌尿系等三组，可单独出现或合并存在。一般进展缓慢，常数月或数年才引起患者的注意，患者甚至不能叙述明确的发病时间。在极少数情况下，该病可以突然发病，患者可有严重的并发症，如明显的脱水和昏迷（高钙血症性甲状旁腺危象）。

（一）高钙血症

正常情况下，与正常的血清钙水平对应的是正常的PTH水平。并且，低血清钙常伴有PTH升高，而高血清钙常伴PTH降低。PT时PTH升高，但血清钙亦高。血清钙增高所引起的症状可影响多个系统。中枢神经系统方面有淡漠、消沉、性格改变、反应迟钝、记忆力减退、烦躁、过敏、多疑多虑、失眠、情绪不稳定和衰老加速等。偶见明显的精神症状，如幻觉、狂躁，甚至昏迷。某些患者在甲状旁腺切除后，神经精神表现可逆转，近端肌无力、易疲劳和肌萎缩亦可完全消失，一般无感觉异常。消化系统表现一般不明显，可有腹部不适及胃和胰腺功能紊乱。高血清钙致神经肌肉激惹性降低，胃肠道平滑肌张力降低，蠕动缓慢，引起食欲缺乏、腹胀、便秘，可有恶心、呕吐、反酸、上腹痛。高血清钙可刺激促胃液素分泌，胃酸增多，10%~24%患者有消化性溃疡，随着手术治疗后高血清钙症被纠正，高胃酸、高促胃液素血症和消化性溃疡亦缓解。钙离子易沉着于有碱性胰液的胰管和胰腺内，激活胰蛋白酶原形成胰蛋白酶，5%～10%患者有急性或慢性胰腺炎发作。临床上慢性胰腺炎为甲旁亢的一个重要诊断线索，一般胰腺炎时血清钙降低，如患者血清钙正常或增高，应追查是否存在甲旁亢。高血清钙还可引起心血管症状，如心悸、气短、心律失常、心力衰竭以及眼部病变（如结合膜钙化颗粒、角膜钙化及带状角膜炎）等。

（二）骨骼系统表现

1. 骨骼广泛脱钙

骨骼受累的主要表现为广泛的骨关节疼痛，伴明显压痛。绝大多数患者有脱钙，骨密度低。开始症状是腰腿痛，逐渐发展到全身骨及关节，活动受限，严重时不能起床，不能触碰，甚至在床上翻身也引起难以忍耐的全身性疼痛。轻微外力冲撞可引起多发性病理性骨折，牙齿松动脱落，重者有骨畸形，如胸廓塌陷变窄、椎体变形、骨盆畸形、四肢弯曲和身材变矮。有囊样改变的骨骼常呈局限性膨隆并有压痛，好发于颌骨、肋骨、锁骨外 1/3 端及长骨。易误诊为有巨细胞瘤，该处常易发生骨折。病程长、肿瘤体积大、发病后仍生长发育的儿童或妊娠哺乳者骨病变更为严重。骨髓被纤维结缔组织填充而出现继发性贫血和白细胞减少等。80% 以骨骼病变表现为主或与泌尿系结石同时存在，但亦可以骨量减少和骨质疏松为主要表现，而纤维性囊性骨炎罕见。

2. 骨质软化

骨质软化呈广泛性骨密度减低，程度不等，重者如软组织密度，骨皮质变薄，骨髓腔增大。骨小梁模糊不清，同时可合并长骨弯曲变形、三叶骨盆，双凹脊椎，胸部肋骨变形，致胸廓畸形，可有假骨折线形成。

3. 骨膜下骨质吸收

常发生于双手短管状骨，表现为骨皮质外缘呈花边状或毛刺状，失去骨皮质缘的光滑锐利外观，严重者呈局限性骨缺损。骨皮质内缘亦可有类似改变，为骨内膜下骨质吸收的表现。骨膜下骨质吸收是甲旁亢的可靠征象，但要注意以下两点：①轻型或早期患者可无此表现；②继发性甲旁亢（特别是肾性骨营养不良症）可有此种表现，诊断时应加以排除。

骨质吸收亦可见于关节软骨下、锁骨近端或远端的软骨下骨、后肋上、下缘骨膜下及指（趾）末节丛状部等处。掌指骨骨膜下骨质吸收以摄放大像（小焦点 0.3 mm）或普通照片用放大镜观察显示更清楚。

4. 骨囊性病变

骨囊性病变包括破骨细胞瘤（或棕色瘤）和皮质囊肿。前者为较大的骨质密度减低区，圆形或不规则形，与正常骨分界清楚，可发生于骨盆骨、长骨、下颌骨、肋骨等处，直径为 2～8 cm，常为多发。手术切除甲状旁腺腺瘤后，此种病变可以消退，仅在原囊壁处残留条状高密度影。皮质囊肿为骨皮质膨起的多发小囊性改变。棕色瘤为甲旁亢的特异表现，具有较高的诊断价值，但常被误诊为骨巨细胞瘤、骨囊肿或骨纤维异常增生症。棕色瘤发生在骨软化的背景上，常呈分叶状，发生在长骨骨干呈多发性，有时棕色瘤巨大，伴骨折。当甲旁亢的病因去除后，棕色瘤可消失。这些特点可与骨肿瘤或骨的肿瘤样病变相区别。

5. 颅骨颗粒状改变

在骨密度减低的情况下，颅骨出现大小不等、界限不清的颗粒状高密度影，使颅骨呈现密度不均的斑点状，并夹杂小圆形低密度区，以额骨明显。颅骨外板模糊不清。

6. 病理性骨折

骨折往往发生在骨棕色瘤部位，有时表现为明显弯曲变形，有如小儿的青枝骨折，常见为四肢长骨、肋骨、脊椎骨、锁骨、骨盆骨，常为反复多发骨折，骨折处有骨痂生成。

7. 牙周硬板膜消失

牙周硬板膜为牙的骨衣，为高密度白线样结构围绕在牙根周围，甲旁亢患者此膜消失。此征象并非本病的特征性表现，畸形性骨炎、佝偻病、维生素 D 缺乏症亦可有此表现。

（三）泌尿系统表现

长期高钙血症可影响肾小管的浓缩功能，同时尿钙和磷排量增多，因此，患者常有烦渴、多饮和多尿。可反复发生肾脏或输尿管结石，表现为肾绞痛或输尿管痉挛的症状，血尿或砂石尿等，也可有肾钙盐沉着症。结石一般由草酸钙或磷酸钙组成。结石反复发生或大结石形成可以引起尿路阻塞和感染，一般手术后可恢复正常，少数可发展为肾功能不全和尿毒症。肾钙质沉着也可引起肾功能下降和磷酸盐潴留。原发性甲旁亢患者肾石病的发生率国外为 57%～90%（国内为 41%～49%）。单纯肾石病而无骨病变的甲旁亢患者甚少见。

（四）软组织钙化（肌腱、软骨等处）

软组织钙化可引起非特异性关节痛，常先累及手指关节，有时主要在近端指间关节，皮肤钙盐沉积可引起皮肤瘙痒。新生儿出现低钙性手足抽搐应检查其母有无甲旁亢。软骨钙质沉着病和假痛风在原发性甲旁亢中较常见。对这些患者要仔细筛选。偶尔假痛风可以作为本病的首发表现。在老年人中常存在有其他疾病（如高血压、肾功能减退、抑郁症），选择手术治疗要慎重。

（五）特殊临床类型

1. 急性型

少数甲旁亢发病急剧或病程凶险，血清钙迅速升高达 4.25 mmol/L（15～17 mg/dL）伴肾功能不全。患者食欲极差，顽固性恶心、呕吐、便秘、腹泻或腹痛、烦渴、多尿、脱水、氮质血症、虚弱无力、易激惹、嗜睡，最后高热、木僵、抽搐和昏迷，病死率达 60%。

2. 无症状型

约 1/3 患者属此型，或仅有一些非本病特有的症状，经检查血清钙而发现本病。有些婴儿因低钙性搐搦症而发现为本病。

3. 自发缓解型

甲状旁腺腺瘤发生梗死，PTH 分泌锐减，高血清钙症状消失或有暂时性甲旁减症状，血、尿的钙、磷水平恢复正常，但仍有纤维囊性骨炎表现。

4. 儿童型

此型少见，多数为腺瘤。临床表现模糊，如乏力、生长延缓、反复恶心、呕吐、性格改变等。关节炎较多见，肾结石及消化性溃疡较多，血清钙水平较高。3/4 病例血清钙在 3.75 mmol/L（15 mg/dL）以上。

5. 母亲型

原发性甲旁亢不影响妇女受孕，但妊娠对母亲和胎儿均不利。母亲高钙血症导致新生儿血清钙低的情况罕见。患有甲旁亢的母亲，其产儿有低钙血症。而有家族性良性高钙血症母亲的婴儿也有低钙血症的报道。新生儿的低钙血症是源自患无症状型甲状旁腺瘤的母亲所致，妊娠期的甲旁亢患者胎儿病死率达 17%（1/6），并可危及母亲的安全。妊娠的甲旁亢患者手术治疗时机应在孕 6 个月时较安全合适。对母亲和胎儿造成死亡危险的因素是严重的高钙血症。

在妊娠期间，高血清钙有所下降，给本病的诊断带来一定困难，但羊水中总钙和离子钙仍明显升高。其分娩的新生儿易发生低钙性搐搦症。如忽视妊娠期营养补充或合并有慢性腹泻、吸收不良等情况时，母亲易伴发维生素 D 缺乏症。另一方面，妊娠期遇有应激情况时，又极易加重甲旁亢病情甚至导致高血清钙危象的发生。

6. 正常血清钙型

患者血清总钙正常，但离子钙升高。这些患者的病情多较轻，有些患者可能合并有佝偻病或骨软化症，故血清钙可正常。

7. 多发性内分泌肿瘤综合征（MEN）

MEN-Ⅰ型中约有 4/5 患者，MEN-Ⅱ型中约有 1/3 患者伴有甲状旁腺腺瘤或增生。其临床表现依累及的内分泌腺而异。

8. 青少年型

长骨的干骺端钙化过度，类骨质钙化不良，其表现与佝偻病类似，常发生四肢弯曲畸形和青枝骨折。本型的血、尿生化检查所见与一般原发性甲旁亢相同。

四、诊断

（一）基本诊断依据

原发性甲旁亢的诊断主要依靠临床和实验室资料。临床上遇有以下情况者，应视为本病的疑诊对象。

（1）屡发性、活动性泌尿系结石或肾钙盐沉积症者。

（2）原因未明的骨质疏松，尤其伴有骨膜下骨皮质吸收和/或牙槽骨板吸收及骨囊肿形成者。

（3）长骨骨干、肋骨、颌骨或锁骨巨细胞瘤，特别是多发性者。

（4）原因未明的恶心、呕吐，久治不愈的消化性溃疡，顽固性便秘和复发性胰腺炎者。

（5）无法解释的精神神经症状，尤其是伴有口渴、多尿和骨痛者。

（6）阳性家族史者以及新生儿手足搐搦症者的母亲。

（7）长期应用抗惊厥药或噻嗪类利尿剂而发生较明显的高血清钙症者。

（8）高尿钙伴或不伴高钙血症者。

（二）定位诊断

PT 的定位诊断对于 PT 的手术治疗非常重要。诊断方法包括 B 超、CT、MRI、数字减影血管造影和核素扫描等。对有经验的外科医师第一次手术探查的成功率可达 90%～95%。第一次颈部探查前的定位诊断主要是仔细的颈部扪诊，符合率约为 30%。高分辨 B 超可显示甲状旁腺腺瘤，其阳性率也较高。如第一次手术失败，则再次手术前的定位诊断尤其重要。

1. 颈部超声检查

B 超（10 Hz）可显示较大的病变腺体，定位的敏感性达 89%，阳性正确率达 94%。假阴性的原因是位置太高或太低，或藏在超声暗区，腺体太小等。检查时，患者取仰卧位，颈部后伸，肩部垫枕，作纵切面及横切面检查，对每枚腺体作 3 个方位的测定。有时颈部斜位、头转向左或右侧，可帮助显露腺体。

2. 放射性核素检查

（1）^{123}I 和 ^{99m}Tc-sestamibi 减影技术可发现 82% 的病变。

（2）^{99m}Tc 和 ^{201}T$_1$ 双重核素减影扫描（与手术符合率可达 92%）可检出直径大于 1 cm 的病变，对于甲状腺外病变也特别敏感，阳性率为 83%，敏感性为 75%。

3. 颈部和纵隔 CT 检查

颈部和纵隔 CT 能发现纵隔内病变，对位于前上纵隔腺瘤的诊断符合率为 67%。可检出直径大于 1 cm 的病变。对手术失败的病例，可利用高分辨 CT 检查以排除纵隔病变。

4. 选择性甲状腺静脉取血测免疫反应性甲状旁腺激素（iPTH）

血 iPTH 的峰值点反映病变甲状旁腺的位置，增生和位于纵隔的病变则双侧甲状腺上、中、下静脉血的 iPTH 值常无明显差异。虽为创伤性检查，但特异性强、操作较易，定位诊断率为 70%～90%。国内用此方法定位正确率为 83.3%。

5. 选择性甲状腺动脉造影

选择性甲状腺动脉造影对其肿瘤染色的定位诊断率为 50%～70%。动脉造影可能发生严重的并发症，主要为短暂的脊髓缺血或脊髓损伤的危险性，有报道发生偏瘫、失明。因此，这项检查应慎用，造影剂的剂量不可过大，浓度不可过高，注射速度不可过快。手术探查前 1 h 静脉滴注亚甲蓝 5 mg/kg，可使腺体呈蓝色，有助于定位。再次探查的病例，亦可选择有创性检查方法：①静脉插管，在两侧不同水平抽血查 PTH；②动脉造影，可显示增大的腺体，有 70%～85% 患者可定位。

（三）诊断标准

（1）具备以下第①～⑧项即可诊断。①血清钙经常大于 2.5 mmol/L，且血清蛋白无显著变化，伴有口渴、多饮、多尿、尿浓缩功能减退、食欲缺乏、恶心、呕吐等症状。②血清无机磷低下或正常下限（小于 1.13 mmol/L）。③血氯上升或正常上限（大于 106 mmol/L）。④血 ALP 升高或正常上限。⑤尿钙排泄增加或正常上限（大于 200 mg/d）。⑥复发性两侧尿路结石，骨吸收加速（广泛的纤维囊性骨炎，骨膜下骨吸收，齿槽硬线消失，病理骨折，弥漫性骨量减少）。⑦血 PTH 增高（大于 0.6μg/L）或正常上限。⑧无恶性肿瘤。若偶然合并恶性肿瘤，则手术切除后上述症状依然存在。

（2）具备以下第①~③项及第④项中的 a 即可诊断，兼有第④项 b 及第⑤项可确诊，第⑥项可作为辅助诊断。①周身性骨质稀疏，以脊椎骨及扁平骨最为明显。②颅骨内外板模糊不清，板障增厚呈毛玻璃状或颗粒状改变。③纤维囊性骨炎样改变，可成网格状及囊状改变。④骨膜下骨吸收：a. 皮质的外缘密度减低或不规则缺失，呈花边状或毛糙不整，失去原有清晰的边缘；b. 指骨骨膜下骨吸收最为典型，尤常见中指中节骨皮质外面吸收，出现微细骨缺损区。⑤软骨下骨吸收，锁骨外端、耻骨联合等处。⑥常伴有异位钙化及泌尿系结石。

五、鉴别诊断

原发性甲状旁亢与下列疾病的诊断进行鉴别。

（一）高钙血症

1. 多发性骨髓瘤

多发性骨髓瘤可有局部和全身性骨痛、骨质破坏及高钙血症。通常球蛋白、特异性免疫球蛋白增高、血沉增快、尿中本-周（Bence-Jones）蛋白阳性，骨髓可见瘤细胞。血碱性磷酸酶（ALP）正常或轻度增高，血 PTH 正常或降低。

2. 恶性肿瘤

（1）肺、肝、甲状腺、肾、肾上腺、前列腺、乳腺和卵巢肿瘤的溶骨性转移。骨骼受损部位很少在肘和膝部位以下，血磷正常，血 PTH 正常或降低，临床上有原发肿瘤的特征性表现。

（2）假性甲旁亢（包括异位性 PTH 综合征），患者不存在溶骨性的骨转移癌，但肿瘤（非甲状旁腺）能分泌体液物质引起高血清钙。假性甲旁亢的病情进展快，症状严重，常有贫血。体液因素包括PTH 类物质、前列腺素和破骨性细胞因子等。

3. 结节病

结节病有高血清钙、高尿钙、低血磷和 ALP 增高，与甲旁亢颇相似，但无普遍性骨骼脱钙，血浆球蛋白升高，血 PTH 正常或降低。类固醇抑制试验有鉴别意义。

4. 维生素 A 或 D 过量

有明确的病史可供鉴别，此症有轻度碱中毒，而甲旁亢有轻度酸中毒。皮质醇抑制试验有助鉴别。

5. 甲状腺功能亢进症

由于过多的 T_3 使骨吸收增加，约 20% 的患者有高钙血症（轻度），尿钙亦增多，伴有骨质疏松。鉴别时甲亢临床表现容易辨认，PTH 多数降低、部分正常。如果血清钙持续增高，血 PTH 亦升高，应注意甲亢合并甲旁亢的可能。

6. 继发性甲旁亢

继发性甲旁亢原因很多，主要有以下几条。

（1）各种原因引起低血清钙和血磷高，皆可刺激甲状旁腺增生、肥大，分泌过多的 PTH。如慢性肾功能不全、维生素 D 缺乏，胃、肠道及肝胆、胰疾病，长期磷酸盐缺乏和低磷血症等。

（2）假性甲状旁腺功能减退（由于 PTH 效应器官细胞缺乏反应，血清钙过低、血磷过高），刺激甲状旁腺，使 iPTH 增高。

（3）降钙素过多，如甲状腺髓样癌分泌降钙素过多。

（4）其他原因，如妊娠、哺乳、皮质醇增多症等。

7. 三发性甲旁亢

三发性甲旁亢是在继发性甲旁亢的基础上，甲状旁腺相对持久而强烈的刺激反应过度，增生腺体中的一个或几个可转变为自主性腺瘤，引起高钙血症。本病仅在久病的肾衰竭患者中见到。

8. 假性甲旁亢

假性甲旁亢是由全身各器官，特别是肺、肾、肝等恶性肿瘤引起血清钙升高，并非甲状旁腺本身病变，常有原发恶性肿瘤的临床表现，短期内体重明显下降、血清 iPTH 不增高。

9. 良性家族性高钙血症

在年轻的无症状患者或血 PTH 仅轻度升高者，高钙血症很可能是家族性低尿钙性高钙血症，而不是原发性甲旁亢。但该病较少见，为常染色体显性遗传，无症状，高血钙，低尿钙小于 2.5 mmol/24 h（100 mg/24 h），血 PTH 正常或降低。

（二）骨骼病变

1. 骨质疏松症

血清钙、磷和 ALP 都正常，骨骼普遍性脱钙。牙硬板、头颅、手等 X 线无甲旁亢的特征性骨吸收增加的改变。

2. 骨质软化症

血清钙、磷正常或降低，血 ALP 和 PTH 均可增高，尿钙和磷排量减少。骨 X 线有椎体双凹变形、假骨折等特征性表现。

3. 肾性骨营养不良

骨骼病变有纤维性囊性骨炎、骨硬化、骨软化和骨质疏松四种。血清钙降低或正常，血清磷增高，尿钙排量减少或正常，有明显的肾功能损害。

4. 骨纤维异常增生症（Albright 综合征）

骨 X 线平片似纤维性骨炎，但只有局部骨骼改变，其余骨骼相对正常，临床有性早熟及皮肤色素痣。

（三）正常血清钙型原发性甲旁亢

现认为没有真正的正常血清钙性甲旁亢，这种病例可能发生在下列诸种情况中。

1. 早期或轻型甲旁亢

早期或轻型甲旁亢只有血清钙离子的升高，或者 PTH 呈间歇性分泌状态，故其血清钙表现为间歇性增高，只有多次化验检查，才能发现血清钙升高。

2. 钙和/或维生素 D 摄入不足

钙和/或维生素 D 摄入不足并发佝偻病或成人骨质软化症，此时 X 线平片也很少发现纤维囊性骨炎的特点，造成 X 线平片上的诊断困难。

3. 病程长而严重的代谢性骨病患者

骨钙储存量已很少，即使在大量 PTH 的动员作用下，也难以有足量矿物质释放出来。此时表现为血清钙水平正常，而血清磷很低，与肾小管疾病所致低磷酸盐血症难以鉴别。但 2 和 3 两种情况在补充足量的钙及维生素 D 后，仍可出现高钙血症。

（四）原发性甲旁亢伴外胚层来源器官畸形

马方综合征患者兼有四肢长、蜘蛛样指（趾）、颚弓高、晶体脱位、漏斗胸、躯干瘦长、驼背及脊柱侧弯等骨骼畸形。可伴发外胚层来源器官的组织增生或肿瘤，如结节性硬化症、多发性神经纤维瘤等。

（五）原发性甲旁亢伴某些免疫紊乱疾病

此类疾病如副蛋白血症、单克隆 γ 病等。有报道用原发性甲旁亢患者的血浆可使正常人的 B 细胞增多，手术切除甲状旁腺腺瘤后，此效应消失，可能是患者的甲状旁腺产生了一种物质，兴奋了淋巴细胞的免疫能力。

（六）肾石病

本病尚需与肾石病鉴别，结石多为一侧，通常是草酸钙或磷酸钙结石。尿酸结石或胱氨酸盐结石较少见而且 X 线不显影。原发性甲旁亢者的结石在双侧肾盂中常呈鹿角形，且反复发作。

六、治疗

(一) 一般治疗

1. 多饮水

限制食物中钙的摄入量，如忌饮牛奶，注意补充钠、钾和镁盐等，并禁用噻嗪类利尿剂、碱性药物和抗惊厥药物。慢性高血清钙者，可口服 H_2 受体拮抗剂，如西咪替丁（甲氰咪胍），0.2 g，3 次/d；或肾上腺能阻滞剂，如普萘洛尔（心得安）10 mg，3 次/d；必要时加用雌激素、孕激素或结合雌激素治疗。

2. 降钙素

鲑鱼降钙素 4～8 U/kg，肌注，6～12 h 1 次，或酌情增减剂量。降钙素为人工合成的鲑鱼降钙素，50～100 U/次，肌注，每日或隔日 1 次。依降钙素为合成的鳗鱼降钙素益钙宁，每支 20 U，每周肌内注射一次既可以抑制骨吸收，与二磷酸盐共用时还可急速降低血清钙。

3. 磷酸盐

磷酸盐常用制剂有多种，可根据需要选用，如磷酸钠或磷酸钾，1～2 g/d。如血清钙升高较明显，宜用中性磷酸盐溶液治疗。中性磷酸盐溶液含磷酸氢二钠（$Na_2HPO_4 \cdot 12H_2O$）和磷酸二氢钾（$KH_2PO_4 \cdot 2H_2O$）。配制方法：磷酸氢二钠 96.3 g，磷酸二氢钾 10.3 g，混合后加水至 500 mL（每 10 mL 含元素磷 215 mg），每日口服 30～60 mL。近年来发现，二磷酸酯与内生焦磷酸盐的代谢关系密切，二磷酸酯与骨组织的亲和力大，并能抑制破骨细胞的功能，可望成为治疗本病的较佳磷酸盐类。其中应用较多的有羟乙二磷酸盐（EHDP）和双氯甲基二磷酸盐（Cl_2MDP）。据报道，其疗效和耐受性均优于中性磷酸盐。应用磷酸盐治疗期间，应注意肾功能变化和导致异位钙化的可能。

(二) 高血清钙危象的治疗

1. 高血清钙危象的临床特点

血清钙高于 3.75 mmol/L（15 mg/mL）时，可发生高血清钙危象，若抢救不及时，常突然死亡。如血清钙高于 3.75 mmol/L，即使无症状或症状不明显，亦应按高血清钙危象处理。在高血清钙患者出现恶心、呕吐，应警惕发生危象可能。

2. 高血清钙危象的诊断

诊断 PT 高血清钙危象要有 3 个条件：①存在 PT；②血清离子钙水平超过 1.87 mmol/L［正常人血清离子钙水平为（1.18±0.05）mmol/L，甲旁亢血清离子钙水平大于或等于 1.28 mmol/L］；③临床出现危象症状。

3. 高血清钙危象的治疗

（1）输液：高血清钙危象者因畏食、恶心、呕吐常伴有脱水，加重高血清钙及肾功能不全，故迅速扩充血容量至关重要。恢复血容量、增加尿量和促使肾脏排钙，静脉输注生理盐水，补充钠盐，产生渗透性利尿作用，随着尿钠的排出，钙也伴随排出体外。需输注大量 5% 葡萄糖生理盐水，输液量控制在每 4 h 1 000 mL。第 1 日需输注生理盐水 4～8 L，最初 6 h 输入总量的 1/2～1/3，小儿、老年人及心、肾、肺衰竭者应慎用，并将部分生理盐水用 5% 葡萄糖液代替。

（2）利尿：血清钙过高，每日尿量过少者在补充血容量后予以利尿，使尿量保持在 100 mL/h 以上。可选用呋塞米（速尿）20～40 mg，3～4 次/d，或 40～100 mg 静脉注射。呋塞米能提高大量输液的安全性，既可避免发生心衰、肺水肿，又可抑制肾小管重吸收钙，有利于降低血清钙，利尿排钙。亦可选用其他利尿剂，如依他尼酸（利尿酸钠）50～200 mg 静脉推注等，血清钙过高患者每 1～2 h 可以重复注射。但应避免使用噻嗪类利尿剂。利尿仅能暂时降低血清钙，故应与其他治疗措施结合使用。

（3）补充电解质：每日监测血、尿电解质，以决定钠、钾、镁的补充量。治疗期间应每 4～6 h 测定血清钙、镁、钠、钾，注意维持电解质平衡。一般情况下，每排尿 1 000 mL 需补充 20 mmol 氯化钾和 500 mmol 氯化钠。

（4）磷酸盐：每 6 h 口服 1 次，每次 20～30 mL，可供 230～645 mg 元素磷，使血清钙下降。如果急需降低血清钙,可静脉注射中性磷溶液,其配方为 Na_2HPO_4 0.081 g 分子,KH_2PO_4 0.019 g 分子,加蒸馏水到 1 000 mL,每升含磷元素 3.1 g,常用量为每 6~8 h 静脉输入 500 mL。血清磷高于 0.97 mmol/L（3 mg/dL）者慎用,静脉注射过量磷酸盐可引起严重低血清钙。口服磷酸盐时禁服抗酸剂,以防与磷酸盐结合而妨碍吸收。若降低血清钙的效果不佳,可改用磷酸盐灌肠或静脉滴注。应用期间要监测血清钙磷和肾功能,防止低钙血症和异位钙化的发生。

（5）依地酸二钠（EDTA 钠盐）：仅在严重高血清钙或一般治疗无效时应用,常用量 50 mg/kg,加入 5% 葡萄糖液 500 mL 中静脉滴注,4~6 h 滴完。亦可用硫代硫酸钠 1.0 g 加入生理盐水 100 mL 中静脉滴注,紧急情况下可直接以 5% 浓度静脉推注。输液过程中要监测血清钙。

（6）二氯甲酯（二磷酸酯）：可抑制破骨细胞活性,降低血清钙,对 PTH 或 cAMP 水平无影响,可口服或静脉注射,1 600 mg/d 或 1~5 mg/kg。

（7）西咪替丁（甲氰米胍）：慢性 PT 高血清钙者可用西咪替丁治疗,用于急性原发性甲旁亢危象,西咪替丁 200 mg 每 6 h 一次,可阻止 PTH 的合成和 / 或释放,降低血清钙,也可作为甲旁亢患者手术前的准备,或不宜手术治疗的甲状旁腺增生患者,或甲状旁腺癌已转移或复发的患者。服用西咪替丁后血浆肌酐上升,故肾功能不全或肾病继发甲旁亢高血清钙患者要慎用。

（8）透析：首选血液透析,无条件时亦可采用腹膜透析,但必须采用无钙透析液。

（9）普卡霉素（光辉霉素）：降低血清钙作用可能与减缓肠钙吸收、抑制 PTH 对骨骼的溶解作用,或与抗肿瘤作用有关。常用量 10~25 μg/kg,用适量生理盐水稀释后静脉滴注,若 36 h 后血清钙下降不明显,可再次应用。每周 1~2 次,用药后 2~5 日血清钙可降到正常水平。长期使用时,每周不得超过 2 次,必要时可与其他降血清钙药同用。应用期间,必须严密观察血清钙、磷变化和本药对骨髓、肝、肾等的毒性作用。此药为抗癌药,可抑制骨髓,对肝、肾毒性大,应慎用。

（10）糖皮质激素：病情允许时可口服,紧急情况下可用氢化可的松或地塞米松静脉滴注。

（11）降钙素：有助于降低血清钙,理论上 12 h 内可用 400~1 000 U。实际降钙素的剂量应根据病情、药源及经济情况,并结合患者对大量输液及利尿药的反应而定。

（12）急诊手术：甲状旁腺危象多数是腺瘤所致,且一般病程较晚,肿瘤体积较大,易定位,因而更趋向于作单侧探查。手术时机掌握在血清钙下降到相对安全的水平,或血清钙上升停止而开始下降,患者全身情况可以耐受手术时,施行急诊手术,一般效果良好。

（13）其他疗法：其他疗法有如下几种。①放射性保护有机磷制剂。WR-2721 具有迅速降低 PTH 分泌的作用,但有较明显的不良反应。②无升高血清钙的维生素 D 制剂。在慢性肾功能不全所致的甲旁亢中有较好的疗效,亦可用于 PT 的治疗。另一方面,PT 患者体内存在高 PTH、低 25-（OH）D_3 现象,提示 PT 患者伴有维生素 D 不足或缺乏。③二磷酸盐类。虽可迅速降低血清钙,但 3 个月后血清钙回升。④乙醇注射疗法。在 B 超引导下,将乙醇注入甲状旁腺腺瘤,在 36 h 或 24 h 内血清钙可以降到正常。每 24 h 可注射 1~3 次,在高血清钙危象时更显有用,但长期疗效尚有待观察。⑤钙感受器激动剂。NPSR-568 已用于 PT 的治疗,但尚需进一步观察临床疗效。

（三）手术治疗

1. 手术指征

（1）对所有明显高血清钙者（若无禁忌证）,均应作颈部探查,理由如下：①可以明确诊断；②难以预料靶器官损害；③该病会导致骨质改变加速,特别是老年妇女；④ 26% 患者在 10 年内可发生并发症；⑤手术安全,手术成功率高达 95% 以上。

（2）无症状的原发性甲旁亢需手术治疗的指征。一般认为,无症状而仅有轻度高钙血症的原发性甲旁亢病例需随访观察,如有以下情况则需手术治疗：①骨吸收病变的 X 线表现；②肾功能减退；③活动性尿路结石；④血清钙水平超过或等于 3 mmol/L（12 mg/dL）；⑤血 iPTH 较正常增高 2 倍以上；⑥严重的精神病、溃疡病、胰腺炎和高血压等。

2. 手术方式

射线引导下的甲状旁腺切除术可以治愈 95% 的患者,并大大降低了老式手术方式的危险性,故用福善美增加骨钙而放弃手术治疗的做法不妥。

（1）手术优点：射线引导下的微创性甲状旁腺切除术是近年来开展的新技术，可在局麻下施行。它的优点是：①术前已知4个腺体中哪一个活性较高；②创伤小，对侧不受影响；③麻醉方式多为局麻；④切口只有2.5 cm，为时25 min（常规1～2 h），术后即可进食，第2日即可恢复日常工作；⑤耐受性好；⑥治愈率为99%～100%（常规手术为90%～96%）；⑦价格低廉；⑧甲旁减的风险为零，术后并发症少。但适宜本手术治疗的患者只包括那些sestamibi扫描证实为单个腺瘤的原发性甲旁亢患者（85%～90%的患者属于此类）。

（2）术前准备：对已确诊者，按一般术前处理即可。血清钙明显升高者，应先行内科治疗，将高血清钙控制在安全范围内，并加强支持治疗，改善营养，纠正酸中毒。其中要特别注意中性磷酸盐的补充，以增加骨盐沉积，缩短术后骨病和血生化的恢复时间。高钙血症易导致严重的心律失常，除采用有效措施降低血清钙外，还应根据病情和心律失常的性质给予相应治疗。

（3）手术步骤：手术常选用全身麻醉，横形切开颈部切口。在中线分离带状肌后，选择一叶甲状腺并向内侧翻转。清除甲状腺叶下方的组织直至气管以显示喉返神经和甲状腺下动脉。在大多数患者，喉返神经位于气管食管沟内，较少见的也可位于气管旁；在气管前侧方常见但特别容易造成损伤。喉返神经也可在颈部直接发出，而不像往常那样环绕右锁骨下动脉。喉上神经外支是声带张力最重要的神经，它通常紧邻甲状腺上极血管束的内侧。游离甲状腺时应小心操作以免损伤该神经。可能存在4个以上的甲状旁腺，因此，颈部探查需要非常耐心。由于冰冻切片有助于判定甲状旁腺而需要一名有经验的病理学家的帮助。上甲状旁腺较易发现，通常位于甲状腺背侧表面的上2/3水平。下甲状旁腺较上甲状旁腺大，且位置常不固定，正常情况下可存在于自甲状腺上1/2水平至深入纵隔内。下甲状旁腺较上甲状旁腺位置更靠前。如果上甲状旁腺已被发现，则应仔细检查另一侧的胸腺蒂并切除。从颈部切口可切除绝大多数位于纵隔内的甲状旁腺腺瘤。

（4）术中注意事项：①术中应做好高血清钙危象的抢救准备工作，包括各种降血清钙药物，进行血清钙、磷和心电图监测。②术中均应仔细探查所有的甲状旁腺：如属腺瘤，不论单发或多发，应全部切除，仅保留一枚正常腺体；如属增生，常为多枚腺体同时累及，故宜切除其中的三枚，第四枚切除50%左右，然后取小部分做甲状旁腺自体移植；如属异位腺瘤，多数位于纵隔，可沿甲状腺下动脉分支追踪搜寻。有时异位甲状旁腺包埋在甲状腺中，应避免遗漏。如属腺癌，则应作根治术。③首次手术未能发现病变而进行的二次颈部探查难度极大，所以应在首次手术时细心操作以避免二次手术。如果需二次手术，不仅甲状旁腺组织辨别更为困难，而且也更易损伤喉返神经。

3. 术后处理

（1）手术成功：血磷常迅速恢复正常，血清钙和血PTH则多在术后1周内降至正常。伴有明显骨病者，由于术后钙、磷大量沉积于脱钙的骨组织，故术后数日内可发生手足搐搦症。有时血清钙迅速下降，可造成意外，故必须定期检查血生化指标。轻度低钙血症经钙盐补充和维生素D治疗可纠正，较重者应给予活性维生素D制剂，如1α-(OH)D_3或1,25-(OH)$_2D_3$。如低钙症状持续1个月以上，提示有永久性甲旁低。

（2）手术失败：患者如术后症状无缓解，血清钙和血PTH于1周后仍未能纠正，提示手术失败。其常见原因有：①腺瘤为多发性，探查中遗漏了能自主分泌PTH的腺瘤，被遗漏的腺瘤可能在甲状腺、食管旁、颈动脉附近甚至纵隔；②甲状旁腺有五枚以上，腺体切除相对不足；③甲状旁腺腺癌复发或已有远处转移；④非甲状旁腺来源的异位PTH综合征（假性甲旁亢）。

（3）术后低钙血症：甲状旁腺手术后可出现低钙血症，轻者手足和面部发麻，重则手足搐搦。一般术前ALP很高，又有纤维性囊性骨炎者则术后会有严重的低钙血症，常降至1.75 mmol/L（7 mg/dL），甚至1 mmol/L（4 mg/dL）。

引起低钙血症的原因：①骨饥饿和骨修复，切除病变的甲状旁腺组织后，血中PTH浓度骤降，大量钙和磷迅速沉积于骨中，致血清钙降低。②甲状旁腺功能减退，切除功能亢进的甲状旁腺组织后，剩余的甲状旁腺组织的功能受到长期高血清钙的抑制而功能减退（多数为暂时性）。③由于部分骨骼或肾对

PTH 作用的抵抗，发生于原发性甲旁亢合并有肾衰竭、维生素 D 缺乏、肠吸收不良或严重的低镁血症。如有持续性和顽固性低钙血症，应想到同时存在低镁血症（血清镁低于 0.5 mmol/L，即 1.0 mEq/L）的可能。镁 40～60 mmol（80～120 mEq）静脉滴注 8～12 h，或 20% 硫酸镁分次深部肌内注射。如低钙血症由于低镁血症所致，当补充镁后，通常在 24～48 h 之内血清钙恢复正常。当 PTH 恢复正常分泌率，激素的周围反应也转正常。

低钙血症的症状：可开始于术后 24 h 内，血清钙最低值出现在手术 2～3 日后，可出现手足搐搦，持续 1～2 日甚至 3～4 个月。但这种现象不一定损伤了甲状旁腺，可因骨骼的"钙饥饿"状态，术后钙质向骨基质内沉积而引起低血清钙。大部分患者在 1～2 个月内血清钙可恢复至 2 mmol/L（8 mg/dL）以上。血磷浓度于术后近期进一步降低，尿磷排量甚少。

低钙血症的治疗：一般于低钙血症症状出现时，立即口服乳酸钙或葡萄糖酸钙（相当于元素钙 1～3 g）。口服 10% 氯化钙溶液，每数小时服 10 mL 亦可逐渐恢复。手足抽搐明显者可以缓慢静脉注射 10% 葡萄糖酸钙 10～20 mL，有时需要补充镁盐以缓解肌肉抽搐。难治顽固性低钙血症可以静脉滴注葡萄糖酸钙［溶于 5% 或 10% 葡萄糖液内，钙可按 0.5～3 mg/（kg·h）给予］，常可缓解症状和体征。补充钙量是否足够，视神经肌肉应激性和血清钙值两方面而定。同时补充维生素 D_2 或 D_3，开始剂量 3 万～5 万 U/d，以后酌情减少用量。$1\alpha-(OH)D_3$ 和 $1,25-(OH)_2D_3$ 可在 24～96 h 内使血清钙升达正常，当合并有肾功能损害时，应优先采用此类药物。手术后完全恢复骨的正常矿化可能要 1～2 年，应持续补充钙剂及适量维生素 D 直至 X 线摄片骨密度正常后才可停药。

七、预后

血清钙水平是极好的指标，可证明手术是否成功。手术结果一般在手术后可以立即判断出来。如术中未发现病变腺体，术后仍持续存在高血清钙；如腺瘤或癌肿已切除，在术后 24～48 h 内血清钙会下降 2～3 mg，然后在 3～4 日后恢复正常。手术切除病变的甲状旁腺组织后 1～2 周，骨痛开始减轻，6～12 个月明显改善。骨结构明显修复需 1～2 年或更久。如术前活动受限者，大都术后 1～2 年可以正常活动并恢复工作。手术成功切除则高钙血症纠正，不再形成新的泌尿系结石。X 线检查显示有骨改变及 ALP 升高者，术后血清钙下降会更加严重，低血清钙重而持续时间长，需给予数周至数月或更久的钙及维生素 D 治疗。

PT 手术并发症很少，偶可发生甲亢、胰腺炎，原因尚不清楚。胰腺炎临床表现很重。约 1/2PT 患者手术后出现低血清镁，由于长期低血清钙合并低血清镁，使这种并发症的处理极为复杂。

第三节　钙受体病与甲状旁腺素低抵抗综合征

钙受体（calcium receptor, CaR）又称钙感受器（calcium sensor, CaS）或钙感受器受体（calcium-sensing receptor, CaSR），是一种以细胞外液钙离子为配体的受体蛋白。由于 CaR 是一种细胞外液钙离子浓度信号（相当于循环内分泌激素）的受体，CaR 病主要包括由于 CaR 基因突变所致的一组临床疾病，如家族性低尿钙性高钙血症、新生儿重症甲旁亢、遗传性高尿钙性低钙血症；PTH 抵抗综合征主要包括假性甲旁减和假—假性甲旁减。

一、家族性低尿钙性

高钙血症和新生儿重症甲旁亢家族性低尿钙性高钙血症（familial hypocalciuric hypercalcemia, FHH）和新生儿重症甲旁亢（neonatal severe hyperparathyroidism, NSHPT）的病因与 CaR 功能障碍有关。FHH 为常染色体显性或隐性遗传性疾病，其遗传缺陷是 CaR 发生突变或缺失。由于 CaR 结构与功能发生障碍，细胞外液中的 Ca^{2+} 变化不能通过 CaR 调节 PTH 的合成和分泌，从而导致 PTH 对钙浓度变化失敏或无反应。这些患者常有高钙血症，伴轻度高镁血症，血 PTH 正常或轻度升高，尿钙排出量低（尿 Ca^{2+}/尿肌酐清除率比值 < 0.01，尿钙 < 2.5 mmol/24 h），CT 和 VD_3 正常，且无临床症状。患者常伴软

骨钙化和急性胰腺炎等并发症。有的病例可伴有遗传性间质性肺病。NSHPT多表现为严重高钙血症、骨矿化不良、多发性骨折和骨畸形。由于FHH患者的后代常有SNHPT表现，所以一般认为，NSHPT是FHH纯合子的一种表现型。现已发现的突变类型主要为胞膜外区的错义突变（如天冬氨酸和谷氨酸位点）。由于分子结构变化，钙结合位点减少或亲和力下降，导致细胞外Ca^{2+}的"调定点"（set-point）右移，Ca^{2+}浓度调定点升高，肾小管钙重吸收显著增加，血钙升高，尿钙减少。肾小管重吸收钙增加是FHH的重要特征，也是导致血钙升高和尿钙下降的重要原因，但其发病机制未明。肾小管上皮细胞膜的CaR突变使细胞外液Ca^{2+}浓度上升，肾曲小管腔内钙不断被过度重吸收。也有部分病例的病情较轻，常具有自限性，呈散发性分布。此外，影响NSHPT表现型的因素很多，例如突变基因量、突变的部位和严重性、宫内时期的细胞外钙浓度（如母亲为高钙血症，患儿的病情相对较轻）、骨和肾对过量PTH刺激的敏感性等。因此，FHH（CaR基因突变杂合子表现型）和NSHPT（CaR基因突变纯合子表现型）事实上同为CaR缺陷性代谢骨病，在这种疾病谱中，临床表现可轻可重，具有自限性，轻者无症状，而重者可出现致命性高钙血症与肾损害不等。本病主要依赖CaR基因突变分析确立诊断。FHH和NSHPT可表现为弥漫性甲状旁腺增生或甲状旁腺腺瘤，一般不会发生癌变。如为腺瘤，瘤外的甲状旁腺组织仍增生，手术切除后病情不见缓解为本综合征的另一特点。

血钙升高不明显者可用激发试验协助诊断。

本病治疗困难，手术切除增生甲状旁腺的效果亦差。术后常发生甲旁减。如血钙仍明显升高，需考虑做甲状旁腺次全切除。术后用口服钙剂和维生素D治疗以维持正常血钙。

二、遗传性高尿钙性低钙血症

对13个家族的遗传性低钙血症患者的调查结果表明，常染色体显性遗传性低钙血症患者存在有CaR基因的突变，多数患者无临床症状，部分有手足搐搦，多为自发性，主要发生于新生儿期和3岁以前儿童。

血钙下降（血总钙1.5～2.0 mmol/L）伴低镁血症和高尿钙症，血PTH多正常。尿钙增多是由于CaR有激活性突变，肾小管Ca^{2+}的重吸收明显减少所致，患者的尿浓缩功能障碍。用维生素D治疗后，尿钙显著增多，甚至发生肾结石症和肾功能损害。停止维生素D治疗后，肾功能可恢复，但肾结石症无改善，重症患者有口渴和多尿。现已发现和鉴定了10余种钙感受器突变类型，突变点多位于胞膜外区。与FHH和NSHPT相反，这类基因突变使钙浓度的调定点左移（下降），CaR的功能增强（兴奋型基因突变），在较低的细胞外液Ca^{2+}浓度条件下即兴奋三磷酸肌醇（IP3），抑制PTH分泌，导致低钙血症。本症应与甲旁减鉴别。前者用过量维生素D治疗易导致肾损害和肾结石症。

三、甲状旁腺素抵抗综合征

甲状旁腺素抵抗综合征是由于外周靶细胞对PTH有抵抗而导致的一种遗传性疾病，由Albright最早发现，又称为假性甲状旁腺功能减退症（pseudohypoparathyroidism，PSHP或PHP）。本病是一种先天性疾病，是常染色体或X性联遗传缺陷病。患者具有甲状旁腺功能低下低钙血症的生化特点，此外，尚有4个特点。①PTH的靶组织对之不发生反应。PTH分泌合成不是减少了，而是正常或代偿性增生；甲状旁腺不是萎缩或消失，常常是代偿性增生。②大部分患者是骨、肾对PTH无反应，部分患者只有骨或肾无反应。③患者常有躯体的先天发育异常，称为Albright遗传性骨病，其特点是侏儒、脸圆、粗短身材、拇指及第4、5掌骨或跖骨短矬及智力低。患者也可没有躯体畸形。常见皮下或颅内的软组织异位钙化。④注射有活性的PTH不能矫正血、尿钙磷的不正常。

（一）病理生理

PTH对靶组织的作用需通过PTH受体-鸟嘌呤核苷酸结合蛋白（G调节蛋白，GNBG）-腺苷酸环化酶（cAMP）系统进入靶组织内，再经蛋白激酶，底物磷酸化等程序才完成。因此，靶细胞内外的应答是肽激素发生效能的必要条件。由于应答过程中不同阶段的缺陷，假性甲旁减分为Ⅰ型和Ⅱ型。

1. 假性甲旁减 I 型

不能合成 cAMP，给以有活性的外源性 PTH 不能测出血尿中 cAMP 浓度升高。又分为 I a 型和 I b 型。

PHP I a 型：G 调节蛋白活性不足。G 调节蛋白也是多种肽激素发挥生理作用所依赖的，因此 I a 型患者还常常伴有其他肽激素的靶器官不反应症，包括 TSH 不敏感（表现为甲状腺功能减退）、ACTH 不敏感（常无临床表现）以及 GnRH 不敏感（闭经）、ADH 不敏感（尿浓缩功能不佳或尿崩症）等。I a 型都有 Albright 遗传性骨病。

PHP I b 型：形态正常，没有遗传性骨病，只有对 PTH 抵抗。G 调节蛋白正常，活性 PTH 不能引起 cAMP 增高，认为是 PTH 受体的缺陷。

2. 假性甲旁减 II 型

PTH 作用于肾脏细胞可形成 cAMP，但 cAMP 未能形成肾脏的排磷效应，因而有高磷血症和低钙血症。患者尿中 cAMP 常高于正常。患者无特殊体型，但有低血钙症所导致的手足搐搦和其他症状、体征，故与特发性甲旁减很相似。

假-假性甲旁减（PPHP）是一种遗传性疾病。多数认为是性连锁显性遗传，但亦有人认为属于常染色体显性或隐性遗传。一个家族也可出现 PHP 与 PPHP，因此认为 PHP 与 PPHP 有相同的发病机制，在一个广谱的症状群中有不同的表现。患者身材矮胖，圆面，短指（趾）畸形，皮下钙化斑与假性甲旁减相同。但是甲状旁腺功能检查均属正常，血/尿钙磷正常，对注射外源性 PTH 的反应与正常人反应亦相同。有的患者在随诊观察中或身体需要钙量增加时，血尿生化可转变成为真正的假性甲旁减表现。本病无须特殊治疗，只需随访血钙变化。因无低钙血症，故无须用维生素 D 或其衍生物及钙剂治疗。

（二）临床类型

不同靶器官对 PTH 的不反应性和程度都可以不同，其病理生理改变及临床也各异。

骨、肾都对 PTH 不发生反应型：是较多见而且典型的低血钙、高血磷，血尿中羟脯氨酸、骨钙素、钙磷镁都低。

肾对 PTH 不反应，而骨反应正常型：是 PHP 中的一种特殊类型，较少见。患者的肾脏对 PTH 无反应，排磷减少，因而有高磷血症。PTH 亦不能使肾脏产生 1,25-$(OH)_2D_3$，因而肠道吸收钙减少，导致低钙血症。低钙血症引起 PTH 分泌增加，引起纤维囊性骨炎，称为假性甲状旁腺功能减退-功能亢进症。是否有骨对 PTH 不反应，而肾反应正常，尚不完全确定，临床上也不易诊断。

（三）治疗

与甲旁减相似，低血钙的纠正较容易，用生理剂量或稍大剂量的维生素 D 或其活性代谢物可奏效。少部分患者增加钙摄入量，或使血循环中钙离子浓度稍高之后，即可通过提高靶细胞内钙离子浓度促成 PTH 发挥生理效能。假性甲旁减 I a 型如伴有甲状腺功能减低或性功能低下者，同时用替代治疗。

第六章 肾上腺疾病

第一节 原发性醛固酮增多症

原发性醛固酮增多症（primary aldosteronism）简称原醛症，是由肾上腺皮质分泌过多醛固酮所引起的综合征。临床上主要表现为高血压，是继发性高血压的常见病因之一，占所有高血压人群的0.5% ~ 2%。但近年来其发病率显著升高，有国外学者提出已达10% ~ 15%。

一、病因及分类

（一）特发性醛固酮增多症

特发性醛固酮增多症又名特醛症（idiopathic hyperaldosteronism，IHA）。其肾上腺病变为双侧性球状带细胞增生，可伴小或大结节，结节和增生组织分泌过量的醛固酮。患者对肾素－血管紧张素的反应增强，醛固酮分泌不呈自主性。取站立位时，血肾素的轻微升高即可使血醛固酮增多。静脉滴注血管紧张素Ⅱ后，患者醛固酮分泌增多的反应较正常人和醛固酮瘤患者为强。既往认为IHA的患者只占原醛症的20% ~ 30%，近10年来有明显的增加。1999年Mayo医院在120例被诊断为原醛症的患者中，IHA占72%，而醛固酮瘤只占28%。Stowassei也报道IHA患者约占原醛患者的2/3。

（二）醛固酮瘤

醛固酮瘤又称Conn综合征，原认为该病是原醛症最常见的一种，占原醛症的70% ~ 90%，目前这种比例有所改变。瘤体包膜完整，富含脂质，切面呈金黄色，多为一侧单个腺瘤，双侧腺瘤者少见，直径通常 < 2 cm。多为促肾上腺皮质激素（ACTH）反应型，少数为肾素反应型腺瘤（APRA）。APRA患者取站立位后可引起血浆肾素变化，从而导致血醛固酮升高。

（三）醛固酮癌

此型占原醛症的1%。这一类型的肿瘤往往体积大，直径一般在6 cm以上，切面可见出血、坏死。瘤体分泌大量的醛固酮，还同时分泌糖皮质激素和雄激素。在细胞学上常难以确定肿瘤的恶性性质，如出现转移病灶则可确诊。

（四）原发性肾上腺增生

病理变化为双侧肾上腺结节性增生，并常有一侧较大的结节。与IHA不同的是，患者取站立位后血醛固酮下降或不变，尿18-羟皮质醇及18-氧皮质醇升高。一侧肾上腺全部或部分切除可使患者的高血压、低血钾症状得以有效控制。

（五）异位醛固酮分泌肿瘤

极少见，发生于肾内的肾上腺残余肿瘤或卵巢肿瘤，也有发生于睾丸肿瘤的报道。瘤体除分泌大量的醛固酮外，还可分泌皮质醇等其他激素。

(六)家族性醛固酮增多症

1. 家族性醛固酮增多症Ⅰ型

1966年由Sutherland首先报道,患者多为青年起病,肾上腺呈结节性增生,增生部位在球状带或束状带。其又称为糖皮质激素可抑制性醛固酮增多症(GRA),既往还称为ACTH依赖性醛固酮增多症、地塞米松可抑制性醛固酮增多症。该症多为常染色体显性遗传疾病。发病机制为同源染色体间遗传物质发生不等交换,在第8号染色体上11-β羟化酶基因和醛固酮合成酶基因形成一融合基因。融合基因的形成导致醛固酮合成酶在束状带异位表达,并受ACTH的调控,所以患者醛固酮分泌可被糖皮质激素抑制。

2. 家族性醛固酮增多症Ⅱ型

该型在1992年由Stowasser首先报道,病情程度不一。病理类型可为肾上腺腺瘤或增生,抑或同时存在。因此当一个家系中出现两个以上的确诊的原醛症患者,醛固酮不能被地塞米松抑制试验所抑制,且基因学检查无融合基因的存在,即可诊断为家族性醛固酮增多症Ⅱ型。

二、临床表现

(一)高血压

高血压为本病的主要症状,也是最常最早出现的临床表现。血压一般波动在收缩压150～240 mmHg(20.0～32.0 kPa),舒张压90～130 mmHg(12.0～17.3 kPa),高血压的原因主要是由于过量的醛固酮引起潴钠失钾。钠潴留导致血容量增多,血管壁内的钠离子增加,血管对去甲肾上腺素的反应性增强。患者可出现头痛、头晕、耳鸣、弱视等症状。少数表现为恶性高血压,也有极少数患者血压可完全正常。在原发性高血压患者中,原醛症的发生率为5%～13%,也有文献报道在难治性高血压患者中的发生率高达20%～40%。常规降压药物效果不好,而用排钾利尿药又容易出现低血钾。患者很少出现水肿,这可能与钠离子的"脱逸"现象有关。病程长者可出现脏器的损害,如心、脑、肾等。

(二)低血钾

低血钾为本症的另一个特征。患者常常在起床时或久坐后忽感下肢不能自主移动,严重时四肢麻痹和呼吸肌麻痹,吞咽困难等。诱发因素有劳累、服失钾性利尿药(如氢氯噻嗪、呋塞米等)、受冷、紧张、腹泻、大汗等多种应激。当心肌受累时,常有期前收缩、心动过速等心律失常等症状,有时病情严重血压下降、心室颤动。低血钾往往出现在高血压发生几年后。在很长时间内,低钾血症曾经被认为是原醛症的一个诊断标准,只有当患者有高血压合并低钾时才会疑及原醛症。但实际上原醛症20%的患者血钾始终正常。一般认为出现低钾血症是原醛症后期的临床表现,因此,用血钾来判断原醛症的可能性会出现漏诊。

基于上述原因,有学者提示有下列情况者要进行原醛症方面的检查:①高血压伴低血钾;②顽固性高血压及高血压用一般降压药疗效不显著者;③儿童、青少年高血压患者;④高血压伴肾上腺偶发瘤;⑤左心室肥大的高血压患者。

(三)阵发性手足搐搦和肌肉痉挛

主要表现为手足搐搦发作与四肢麻痹交替出现,或上肢、下肢麻痹。表现特点是助产士样手、喉鸣、面部肌肉痉挛,严重时全身惊厥,意识丧失。可能的原因为血浆醛固酮升高时血钾降低,在氢离子和钾离子竞争下钾离子分泌减少,氢离子分泌增多,导致氢离子过多丧失,引起代谢性碱中毒。

(四)其他

多尿烦渴,尤以夜间多尿。由于长期大量失钾,肾小管上皮细胞空泡样变,影响肾小管功能,水重吸收能力降低。患者常诉说多尿、夜尿、烦渴、多饮,尿量可达3 000 mL/d以上。

三、诊断步骤

目前,对于原发性醛固酮增多症的诊断分为三个步骤,一为筛查诊断,二为确诊诊断,三为分型诊断。

（一）筛查诊断

1. 尿钾测定

原醛症患者尿钾的排出量较大，24 h 尿钾如果超过 25 ~ 30 mmol/L 有临床意义。

2. 血钠血钾测定

血钠在正常值范围内或略高于正常。多数患者血钾呈持续低血钾状态，测定值在低限或低于低限值，少数患者血钾可在正常范围内。

3. 血醛固酮和尿醛固酮测定

血醛固酮的分泌呈间歇性节律，故应多次测定。一般常测定 8：00、16：00 血中浓度。24 h 尿醛固酮测定应在低血钾纠正后进行。

4. 肾素活性测定

应注意的是约有 30% 的原发性高血压的患者肾素活性低于正常。因此，低肾素活性并非是原醛症所独有。

5. 血浆醛固酮与肾素活性比值

这一方法筛查原醛症被临床普遍接受，比较简单，无须事先给钠负荷。直立位时，该比值 > 30 须考虑原醛症。该检查结合血浆醛固酮浓度 > 554 pmol/L，对诊断原醛症的敏感性和特异性分别为 90% 及 91%。

约 20% 的原发性高血压患者血浆肾素水平会降低，可导致假阳性结果。而低血钾会降低血浆醛固酮水平，因此需在实验前摄取足够的钾以避免假阴性。另外，试验还受 β 受体阻断药、噻嗪类利尿药、ACEI（血管紧张素转换酶抑制剂）以及患者的体位、不同的抽血时间、食盐的摄入量等因素的影响，因此为保证实验室测定结果的可靠性，应矫正低钾，检查前在保证患者安全的前提下，停用上述药物 2 ~ 4 周。另外，此方法个体内、个体间差异性较大，仅 37% 的患者结果保持恒定，因此，应当反复检查。

（二）确诊试验

1. 钠负荷试验

试验前留取 24 h 尿测定醛固酮、钾、钠、肌酐、皮质醇，同时抽血查血钾、血醛固酮、皮质醇、肾素活性。每日进餐高钠饮食，钠负荷 > 200 mg/d，钾的摄入量在 60 mmol/d，连续 3 d，后测定 24 h 尿醛固酮量，同时测定 24 h 尿钠和尿肌酐以确认摄入高钠和充足的尿样采集。高钠饮食后不能将尿醛固酮抑制到 14 mg/24 h 以下者可确诊原醛症。该实验对确诊原醛症的敏感性和特异性分别为 96% 及 93%。

2. 静脉高钠试验

测基础醛固酮，然后静脉滴注 0.9% 氯化钠溶液 500 mL/h，4 h 后再测量血醛固酮。静滴氯化钠后不能将血醛固酮水平抑制到 166.2 pmol/L 以下者，可确诊为原醛症。

3. 氟氢可的松抑制实验

每 6 h 口服氟氢可的松 0.1 mg 或每 12 h 口服 0.2 mg，同时予高钠饮食，> 200 mg/d，连续 4 d，试验前后测血醛固酮。服药后血醛固酮未被抑制到 138.5 pmol/L 以下者，可确诊为原醛症。

（三）分型试验

原醛症诊断确立后，应进一步区分原醛症的亚型，尤其是醛固酮瘤和特发性醛固酮增多症的鉴别十分重要。

1. 影像学检查

目前 CT 扫描和磁共振显像仍是原醛症患者术前鉴别诊断的主要手段，但对直径 < 0.5 cm 的肿瘤敏感性很低。特发性肾上腺皮质增生可显示双侧肾上腺增大或呈结节样改变。如发现直径 > 3 cm 的肾上腺肿块，边缘不光滑，形态呈浸润状，结合病史要考虑肾上腺癌的可能。一般认为，直径在 1 cm 以上的醛固酮瘤，CT 的检出率在 90% 以上。MRI 对肾上腺瘤的检出率低于 CT，但因 MRI 无放射性危害，故可用于孕妇的可疑病变诊断。

2. 肾上腺 B 超检查

简便易行，常用于定位诊断。但一般认为 B 超可以发现直径 > 1 cm 瘤体，对于 < 1 cm 者显示正确

率不足 50%。难以区别小结节与特发性增生之大结节。

3. 直、卧位血浆醛固酮浓度变化

该试验可以有效地区别醛固酮瘤和特发性醛固酮增多症。首先测量卧位血醛固酮水平，后取直立位 4 h 后再测定。70% 的特发性原醛症患者直立位后醛固酮浓度较基础值升高 33% 以上。而 50% 的醛固酮瘤患者直立位后血醛固酮水平无明显变化或较卧位值下降。

4. 肾上腺静脉导管术

1967 年肾上腺静脉抽血检查（AVS）首次被用于醛固酮瘤与特发性醛固酮增多症的鉴别诊断，目前认为 AVS 是原醛定位诊断的金标准。在两侧肾上腺静脉直接取血能较精确地反映患者两侧肾上腺分泌醛固酮的量，但由于穿刺技术难度高，有创伤性，故一直不被用作常规检查，今后其诊断价值会随着穿刺技术水平的改善而增高。有学者提出，对于体位试验与 CT 结果不符，或 CT 阴性、可疑患者，都应进一步行 AVS，甚至有条件的可将其扩大至所有原醛症患者。

5. 地塞米松抑制试验

该试验主要用来鉴别糖皮质激素可抑制性醛固酮增多症，受试者每 6 h 口服地塞米松 0.5 mg，连续 2～4 d，如服药后血醛固酮水平被抑制，则可确诊为糖皮质激素可抑制性醛固酮增多症。

四、治疗

原醛症的治疗目标是使患者血压、血钾水平恢复正常，降低高血压、低血钾引起的并发症发生率和病死率；使循环中的醛固酮水平正常化，或者阻断醛固酮受体，抑制过量的醛固酮造成对心血管系统的负面效应。

（一）手术治疗

腺瘤及原发性肾上腺增生患者应首选手术治疗；特醛症患者手术疗效欠佳，目前多用药物治疗；CRA 患者可用糖皮质激素治疗。

术前给予螺内酯 100～500 mg/d，以纠正低血钾并减轻高血压，必要时可适当补钾。待血钾正常、血压下降、药物减至维持量时，即行手术。腺瘤患者行腺瘤摘除术，原发性肾上腺增生患者行肾上腺大部切除或单侧肾上腺切除术。

目前，保留肾上腺组织的手术（ASS）得到许多学者的认同。推荐 ASS 的适应证是：①平扫 CT 值 ≤ 11 HU，延迟增强 CT 值 ≤ 37 HU；②肿瘤 ≤ 3 cm；③位置不在肾上腺中央。ASS 的优点是可以保留足够多的正常组织及其血供，有研究证实，ASS 组和患侧肾上腺全切组总有效率差异无显著性意义，而保留较多肾上腺组织，对血管紧张素及儿茶酚胺反应与正常人相同。

1992 年加拿大 Cagner 首次采用腹腔镜行肾上腺切除术，目前世界上很多临床中心腹腔镜手术已经成为手术治疗醛固酮瘤的金标准。与开放性手术相比，腹腔镜肾上腺切除术的优点是需要输血和术后止痛的患者少，术后患者能够早期活动和进食，但对增生者手术效果较差。1998 年又有创伤更小的针式腹腔镜运用于肾上腺切除术。

术后大多数患者血、尿醛固酮浓度迅速下降，电解质紊乱可在数日或数周之内得以恢复，由于患者肾脏潴钠功能较差，血压下降至正常，可能有的患者血压仍高，可用螺内酯治疗。

（二）药物治疗

药物治疗的适应证：①特发性醛固酮增多症；②糖皮质激素可治性的醛固酮增多症患者；③醛固酮腺瘤手术后患者，不能耐受手术或不愿接受手术治疗的患者。

1. 螺内酯

与醛固酮竞争性地结合盐皮质激素受体（MR），从而抑制醛固酮的作用，使过量醛固酮无法发挥作用，起到缓解病情的作用。原醛症患者接受螺内酯治疗，收缩压和舒张压可分别下降 40～60 mmHg 和 10～20 mmHg（1 mmHg=0.133 kPa）。一般剂量为 180～240 mg/d，分次口服，待症状好转后减为 40～80 mg/d。螺内酯除与 MR 结合外，还与雄激素受体、黄体酮受体结合，引起男性乳房女性化、男性勃起功能障碍及女性月经紊乱。螺内酯引起的男性乳房女性化的发生率与剂量相关，当剂量低于

50 mg/d 时，发生率为 6.9%；剂量 > 150 mg/d 时，发生率为 52%。10% 男性患者服用螺内酯后，可出现乳房女性化或伴有乳房疼痛。

2. 氨苯蝶啶

此药具有保钾利尿作用，但并不竞争性拮抗醛固酮。与噻嗪类药物联合治疗，可以使血压从 168/101 mmHg 降至 130/84 mmHg。该联用方案有可能为无法耐受螺内酯的患者提供一种有效的治疗选择。

3. 阿米洛利

对于不能耐受醛固酮受体拮抗药的患者，可以考虑采用阿米洛利治疗。该药阻滞远曲小管和集合管的钠通道，从而促进钠的排出，并抑制钾的分泌，起到排钠、排尿、保钾的作用。但是，阿米洛利不能拮抗醛固酮对器官的损害效应，而且与螺内酯相比较，其针对原醛症的降压效果也显得逊色。如果高血压持续存在，则应增加噻嗪类利尿药。

4. 钙拮抗药

多种调节因素可以刺激醛固酮产生，钙离子是各条通路的最终交汇点，因而钙拮抗药治疗原醛症是合理可行的途径。它们不仅抑制醛固酮分泌，而且抑制血管平滑肌收缩，减小血管阻力，从而降低血压。

5. ACEI

此药通过对血管紧张素转化酶的抑制，可以减少特醛症中醛固酮的产生。

醛固酮增多症的手术治疗效果不佳，肾上腺次全切除并不能缓解症状，因此药物治疗成为该症的首选治疗。一般选用地塞米松 1～2 mg/d 或泼尼松 7.5～12.5 mg/d，儿童量减半。服药 2 周内即可完全缓解症状，然后根据个体差异选用最适的维持量，保证即可改善症状，又不出现医源性皮质醇增多症。

第二节 继发性醛固酮增多症

继发性醛固酮增多症（继醛症）是由于肾上腺外的原因引起肾素 - 血管紧张素系统兴奋，肾素分泌增加，导致醛固酮继发性的分泌增多，并引起相应的临床症状，如高血压、低血钾和水肿等。

一、病因

有效循环血量下降所致肾素活性增多的继醛症，包括：①各种失盐性肾病，如多种肾小球肾炎、肾小管性酸中毒等。②肾病综合征。③肾动脉狭窄性高血压和恶性高血压。④肝硬化合并腹腔积液以及其他肝脏疾病。⑤充血性心力衰竭。⑥特发性水肿。

肾素原发性分泌增多所致继醛症，包括：①肾小球旁细胞增生（Bartter 综合征）、Gitelman 综合征。②肾素瘤（球旁细胞瘤）。③血管周围细胞瘤。④肾母细胞瘤。

二、病理生理

肾病综合征、失盐性肾脏疾病，由于缺钠和低蛋白血症，有效循环血量减少，球旁细胞压力下降，使肾素 - 血管紧张素系统激活，导致肾上腺皮质球状带分泌醛固酮增加。

肾动脉狭窄时，入球小动脉压力下降，刺激球旁细胞分泌肾素。

醛固酮 85% 在肝脏代谢分解，当患有肝硬化时，对醛固酮的清除能力下降，血浆醛固酮半衰期延长，由 30 min 延长至 60～90 min。同时由于腹腔积液的存在，刺激球旁细胞肾素分泌增多，两者均可导致患者醛固酮水平明显增高。

特发性水肿是由于不明原因的水盐代谢紊乱所致，水肿所产生的有效循环血量下降刺激肾素分泌增多，导致醛固酮水平增高。

心力衰竭可以使醛固酮的清除能力下降，且有效循环血量不足，均可兴奋肾素 - 血管紧张素系统，使醛固酮的分泌增加。

Bartter综合征（BS）系常染色体显性遗传疾病，是Bartter于1962年首次报道的一组综合征，主要表现为高血浆肾素活性、高血浆醛固酮水平、低血钾、低血压或正常血压、水肿、碱中毒等。病理显示患者的肾小球旁细胞明显增多，主要是肾近曲小管或髓袢升支对氯离子的吸收发生障碍，并伴有镁、钙的吸收障碍，使钠、钾离子重吸收被抑制，引起体液和钾离子丢失，导致肾素分泌增加和继发性醛固酮增多，前列腺素产生过盛，血管壁对血管紧张素Ⅱ反应缺陷，肾源性失钠、失钾，血管活性激素失调。

目前临床上将BS分为3型。①经典型：幼年或儿童期发病，有多尿、烦渴、乏力、遗尿（夜尿增多），有呕吐、脱水、肌无力、肌肉痉挛、手足搐搦、生长发育障碍。不治疗者可出现身材矮小。尿钙正常或增高，肾脏无钙质沉着。②新生儿型：多发病于新生儿，也可在出生前被诊断。胎儿羊水过多，胎儿生长受限，大多婴儿为早产。出生后几周可有发热、脱水，严重时可危及生命。部分患儿伴有面部畸形、生长发育障碍、肌无力、癫痫、低血压、多饮、多尿。儿童早期被诊断前通常有严重的电解质紊乱和相应的症状。常因高尿钙，早期即有肾脏钙质沉着。③变异型：即Gitelman综合征（GS），发病年龄较晚，多在青春期后或成年起病，症状轻。有肌无力，肌肉麻木，心悸，手足搐搦。生长发育不受影响。部分患者无症状，可有多饮、多尿症状，但不明显。部分患者有软骨钙质沉积，表现为受累关节肿胀疼痛。其是BS的一个亚型，但目前也有人认为GS是一个独立的疾病。

肾素瘤的肿瘤起源于肾小球旁细胞，也称血管周细胞瘤。肿瘤分泌大量肾素，可引起高血压和低血钾。本病的特点：①患者年龄轻，但高血压严重；②有醛固酮增多症的表现，有低血钾；③肾素活性明显增加，尤其是肿瘤一侧肾静脉血中；④血管造影可显示肿瘤。

甘草内含有甘草次酸，具有潴钠排钾作用。服用大量甘草者，可并发高血压、低血钾，血浆肾素低，醛固酮的分泌受抑制。

三、临床表现

继发性醛固酮症由多种疾病引起，各有其本身疾病的临床表现，下述为本症相关的表现。

（一）水肿

原有疾病无水肿，出现继醛症时一般不引起水肿，因为有钠代谢"脱逸"现象。原有疾病有水肿（如肝硬化），发生继醛症可使水肿和钠潴留加重，因为这些患者钠代谢不出现"脱逸"现象。

（二）高血压

因各种原因引起肾缺血，导致肾素-血管紧张素-醛固酮增加，高血压发生。分泌肾素的肿瘤患者，血压高为主要的临床表现。而肾小球旁细胞增生的患者，血压不高为其特征。其他继醛症患者血压变化不恒定。

（三）低血钾

继醛症的患者往往都有低血钾。

四、辅助检查

（一）血液检查

血清钾为1.0～3.0 mmol/L，血浆肾素活性多数明显增高，在27.4～45.0 ng/（dL·h）[正常值1.02～1.75 ng/（dL·h）]；血浆醛固酮明显增高，24 h尿醛固酮增高。

（二）影像学检查

肾上腺动脉造影以了解有否肿瘤压迫情况。B超探查对肾上腺增生或肿瘤有价值。磁共振检查是目前较先进的方法，以了解肿瘤的部位及大小。肾穿刺以了解细胞形态，能确定诊断。

五、治疗

（一）手术治疗

手术切除肾素分泌瘤后，可使血浆高肾素活性、高醛固酮症、高血压和低血钾性碱中毒所致的临床症状恢复正常。

（二）药物治疗

1. 维持电解质的稳定

低钾的患者补充钾盐是简单易行的方法，口服或静脉输注或肌内注入。手足搐搦或肌肉痉挛者可给予补钙、补镁。

2. 抗醛固酮药物

螺内酯可以拮抗醛固酮作用，在远曲小管和集合管竞争抑制醛固酮受体，增加水和 Na^+、Cl^- 的排泌，从而减少 K^+、H^+ 的排出。螺内酯剂量根据病情调整，一般每天用量 60 ~ 200 mg。

3. 血管紧张素转换酶抑制剂（ACEI）

此类药物应用较广，它可有效抑制肾素 – 血管紧张素 – 醛固酮系统，阻断 AT Ⅰ 向 AT Ⅱ 转化，有效抑制血管收缩，减少醛固酮分泌，帮助预防 K^+ 丢失。同时其还有降低蛋白尿、降高血压等作用。

4. 非甾体抗炎药

吲哚美辛应用较广，它可抑制 PG 的排泌，并有效抑制 PG 刺激的肾素增高，保持血压对血管紧张素的反应性。另外，其还有改善患儿生长发育的作用。GS 患者因 PGE_2 为正常，故吲哚美辛 GS 无效。BS 和 GS 两者均不可治愈，多数患者预后较好，可正常生活，但需长期服药。

第三节　原发性慢性肾上腺皮质功能减退症

肾上腺慢性皮质功能减退是由于双侧肾上腺破坏引起的肾上腺皮质功能减退。按病因可分为原发性与继发性两类，原发性者又称 Addison 病。该病于 1856 年被命名，可以由于自身免疫、结核、真菌、艾滋病等感染或肿瘤转移、淋巴瘤/白血病浸润、淀粉样变、双侧肾上腺切除、长期应用肾上腺酶系抑制药或细胞毒药、血管栓塞等原因破坏双侧肾上腺的绝大部分（90% 以上），引起肾上腺皮质激素分泌不足所致。Addison 病多见于成年人，老年人和幼年者较少见，患病率为每百万人口 40/110 人，在结核病发病率高的国家和地区，肾上腺结核仍是本病的首要原因，结核性者男多于女，而另一常见病因自身免疫所致"特发性"者，则女多于男。

一、病因

（一）特发性功能减退

特发性功能减退是最常见的引起肾上腺皮质功能减退的原因，其发生与自身免疫有关，自身免疫过程使两侧肾上腺皮质被毁，特点为肾上腺萎缩，皮质的三带结构消失，伴淋巴细胞浸润。患者血中可检出针对肾上腺的抗体以及其他自身抗体，如胃壁细胞抗体、胰岛素自身抗体等。常伴有其他器官自身免疫性疾病，如特发性甲状腺功能减退等。

（二）肾上腺结核

该项占病因的 80% 左右，随着结核病的控制，其发病率也减少。结核侵犯到肾上腺组织，当皮质破坏达 50% 时才出现临床症状。一般来说，肾上腺结核病变发生在结核病感染的较后期，大多在初次感染 5 年以后，半数在初次感染 10 年以后。

（三）其他

其他病因如恶性肿瘤、全身性真菌感染、全身淀粉样变性、先天性肾上腺发育不全等。

二、临床表现

Addison 病典型者诊断并不困难，临床上有乏力、食欲减退、体重减轻、血压降低、皮肤黏膜色素增加、低血钠、高血钾、血糖偏低、血与尿皮质醇降低、血浆 ACTH 明显增高。主要表现有以下几个方面。

（一）皮肤、黏膜色素沉着

皮肤、黏膜色素沉着为本病特征，发生在面部、四肢等暴露处，关节屈面，皱纹多受摩擦之处；牙龈、舌、口腔黏膜处；指（趾）甲根部、瘢痕、乳晕、外生殖器、肛门处。其产生原因为血皮质激素水平下降，对垂体释放的 ACTH 负反馈抑制减弱，使 ACTH 分泌增多，而 ACTH 前 13 个氨基酸与黑色素细胞刺激素（MSH）结构完全相同，故导致皮肤、黏膜黑色素沉着。

色素沉着是鉴别原发性和继发性肾上腺皮质功能减退症的主要依据之一。继发性者由于 ACTH 分泌减少，皮肤非但不会色素沉着，反而颜色会变淡。

（二）乏力

患者虚弱无力，精力不充沛，思想不集中等。其发生原因是糖激素、盐激素等缺乏所致的蛋白质、糖代谢紊乱，或由电解质失调、脱水而引起。

（三）心血管症状

低血压和心脏缩小，经常头晕眼花，血压有时低于 80/50 mmHg（10.7/6.7 kPa）。心脏浊音界缩小，X 线显示心影缩小。

（四）消化道紊乱

消化道症状的出现表示病情比较严重，有食欲缺乏、恶心、呕吐、腹胀、腹泻、腹痛等胃肠功能紊乱症状。患者喜食咸食，有的患者因得不到钠的补充而出现肾上腺皮质功能危象。

（五）低血糖症状

在剧烈活动后易出现饥饿、心慌、软弱、出虚汗等，严重时视物模糊、复视、精神失常，甚至昏迷。

（六）体重下降

体重的降低与病程和轻重程度有关，一般是由于消化道症状引起。

（七）神经系统症状

精神萎靡、淡漠、记忆力减退、失眠等。

（八）性功能紊乱

女性腋毛、阴毛稀少，月经失调、闭经；男性阳痿，毛发减少。

（九）激素分泌不足，抵抗力低下

表现在对各种刺激抵抗力减弱，特别在应激时，如感染、创伤等可诱发急性肾上腺皮质功能危象。

三、实验室检查

（一）血、尿皮质醇沉淀

于 8：00、16：00 及 24：00，3 次抽血检测皮质醇水平，呈低平曲线，血浆水平应低于正常或昼夜节律性消失。

大多数患者 24 h 尿游离皮质醇常低于正常或正常低限，但也有部分患者可以为正常，但是对激发试验无反应。

（二）血浆 ACTH 测定

原发性者 ACTH 明显升高，继发于垂体功能低下者则低于正常。

（三）水负荷试验

正常人在 20 min 内饮水 1 000 mL，在 3 h 内几乎全部排出，每分钟最高排尿量 > 10 mL，而本病患者 < 4 mL。而给予泼尼松 10 mg 后，尿量大增或接近正常水平。在试验中或后应密切观察，如出现水中毒的表现，立即给予糖皮质激素。在试验结束时如尿量很少，应给予泼尼松 10 mg。血钠过低者不宜行水负荷试验。

（四）ACTH 刺激试验

ACTH 刺激肾上腺皮质激素分泌激素，是反映肾上腺皮质储备功能的方法，在原发性者连续刺激 2～5 天，无反应，轻者早期可有低反应。

（五）血液生化

血红细胞、血红蛋白、中性粒细胞、血小板轻度降低，是由于刺激骨髓造血作用减弱所致。血清钠、氯低于正常，血清钾增高。空腹血糖低于正常，行 75 g 葡萄糖耐量试验呈低平曲线。

四、治疗

（一）一般治疗

营养易消化的饮食，特别是增加食盐的进量，每日 10～15 g。补充多种维生素，并维持水、电解质平衡，纠正脱水，必要时补充氯化钾溶液对恢复血容量和改善血循环功能有重要意义。

（二）基础激素替代治疗

1. 糖皮质激素替代治疗

氢化可的松（皮质醇）为首选药物，对保持糖代谢和防止危象有重要作用。每日 20～60 mg，分别于早餐后给 2/3 量，午餐或晚餐后给 1/3 量。

可的松需经肝脏转化为氢化可的松，才能发挥生理作用。每日 20～37.5 mg，服用方法同上。

口服皮质醇或可的松的不足之处：一是血药浓度波动过大，口服 30 min 后血药浓度很快达到高峰，随即下降，半衰期约为 80 min，导致夜间及次晨服药前血药浓度过低，不能真正模拟激素的生理作用模式；二是易出现乏力、恶心，对 ACTH 的负反馈抑制也不够充分，色素沉着消退不够满意，极少数患者尚可出现垂体 ACTH 细胞增生，甚至形成 ACTH 瘤。人工合成的中长效制剂血药浓度稳定，生理作用更平稳，近年有主张用中长效制剂，如泼尼松，取代短效的皮质醇或可的松，但缺点是潴钠作用较弱。如果采用，则必须补充足够食盐及加用盐皮质激素。此外，泼尼松在人体内必须经 C1-2 位加氢还原为皮质醇后才有活性，故在有肝病情况下使用时必须注意。

泼尼松龙（去氢氢化可的松）为皮质醇的衍化物，经肝脏转化为泼尼松龙才能充分发挥生理效应，剂量：5～15 mg/d。

糖皮质激素的给药方式一般模仿激素分泌周期，在 8：00 服皮质醇 20 mg（或可的松 25 mg），16：00 服皮质醇 10 mg（或可的松 12.5 mg）。若采用泼尼松、泼尼松龙或地塞米松替代，则宜在睡前给药，用量为泼尼松或泼尼松龙 5～7.5 mg 或地塞米松 0.25～0.75 mg。

2. 盐皮质激素替代治疗

经糖皮质激素合并高盐饮食治疗不够满意时，可同时应用储钠激素。①9α-氟氢可的松：每天上午 8：00 1 次口服 0.05～0.15 mg，为首选药，也许是许多国家唯一使用的盐皮质激素；②醋酸去氧皮质酮（DOCA）油剂：每天 1～2 mg 或隔天 2.5～5.0 mg 肌内注射，可用于不能口服的患者；③三甲基醋酸去氧皮质酮：每次 25～50 mg 肌内注射，潴钠作用可持续 3～4 周；④甘草流浸膏：每次 3～5 mL，每天 2～3 次，稀释后口服，有类似去氧皮质酮的作用，但作用较弱。

在盐皮质激素服用的过程中，为避免盐皮质的不良反应，开始宜用较小剂量，如每日口服 9α-氟氢可的松 0.05 mg 或肌内注射醋酸去氧皮质酮 1 mg，然后根据疗效调整。剂量不足时仍感乏力、低血压、高血钾和低血钠；剂量过大会出现水肿、高血压、低血钾，甚至发生心力衰竭。有肾炎、高血压、肝硬化和心功能不全者用药须格外小心。如出现过量的表现，即应停药数天，限盐、补钾，必要时用利尿药，等体内水钠过多现象消失后，再用较小剂量的储钠激素。

应激时需增加激素的补充量，否则易发生肾上腺皮质危象。轻度应激如感冒、拔牙时，在基础皮质醇剂量上，每日增加 50 mg 左右，应激过后，渐减至原来的基础用量。发生胃肠道紊乱，伴有呕吐或腹泻时，应将口服制剂改为静脉滴注，剂量较基础增加 50 mg 左右（可用皮质醇 100 mg）或地塞米松 5 mg，并静脉补充适量水及电解质。重度应激如手术或严重感染，每日皮质醇总量不得少于 300 mg。大手术前应使体内有皮质激素储备可在术前 12 h 及 2 h 时各肌内注射醋酸可的松 100 mg，或在手术前 1 h 每 8 h 肌内注射琥珀酸氢化可的松 75 mg。手术时在静脉补液中加皮质醇 100 mg，如血压下降，应加快皮质醇滴速，并在 100 mg 滴完后继续应用，直到病情好转。手术后第 1 日每 6 h 肌内注射醋酸可的松 50 mg，第 2、3 日可每 8 h 肌内注射 1 次，第 4、5 日每 12 h 肌内注射 1 次，第 6、7 日如病情稳定，可改为口服，每 8 h 服皮质醇 20 mg 或可的松 25 mg，以后可递减至基础维持量。如发生手术并发症，激素剂量应在并发症好转后再逐步减少。

第四节 肾上腺危象

肾上腺危象是指由各种原因导致急性肾上腺皮质激素分泌不足或缺如而引起的一系列临床症状，病情凶险，进展急剧，如不及时救治可致休克、昏迷、死亡。

一、病因

（一）原有慢性肾上腺皮质功能减退症加重

因感染、创伤、手术、胃肠紊乱、妊娠、分娩或停用激素等诱发原有的慢性肾上腺皮质功能减退症加重，诱发肾上腺危象。

（二）药物

长期（2周以上）使用大剂量皮质激素治疗的患者，如泼尼松20 mg/d或相当剂量的其他剂型。垂体-肾上腺皮质功能受到反馈抑制，导致继发性肾上腺皮质萎缩，ACTH分泌减少。在突然中断用药、撤药过快或遇到严重应激情况而未及时增加皮质激素时，可使处于抑制状态的肾上腺皮质不能分泌足够的肾上腺可的松而诱发危象。此外，腺垂体功能减退患者在肾上腺皮质未替代完全时，使用甲状腺制剂亦可诱发危象。

（三）急性肾上腺出血

①新生儿难产、窒息、剧烈复苏过程中，成人腹部手术致肾上腺创伤，肾上腺内充满大量血液。②严重败血症：主要为脑膜炎双球菌性败血症，致弥散性血管内凝血（DIC），多见于儿童。肾上腺内有大片出血或有许多小出血区。出血部位主要在髓质及皮质的网状带，同时有散在的多发性血栓形成。③双侧肾上腺静脉血栓形成：多见于成人，髓质部位的出血重于皮质，有时在皮质外周还有一圈正常组织。④肾上腺出血是全身出血性疾病，如白血病、血小板减少性紫癜的表现之一。⑤心血管手术及器官移植手术中抗凝药物使用过多均可导致肾上腺出血而诱发危象。

（四）肾上腺切除术后

双侧切除或一侧因肾上腺肿瘤切除，而对侧肾上腺已萎缩，对ACTH的刺激不起反应，术后未及时进行激素的替代，均可引起急性肾上腺皮质功能衰竭。

二、临床表现

肾上腺危象的临床表现因病因不同而有各自的临床特点，也有共同的临床表现，一般分为两个方面：一为急性肾上腺皮质功能减退的临床表现，二为促发或导致急性肾上腺皮质功能减退的疾病的症状。全身症状表现为精神萎靡、乏力；出现中、重度脱水，口唇及皮肤干燥、弹性差；大多有高热，有时体温也可以正常或低于正常；原有肾上腺皮质功能减退的患者发生危象时皮肤黏膜色素沉着加深；症状大多为非特异性，起病数小时或1~3天后病情急剧恶化。

由于水、钠大量丢失，血容量减少，表现为脉搏细弱、皮肤湿冷，四肢末梢冷而发绀、心率增快、心律失常，血压下降、直立性低血压，虚脱，严重时出现休克。糖皮质激素缺乏致胃液分泌减少，胃酸和胃蛋白酶含量降低，肠吸收不良以及水、电解质失衡，表现为厌食、腹胀、恶心、呕吐、腹泻、腹痛等。肾上腺动、静脉血栓引起者，脐旁肋下2指处可突然出现绞痛，迅速加重，出现呕吐。白细胞多增高。

精神萎靡、烦躁不安或嗜睡、谵妄或神志模糊，重症者可昏迷。低血糖者表现为无力、出汗，视物不清、复视或出现低血糖昏迷。由于血压下降，肾血流量减少，肾功能减退可出现尿少、氮质血症，严重者可表现为肾功能衰竭。

三、实验室检查

实验室检查可出现下列改变：①低血糖；②血中尿素氮增高；③低血钠；④可有高血钾，也可以为正常或降低；⑤血浆氢化可的松降低；⑥血常规及白细胞总数和中性粒细胞明显升高；⑦血小板计数减低，部分患者可出现凝血时间延长，凝血酶原时间延长。

临床上怀疑有急性肾上腺皮质功能减退时，应立即抢救，不可等实验室检查结果。

四、诊断及鉴别诊断

在原有慢性肾上腺皮质功能减退症基础上发生的危象诊断较容易。若既往无慢性肾上腺皮质功能减退症病史，诊断比较困难。临床上对于有下列表现的急症患者应考虑肾上腺危象的可能：①所患疾病并不严重而出现明显的循环衰竭以及不明原因的低血糖；②难以解释的恶心、呕吐；③体检发现皮肤、黏膜有色素沉着、体毛稀少、生殖器官发育差；④既往体质较差以及休克者经补充血容量和纠正酸碱平衡等常规抗休克治疗无效者。

本症应与感染性休克等内科急症进行鉴别。感染性休克常以严重感染为诱因，在毒血症或败血症的基础上伴有DIC。有时二者在临床上难以区分，但治疗原则相似，鉴别困难时可不予严格区分，诊断和治疗同时进行，以稳定病情、挽救生命。

五、治疗

治疗原则是补充肾上腺皮质激素，纠正水、电解质紊乱和维持酸碱平衡，并给予抗休克、抗感染等对症支持治疗，同时应积极地处理诱发疾病。

（一）补充肾上腺皮质激素

1. 糖皮质激素的补充

（1）氢化可的松（皮质醇）：为治疗首选药物，对保持糖代谢和防止危象有重要作用。立即静注氢化可的松或琥珀酰氢化可的松100 mg，以后每6 h静滴100 mg。第1天氢化可的松总量约400 mg，第2、3天可减至300 mg，分次静滴。如病情好转，继续减至每日200 mg，继而每日100 mg。待患者呕吐症状消失，全身状况好转可改为口服。当口服剂量减至每日50～60 mg时可加用盐皮质激素。

（2）可的松：需经肝脏转化为氢化可的松，才能发挥生理作用。每日维持补充剂量为20～37.5 mg。

（3）泼尼松龙（去氢氢化可的松）：为皮质醇的衍化物，经肝脏转化为泼尼松龙才能充分发挥生理效应，剂量：5～15 mg/d。

2. 盐皮质激素的补充

经糖皮质激素合并高盐饮食治疗不够满意时，可同时应用储钠激素。

（1）9α-氟氢可的松：每日0.05～0.2 mg，早晨1次口服，潴钠作用比氢化可的松强100倍。

（2）醋酸去氧皮质酮油剂（DOCA油剂）：适用于低血压、低血钾和血容量减少的患者。每日或隔日肌内注射2.5～5 mg。

（3）三甲基醋酸去氧皮质酮：每日肌内注射25～50 mg。

（4）甘草流浸膏：有类似去氧皮质酮的作用，每日10～15 mg，分次口服，其作用较小，最好与DOCA合用。

（二）纠正水、电解质紊乱

补液量及性质视患者脱水缺钠程度而定，如有恶心、呕吐、腹泻、大汗而脱水、缺钠较明显者，补液量及补钠量宜充分；相反，由于感染、外伤等原因，且急骤发病者，缺钠、脱水不致过多，宜少补盐水为妥。一般采用5%葡萄糖生理盐水，可同时纠正低血糖并补充水和钠。应视血压、尿量、心率等调整用量。还须注意钾和酸碱平衡。血钾在治疗后会出现急骤下降。

（三）对症治疗

降温、给氧，有低血糖时可静注高渗葡萄糖。补充皮质激素、补液后仍休克者应予以血管活性药物。有血容量不足者，可酌情输全血、血浆或人血白蛋白。因患者常合并感染，须用有效抗生素控制。

（四）治疗原发病

在救治肾上腺危象的同时要及时治疗原发疾病。对长期应用皮质激素的患者须考虑原发疾病的治疗，如有肾功能不全者应选用适当的抗生素并调整剂量。因脑膜炎双球菌败血症引起者，除抗感染外，还应针对DIC给予相应治疗。

第七章 胃肠道及胰腺内分泌疾病

第一节 类癌和类癌综合征

一、概要

(一)定义

类癌又称类癌瘤,是一组发生于胃肠道和其他器官嗜铬细胞的新生物,其临床、组织化学和生化特征可因其发生部位不同而异。此种肿瘤能分泌5-羟色胺(血清素)、激肽类、组织胺等生物学活性因子,引起血管运动障碍、胃肠症状、心脏和肺部病变等,称为类癌综合征。这些肿瘤形态上表现恶性,可以转移,但生长缓慢,引起的临床表现比一般癌瘤较为良性,症状不明显,病程较长,故命名为类癌。

(二)流行病学资料

本病为少见病,很多患者可以终生不被发现。临床上出现类癌综合征者仅为少数。类癌85%发生在胃肠道,10%发生在呼吸道,少见部位包括肾、睾丸、前列腺、卵巢、皮肤等。本病可发生于任何年龄,阑尾类癌的发病年龄较轻,平均30岁,其他部位的类癌发病年龄平均50岁左右。除阑尾类癌外,大部分类癌发生于男性。

(三)分类

根据肿瘤的细胞学来源,Williams将胃肠道类癌分为3类:前肠型(来源于食管、胃、胰腺、十二指肠近端和Meckel憩室)、中肠型(来源于十二指肠远端、小肠、升结肠和横结肠近端),以及后肠型(来源于横结肠远端、降结肠和直肠)。类癌常见的发生部位依次是直肠、回肠、肺、支气管、胃和阑尾。但上述分型缺乏临床实用意义。

(四)病因

本病病因尚未阐明。类癌瘤是一种能产生小分子多肽类或肽类激素的肿瘤,即APUD细胞瘤,它能通过靶细胞增加环腺苷单磷酸盐起作用,能分泌具有强烈生理活性的血清素(5-羟色胺)、胰血管舒缓素和组织胺,有的还可分泌其他肽类激素,如促肾上腺皮质激素、儿茶酚胺、生长激素、甲状旁腺激素、降钙素、抗利尿激素、促性腺激素、胰岛素、胰高血糖素、前列腺素、胃泌素、胃动素等物质。产生类癌综合征的主要物质是血清素和缓激肽,组胺也参与一部分作用。

二、病史特点

类癌瘤本身症状不明显或仅有局部症状,而类癌综合征则常有明显的全身症状。直肠类癌常常在普查时意外被发现。

(一)类癌瘤的局部症状

1. 右下腹痛

阑尾类癌可引起管腔阻塞,故常导致阑尾炎,表现为右下腹痛。

2. 肠梗阻症状
小肠类癌及其转移性肿块可引起肠梗阻症状。

3. 腹部肿块
少数类癌本身或恶性类癌侵犯周围组织或转移会出现腹块。

4. 消化道出血
胃或十二指肠类癌可发生上消化道出血；肠道类癌也可有便血或隐性出血，并可引起贫血。

5. 呼吸道症状
支气管类癌最常见的表现为呼吸系统症状，如咳嗽、咳痰、咯血、胸痛等。

（二）类癌综合征的全身症状
大多由恶性小肠类癌发生肝转移后引起，也可由支气管、胃、胰、甲状腺、卵巢等处的类癌产生。

1. 皮肤潮红
多发生于上半身，以面颈部为主。皮肤呈鲜红色的发作性改变。潮红发作时可伴有发热感、流泪、心悸、低血压、面部及眼眶部水肿。发作程度及持续时间不等，多数约持续 1~5 min，病久后可持续数小时。开始时数天或数周发作 1 次，以后可增加至每天数次。可以在情绪激动、体力活动、饮酒、进食酪胺含量高的食品、注射钙和儿茶酚胺类药物等时促发。

2. 胃肠症状
主要表现为肠蠕动亢进，可以引起发作性腹部绞痛、肠鸣，可以有自软便至发作性水样便的腹泻，里急后重感等，少数患者可出现吸收不良综合征，引起明显的营养状况低下。

3. 呼吸道症状
可以发生小支气管痉挛，引起发作性哮喘。此症状有时可以早于其他症状出现，以致误诊为过敏性疾患。其与皮肤潮红一样，亦可受情绪激动、体力活动等促发。

4. 心血管症状
长期患病后可以发生心内膜下纤维化，影响心瓣膜，以右心明显，左心较轻。临床上后期可有半数病例检查出心瓣膜病，以三尖瓣闭锁不全和肺动脉瓣狭窄较为多见，可以引起右心衰竭。心脏病变多为类癌患者的主要死因。

（三）其他表现
有转移者多为肝转移，表现肝肿大的体征。部分病例在后期可以出现皮肤棕黄色色素沉着及过度角化，呈糙皮样改变，也可发生肌病，表现为Ⅰ型及Ⅱ型肌纤维萎缩。关节病变表现为关节部僵硬，活动时疼痛，X 线片可见指间关节受侵蚀，指骨内多数囊肿样透亮区，指间关节及掌指关节之近关节区骨质疏松。

三、实验室检查

（一）5-HT 测定
类癌综合征患者血清 5-HT 含量常明显升高，多为 83~510 μmol/L（正常为 11~51 μmol/L）。

（二）5-羟吲哚乙酸（5-HIAA）测定
类癌综合征患者尿中 5-HIAA 排出增多，往往超过 78.5 μmol/24 h，一般在 156.9~3 138 μmol/24 h（正常值 < 47.1 μmol/24 h）。

（三）影像学检查
由于多数瘤体较小，X 线检查、内镜检查都不易发现肿瘤。对于较明显的病变，钡餐、内镜或 CT 可发现黏膜增厚、黏膜下层团块或管腔狭窄。内镜超声较之传统 B 超大大提高了发现胃肠道肿瘤的能力，甚至能发现肠壁中 2~3 nm 的微小肿瘤。MRI 与 CT 相比未见明显优势。胶囊内镜也开始被用于临床，由于能深入小肠，对小肠病变的探寻有一定价值。B 超、CT、血管造影等技术可以较好发现转移灶，但对原发灶仍不易定位。

（四）间碘苄胍（MIBG）扫描

MIBG 与去甲肾上腺素结构相似，放射性碘标记的 MIBG 可用于检测神经内分泌肿瘤，敏感性 55%～70%，特异性 95%。

（五）生长抑素受体闪烁成像（SRS）及 PET 成像

87% 的类癌有生长抑素受体表达，因此近年发展了 SRS 技术进行类癌的定位诊断。系用 ^{111}铟标记生长抑素注射后用单光子发射 CT 成像（SPECT）。实际上该法适用于多种神经内分泌肿瘤的诊断，为近年研究热点。SRS 对原发类癌的定位诊断优于 CT 扫描，在类癌诊断上优于 MIBG 扫描。其敏感性达 60%～87%，在有类癌综合征症状的患者敏感性大于 90%，诊断符合率为 83%。

四、诊断思路

临床上，凡有下列情况者应考虑类癌瘤的可能：①右侧腹部肿块、长期体重减轻、有腹泻病史者，应疑及小肠类癌可能；②出现用其他原因不能解释的间歇性腹泻、面部毛细血管扩张、阵发性潮红、哮喘或精神症状者，提示类癌综合征存在，如伴有肝大，更应考虑本病的可能；③慢性低位肠梗阻伴有便血，病程相对较长，一般情况尚好者，应考虑到结肠类癌瘤的可能；④年轻患者无吸烟史，出现肺部肿块，长期生存，而能除外其他病变者，提示支气管肺类癌瘤可能。

寻找类癌的原发部位以及有否转移，需要根据病情选择以下检查：①消化道内镜检查及活检；②支气管镜检查可确定位于支气管的类癌；③选择性血管造影对肠道类癌有帮助；④B 超或 CT 检查可了解类癌肝转移情况；⑤直肠指诊和直肠镜检查有助于直肠类癌的诊断。

以下疾病应与类癌和类癌综合征作鉴别。

（1）阑尾类癌应与阑尾炎或克罗恩病作鉴别：消化道钡餐造影和 5-HT、5-HIAA 测定有助鉴别。

（2）小肠类癌应与小肠其他肿瘤作鉴别：小肠钡餐造影、小肠镜检查和 5-HT、5-HIAA 测定等，可做出鉴别。

（3）直肠类癌应与直肠腺瘤或腺癌作鉴别：依靠直肠镜检查并取活检，有确诊价值。

（4）类癌综合征应与系统性组织嗜碱细胞增多症作鉴别：后者皮肤潮红历时 20～30 min 或更长，常伴有瘙痒和色素荨麻疹，骨髓涂片检查可查到组织嗜碱细胞异常增生。

五、治疗措施

（一）手术治疗

手术切除原发病灶是最有效的治疗方法。早期手术效果尤好，但是即使发生转移，切除大的原发病灶也能减轻和消除症状。阑尾类癌瘤转移少见，一般认为仅作单纯阑尾切除即已足够。当肉眼下有明显转移，肿瘤直径超过 2 cm 者方考虑作扩大根治手术。小肠类癌恶变率高，应积极作根治术。小的无症状性直肠类癌可作局部切除。胃、十二指肠类癌瘤，如果直径小于 1 cm 者，可作局部切除。如超过 1 cm 者应做部分胃切除和网膜切除。

（二）内科治疗

主要针对类癌瘤所释放的不同血管活性物质以及对症处理和支持疗法。

1. 血清素合成抑制剂

对氨苯基丙氨酸能抑制色胺酸羟化酶的活力，阻断血清素的合成，但目前此药很少应用，被 5-氟色氨酸所代替，作用与前者相似，但不良反应少，剂量每次 200 mg，3 次/d 口服，6～8 周时尿内 5-HIAA 明显减少。甲基多巴及盐酸 4-脱氧吡哆醇抑制 5-羟色胺的脱羧作用，从而阻断血清素的合成，对缓解腹痛、腹泻有一定效果，尤其对胃的类癌综合征所致的症状，剂量每次 250～500 mg，3～4 次/d。但对产生血清素的多数类癌无效，其不良反应为易产生血压下降。

2. 血清素拮抗剂

①甲基麦角酰胺：每天 6～24 mg 口服。急性发作时，可予 1～4 mg 一次静脉注射，或用 10～20 mg 加于 100～200 mL 生理盐水中在 1～2 h 内静脉滴注，能较好地控制潮红、哮喘发作和腹

泻。其控制腹泻作用强于赛庚定。不良反应有低血压、晕厥、倦怠和抗药性，长期应用可并发腹膜后、心瓣膜和其他组织纤维化性损害以及水潴留。②赛庚定：6～30 mg/d 口服。③ noznam：可分解 5-HT，常用 2.5 g 静脉注射。

3. 激肽释放酶抑制剂

①抑肽酶：作用最快最强，可使血中缓激肽迅速破坏，低血压得以缓解。常用 2.5～12.5 万 U 静脉注射，24 h 内可用 250 万 U。② 6-氨基己酸：先以 5 g 静脉滴入，继以 1 g/h 维持。③ iniprol（Cy66）：可用 100 万 U 静脉注入，必要时可加大剂量。④苯氧苄胺：予 10～30 mg/d，可抑制激肽释放酶的释放。

4. 抗组织胺类药物

在少数组织胺升高者有助于控制潮红。

5. 皮质类固醇

可予泼尼松 15～40 mg/d，对伴有类癌综合征的前肠型类癌有明显效果，对其他类癌无效。

6. 丙氯拉嗪

10 mg 每天 3～4 次，偶有助于控制潮红。吩噻嗪对缓解前肠型类癌内分泌症状有一定疗效。

7. 甲基多巴

250～500 mg，每 6～8 h 1 次，有助于缓解腹泻。

8. 生长抑素类制剂善宁

每次 250 μg，皮下注射，每天 2～3 次，可使皮肤潮红及腹泻在短时内迅速控制，血清素迅速下降，具有较好的姑息疗效。

9. 化学治疗

阿霉素或 5-Fu 均各有 20% 左右的有效率。链佐星与 5-Fu 的联合应用可取得 33% 的有效率。近年来有报道使用 α-干扰素治疗，可以缓解类癌综合征的症状。每天 300 万～600 万 U，肌内注射，有效率为 47%，中数有效维持期 3～4 个月。

10. 支持疗法

食物应富于营养和热卡，补充蛋白质，给予足够维生素，避免可诱发皮肤潮红和腹泻的食物，如牛奶制品、蛋类、柑橘等。

第二节 胃泌素瘤

一、概要

(一)定义

胃泌素瘤是一种具有分泌胃泌素功能的肿瘤，其临床表现为胃液、胃酸分泌过多，高胃泌素血症，多发、非典型部位难治性消化性溃疡和/或腹泻等综合征群。上述综合征群被称为 zollinger-Ellison 综合征（ZES）。

(二)流行病学资料

ZES 约占消化性溃疡的 0.5%，占胰腺内分泌肿瘤的 20%～25%，多见于 30～50 岁者，男性约占 60%。国外发病率为 0.1/1 000 000～5.0/1 000 000。

(三)病因

ZES 的病理变化主要有胃窦部或十二指肠壁的 G 细胞良性或恶性肿瘤（10%～20%）、胰腺的增生、腺瘤或腺癌（60%～80%），少数也可以位于胰肠外。肿瘤的直径大多 < 1 cm。胃泌素瘤的瘤细胞能合成大量胃泌素，但不能储存，故出现高胃泌素血症。一方面，大量的胃泌素过度刺激壁细胞分泌胃酸，导致临床上出现顽固消化性溃疡和腹泻；另一方面，由于胃泌素具有黏膜营养作用而导致胃体腺增生。

二、病史特点

（一）消化性溃疡

90%～95% 患者会发生，也可有消化性溃疡的家族史。本病溃疡的特征是：顽固、多发、非典型部位、并发症的发生率高、胃大部切除术后溃疡迅速复发。

（二）腹泻

1/4～1/3 的患者伴有腹泻，常呈大量、水样和脂肪泻，每天可达 10～30 次，其量可达 2.5～10 L。严重者可出现脱水、低钾血症和代谢性酸中毒等症状。

（三）多发性内分泌肿瘤（MEN）

约 10%～40% 患者中可并发其他内分泌肿瘤。累及内分泌腺的频率依次为甲状旁腺、胰腺、垂体、肾上腺、甲状腺等部位。

三、体检要点

（1）如溃疡未出现并发症可仅表现为上腹部压痛。溃疡伴出血、穿孔及幽门梗阻则出现相应的体征。

（2）如大量腹泻可出现消瘦和营养不良的体征。

四、实验室检查

（一）胃液分析

胃液分析有一定价值。患者夜间 12 h 胃液总量 > 1 000 mL（正常人 < 100 mL），基础酸排量（BAO）> 15 mEq/h，胃大部切除术后 BALO > 5 mEg/h，BAO/MAO > 60%。

（二）血清胃泌素测定（放射免疫法）

血清胃泌素测定（放射免疫法）是特殊的诊断手段，在正常人和消化性溃疡病患者中空腹血清胃泌素为 50～150 pg/mL，本病常 > 500 pg/mL。近年认为对胃泌素不足 1 000 pg/mL 者，应进行激发试验。

（三）激发试验

（1）胰泌素试验。

（2）钙激发试验。

（3）蛋白餐试验。

（四）B 型超声波、CT、MRI、^{111}In-pentetreotide 扫描

这些检查方法属无创伤性检查，应首先采用，有助于胃泌素瘤的定位诊断。

（五）电子内镜和超声内镜检查

可发现上消化道溃疡和黏膜皱襞的变化，也可发现存在于胃、十二指肠和胰腺内的胃泌素瘤。

（六）选择性血管造影术

选择性血管造影术是在上述检查阴性时采用的有效的辅助检查手段，常经腹腔动脉插管行肠系膜上动脉和胰血管造影术，约 50% 病例可有阳性表现。

（七）经肝门静脉置管取血检测术和选择性动脉内促胰液素刺激试验（SASI）

经皮经肝穿刺，门静脉内置管，于门静脉各属支取血检测胃泌素值，可知各属支引流区域胃泌素值有否升高的梯度，并据以推测胃泌素瘤的位置。SASI 先明确供应胃泌素瘤的动脉，然后确定肿瘤位置，可使胃泌素瘤准确定位。将导管选择性插入胰周的胃十二指肠动脉（供应胰头上半部和十二指肠上段）、脾动脉（供应胰体尾部）和胰十二指肠上动脉（供应胰头下半部和十二指肠下段），另将导管插入肝静脉，从动脉导管注入促胰液素 30 U，于注射前和注射后 20、40、60、90 和 120 秒，分别取肝静脉血检测血清胃泌素值。如胃泌素值比基础值高 1 倍以上，则提示该胰周动脉供血区内有胃泌素瘤存在。SASI 是胃泌素瘤定位的很有价值的方法。

（八）生长抑素受体闪烁法（SRS）

胃泌素瘤表面具有特异性生长抑素受体，应用 ^{123} 碘（^{123}I-Octreotide）或 ^{111} 铟（^{111}In-Octreotide）标

记的奥曲肽作静脉内注射，以 γ-相机摄取闪烁影像并分析。对原发性和转移性胃泌素瘤的定位检出率高于传统的影像定位方法。

（九）手术探查

应仔细探查胰腺、十二指肠、脾门、肝脏及其附近淋巴结有无肿瘤存在。有条件者可术中进行超声探查及经门静脉插管分别收集胰及十二指肠静脉血液，测定其血清胃泌素的浓度，对定位有一定价值。

五、诊断思路

在临床上遇到如下情况应考虑 ZES 的可能：①青少年消化性溃疡，特别是有胃肠内分泌疾病家族史；②老年期发生消化性溃疡；③顽固性食管炎、食管糜烂，多发性消化性溃疡，十二指肠远端甚或空肠溃疡；④溃疡伴腹泻，或无溃疡的顽固性腹泻；⑤胃及上腹部手术后不明原因高酸、肠瘘与吻合口边缘性溃疡等，或溃疡病术后很快复发；⑥消化性溃疡合并高钙血症；⑦高胃酸分泌；⑧高胃泌素血症。

与其他导致高胃酸分泌的疾病鉴别：消化性溃疡患者可以有轻度高胃酸，也有的溃疡病患者系合并其他肿瘤，虽无血清胃泌素增高，但肿瘤可能释放能促进胃酸分泌的生物活性因子，致胃酸增高，但一般不会达到胃泌素瘤的高水平。胃窦 G 细胞增生（ZES Ⅰ型）临床表现与胃泌素瘤相似，但无胃泌素瘤存在。鉴别要点是本病胰泌素试验阴性，而蛋白餐试验可以阳性。此外，残留胃窦综合征、短肠综合征、胃幽门梗阻、甲状旁腺功能亢进、慢性肝肾功能不全等均可出现血清胃泌素增高，但一般达不到胃泌素瘤的高水平，细致询问病史及胰泌素试验等可帮助鉴别诊断。尤其需要指出的是，在得到胃泌素瘤的证据后，应重视排查甲状旁腺、垂体、肾上腺腺瘤等，以免漏诊 MEN。

诊断胃泌素瘤时重点思考以下 3 个方面：①定性诊断；②定位诊断；③排除其他疾病，尤其注意排查是否为 MEN 的一个成分。

胃泌素瘤诊疗流程如图 7-1 所示。

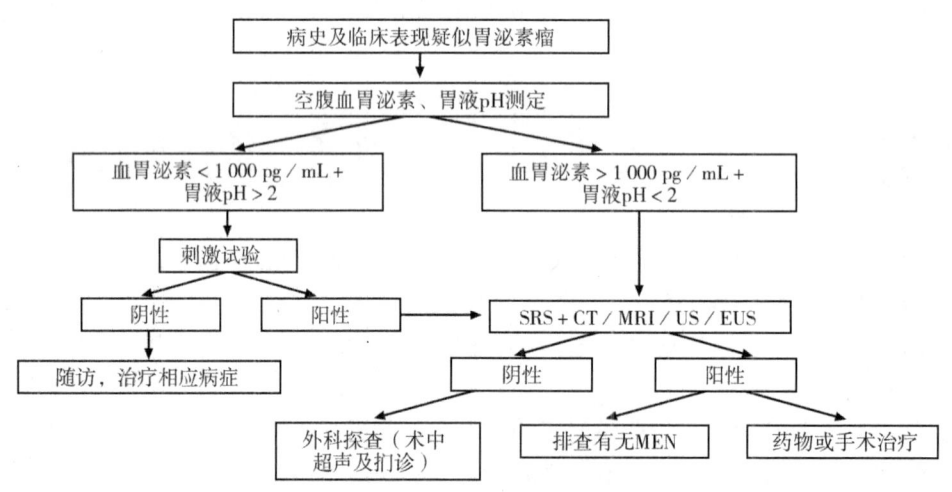

图 7-1 胃泌素瘤诊断思路

六、治疗措施

（一）药物治疗

1. 制酸药物

组胺 H_2 受体阻断剂问世后，使本病内科治疗成为可能。患者用组胺 H_2 受体阻断剂的药量比普通的消化性溃疡患者要大。西咪替丁 0.6 g，每 4 h 1 次，少数患者可达 5~10 g/d；雷尼替丁 0.3 g，每 8 h 1 次；法莫替丁 20 mg，每 4 h 1 次。奥美拉唑和兰索拉唑是壁细胞酸泵酶抑制剂，可强烈抑制各种刺激引起的胃酸分泌，是本病治疗最有效药物，前者剂量为 60 mg，每日两次；后者为 60 mg，每日四次。长期治疗能很好耐受。制酸药物的用量应按人而异，一般主张 BAO < 10 mEq/h，胃大部切除术后

则 BAO < 5 mEq/h，才是药物治疗剂量足够的标准。对肿瘤不能切除者，制酸药物的治疗需要长期、连续，否则易发生消化性溃疡的并发症。

2. 生长抑素类似物奥曲肽

该药对生长抑素受体有高度亲和力，并有抗降解性，因此其半衰期长。奥曲肽抑制胃酸的能力是生长抑素的 80 多倍，并且还能降低血浆胃泌素的浓度。

3. 化疗药物

适用于肿瘤不能切除及已有转移者。链佐星对肿瘤有治疗作用，必要时联合应用 5- 氟尿嘧啶（5-Fu）疗效更好。目前多主张从腹腔动脉插管行链佐星介入治疗，可起到减少不良反应和增加疗效的作用。

（二）手术治疗

1. 肿瘤切除术

胃泌素瘤如为单个，且无转移者，多主张手术切除。但位于胰腺内的肿瘤能完全被切除而获治愈者 < 10%，故有人主张行全胰切除术。位于胰外、肠外或位于十二指肠皱襞的胃泌素瘤，常为单个，手术切除较有可能。

2. 全胃切除术

过去认为对肿瘤不能切除或肿瘤切除后胃酸和血清胃泌素水平不能下降者，可做全胃切除术来有效地治愈消化性溃疡。鉴于全胃切除术死亡率高达 5% ~ 27%，且术后并发症又较多，目前渐少采用。

3. 高选择性胃迷走神经切断术

该手术可明显减少胃酸分泌，增强组胺 H_2 受体阻断剂的制酸作用，并减少其药物剂量。

4. 切除其他内分泌肿瘤

伴有甲状旁腺肿瘤患者，一般主张在腹部手术前先行甲状旁腺肿瘤切除术。

七、诊疗中应注意的问题

（1）因 ZES 需要大量使用制酸剂，而 H_2 受体阻滞剂大量长期使用时不良反应较大，因此建议以质子泵抑制剂治疗为主。

（2）手术中应尽量寻找肿瘤并予以切除，以免术后复发。

第三节 胰岛素瘤

胰岛素瘤又称胰岛 β 细胞瘤，是由于大量胰岛素分泌而引起的以发作性低血糖为特征的临床症候群。

一、诊断要点

（一）临床表现

1. 症状

多缓慢发病，表现为空腹或餐后 4 ~ 5 h 发作的低血糖症状。低血糖发作时神经低血糖表现比交感神经刺激症状明显。

（1）反复晕厥同时伴有交感神经兴奋症状，如面色苍白、大汗、心慌、烦躁、软瘫、饥饿、口渴等，症状多发生在夜间、清晨餐前或延迟进食、体力劳动后。

（2）在饥饿或空腹状态下出现精神、神经的异常，如癫痫样发作、暂时性意识障碍、精神错乱、幻听幻视、行为异常，易误诊为"癔症"或"精神分裂症"。

（3）反复发作的一过性头昏、头痛、瘫痪、呕吐、抽搐、昏迷，可误认为颅内占位病变。

（4）部分患者因为进食可以缓解症状和预防发作而频繁进食以致胖。

（5）较长时间不明原因昏迷。

（6）患者如长期得不到治疗，由于反复低血糖发作对大脑的损害而致痴呆。

2. 体征

一般无阳性体征，多食者可较肥胖。

（二）实验室检查

1. 定性检查

（1）空腹或发作时血糖 < 2.8 mmol/L（50 mg/dL），血胰岛素或C肽水平相对高于正常。

（2）饥饿试验：禁食24 h后或禁食终止前2 h增加运动，可激发低血糖，少数需要延迟到48～72 h才发作。发作时血糖 < 2.8 mmol/L（50 mg/dL），而胰岛素水平不下降，计算胰岛素/血糖比值升高（> 0.3）。

（3）刺激试验：包括D860与胰升糖素试验、C肽抑制试验。①甲苯磺丁脲（D860）试验：可采取口服，试验前3 d糖类摄入量不少于300 g/d，前24 h停用一切降糖药，前1 d晚餐后禁食，试验晨空腹抽血测血糖及碳酸氢钠，服药后口服D860及碳酸氢钠各4.0 g，服药后1/2、1、2、3 h抽血测血糖及胰岛素。患者在1/2～1 h血糖下降到空腹的40%以下，至2～3 h仍不能恢复，常诱发低血糖。也可采用静脉法，用D860钠盐1 g溶于20 mL注射用水，患者开放静脉于2 min内注入，每5 min取血测血糖及胰岛素共3次，如胰岛素 > 195 μU/mL则支持诊断。②胰升糖素刺激试验：于空腹或进食后6～8 h采血测血糖，然后用胰升糖素1 mg静脉注射后每5 min测胰岛素，如大于135 μU/mL则支持诊断。上述激发试验由于刺激胰岛素大量分泌而诱发低血糖，因此应严格掌握适应证。③C肽抑制试验：静注胰岛素［0.1 U/（kg·h）］后引起低血糖，从而抑制C肽释放。抑制率为≥50%为正常，若不受抑制，则提示有自主分泌的胰岛素瘤。

2. 定位检查

对于大的腺瘤可采用超声波和CT进行肿瘤定位，但大部分肿瘤瘤体较小（多数直径在5.5～10 mm），可采用选择性动脉造影来进行术前定位。

二、诊断思维程序

确诊后须与其他原因引起的低血糖症进行鉴别。

（一）功能性低血糖反应

功能性低血糖反应多见于易于激动、紧张、焦虑等自主神经功能紊乱的人。诊断依据：①有餐后低血糖症状，自觉症状明显，但无昏迷和癫痫，半小时左右可自行恢复。②延长口服糖耐量试验，空腹和餐后第1 h血糖正常，但第2～3 h降低以后可自行恢复。③饥饿试验能耐受，无低血糖发作。④胰岛素水平及胰岛素/血糖比值正常。⑤对低糖、高蛋白质饮食有效。⑥无糖尿病、胃肠手术等器质性疾病史。

（二）严重肝脏疾病所致低血糖症

此症可见于严重肝炎、晚期肝癌、肝硬化、严重脂肪肝等。

（三）晚期低血糖症

晚期低血糖症为糖尿病早期表现之一。此病空腹血糖可正常，口服糖耐量试验血糖第1 h高于10 mmol/L（180 mg/dL），第3～4 h下降，低于2.8 mmol/L（50 mg/dL），多有肥胖和糖尿病史。

（四）药物引起的低血糖

如胰岛素和口服降糖药、磺胺类药、对氨水杨酸、四环素等均可引起低血糖。

三、治疗

（一）手术治疗

手术治疗是治疗方法之一。

（二）药物治疗

对于不能手术者可试用，但长期应用可引起钠潴留、心悸、血压升高、面部毛发增多、食欲减退等。

1. 二氮嗪

二氮嗪抑制胰岛素的分泌和释放，剂量50～300 mg/d，分3次口服。

2. 链脲佐菌素、氟尿嘧啶及深部 X 线照射

链脲佐菌素、氟尿嘧啶及深部 X 线照射等治疗破坏胰岛 β 细胞。

四、预后

对确诊为胰岛素瘤或高度疑为本病者，应及早手术，摘除肿瘤，可获治愈。

第四节 胰高血糖素瘤

一、概要

(一) 定义

胰高血糖素瘤是一种临床上罕见的胰腺内分泌肿瘤。该病发生在胰岛 α 细胞，又称为 α 细胞瘤，大多数为恶性。临床上主要表现为皮肤坏死性迁移性红斑，血糖增高，贫血，低氨基酸血症，体重下降，口角、唇、舌等部位的慢性炎症，也称为高血糖皮肤综合征。

(二) 流行病学资料

胰高血糖素瘤极罕见，发病率不确切，发病年龄多为 50～60 岁，男女发病率基本相等。

(三) 病因

本病多为恶性，绝大多数为单发，50%～70% 的病例肿瘤位于胰尾，其次为胰体，胰头部最少。确诊时有 70% 以上的患者肿瘤已有局部或远处转移，肝脏为最常见的转移部位，少数可转移至局部淋巴结、脊柱、肾上腺、肾脏和肺。此外，约 10% 的胰高血糖素瘤为 MEN-1 的一个部分。

(四) 分类

1974 年 Mallinson 将该病分为 3 种类型：①有皮肤综合征的胰高血糖素瘤，患者有典型的坏死性红斑；②无皮肤结合征的胰高血糖素瘤，患者仅有轻度糖尿病，血浆胰高血糖素额度升高；③有多种综合征的胰高血糖素瘤。国内 1981 年陆汉明等根据临床表现将其分为 I 型（胰高血糖素瘤综合征型）、II 型（无皮炎型）和 III 型（多腺性内分泌瘤型）。

二、病史特点

(一) 皮肤损害

皮肤坏死性游走性红斑是胰高血糖素瘤最特征性的临床表现，也是大多数病例的主要诊断依据。典型皮损病初表现为红斑，中心可出现疱疹，破溃后形成湿润创面，周围有上皮脱落，中心部可愈合，而周围继续向外扩展形成边界清楚的边缘。创口不易愈合，病变自出现到愈合需要 1～2 周，愈合后皮肤留有褐色素沉着。皮损广泛分布全身，好发于会阴、四肢末端，偶见于面部。病变时组织学改变为表皮上 1/3 突然坏死溶解。棘层细胞增厚，下 2/3 显示正常，坏死表皮与正常表皮界限清楚。凡病程中出现皮肤黏膜损伤者往往提示肿瘤为恶性。

(二) 糖尿病

糖尿病见于 2/3 以上的患者，一般为轻度糖尿病或仅有糖耐量异常，多为非胰岛素依赖型糖尿病，饮食或口服降糖药可控制，并发症少见。

(三) 贫血

大多为正细胞正色素性贫血，骨髓象正常或偶有红细胞增生不良，血清铁、叶酸水平可正常，口服铁剂不能改善患者贫血。

(四) 消瘦

明显的体重减轻较为常见，可能与胰高血糖素产生的高分解代谢、恶性肿瘤的消耗以及长期慢性腹泻有关。

(五) 口舌炎

表现为口角溃烂、舌质绛红、开裂状如牛肉，口腔疼痛影响进食，经久不愈，如此也可导致贫血

及消瘦。

（六）其他症状
静脉血栓、腹泻、神经精神症状及伴发其他内分泌疾病（如内分泌腺肿瘤）。临床上要警惕深静脉血栓，甚至可引起肺栓塞。少数患者还可出现精神神经症状，如精神抑郁、运动失调、下肢无力、视觉障碍等。此外，患者多数有低氨基酸血症，输入氨基酸可以改善症状。还可伴 MEN-1 的其他表现。

三、体检要点
（1）皮肤损害：特异性皮肤坏死性游走性红斑。
（2）口舌炎、消瘦、贫血等。
（3）静脉血栓、腹泻、神经精神症状及伴发其他内分泌疾病的体征。

四、实验室检查

（一）血常规
多数患者呈正常血色素、正常红细胞性贫血。

（二）糖耐量
糖耐量出现异常，或血糖明显升高达到糖尿病标准。

（三）血氨基酸测定
血氨基酸谱分析显示氨基酸浓度普遍降低。

（四）血清胰高血糖素测定
正常人空腹胰高血糖素水平低于 100 pg/mL（放免法），血清胰高血糖素水平高于 1 000 pg/mL 可予肯定诊断。

（五）激发和敏感试验。
（1）精氨酸激发试验。
（2）促胰液素激发试验。
（3）外源性胰高血糖素敏感试验。

（六）病理检查
光镜病理检查对胰高血糖素瘤和胰腺其他肿瘤的区分度不高。电镜观察、使用特殊染色和免疫组化分析等则是相对有效的病理检查方法。

（七）定位检查

1. B 超、CT 或 MRI

腹部 B 超和 CT 可作为首选检查，能发现 1 cm 以上的病灶，有报道这两项检查的阳性检出率为 40%～90%。MRI 在诊断本病中作用尚不确切，也有认为对发现小的肝脏转移灶优于 CT 和超声检查。

2. 选择性血管造影

一般腹部 B 超和 CT 不能准确定位时，可考虑行选择性血管造影术检查，根据造影剂异常浓聚区进一步定位，此法对高血供的肿瘤敏感性较高。

3. 生长抑素受体闪烁成像（SRS）

胃肠道内分泌肿瘤存在高亲和力生长抑素受体，因此该法实际上适用于多种神经内分泌肿瘤的诊断。文献报道对胰高血糖素瘤敏感性 60%～100%，并有利于发现全身转移灶。

4. 经肝门静脉分段取血测胰升糖素

该方法有助于发现肿瘤，但因其操作技术难度大且属于创伤性检查，临床上一般不予常规应用。

五、诊断思路
第一步是定性诊断，第二步是定位诊断。

（一）早期诊断

胰高血糖素瘤早期呈无痛性生长，以下几点有助本病的早期诊断：①典型的坏死性游走性红斑；②老年起病，无家族史的轻度糖尿病；③临床出现氨基酸治疗有效的舌炎、皮炎；④出现原因不明的静脉栓塞，尤其是出现肺血管血栓栓塞性病变。

（二）诊断依据

诊断依据典型的临床表现和实验室检查，最主要的依据是空腹胰高血糖素高于 1 000 pg/mL。值得注意的是，胰高血糖素升高也可见于 MEN-1、胰腺炎、皮质醇增多症、糖尿病酮症酸中毒、嗜铬细胞瘤、肝肾衰竭等，但这些疾病空腹胰高血糖素一般不超过 500 pg/mL。还应注意有无其他因素引起的皮炎。

胰高血糖素瘤的定位诊断及有无脏器转移应借助影像学检查，对指导治疗有重要意义。

（三）鉴别诊断

本病应与以下疾病鉴别：

1. 其他因素引起的高胰高血糖素血症

①家族性高胰高血糖素血症：在 MEN-1 型中有高糖素瘤，该病较罕见，其血浆胰高血糖素水平低于 500 pg/mL，多不伴有坏死性游走性红斑等胰高血糖素瘤的临床表现；②剧烈运动、饥饿、蛋白饮食后；③糖尿病、Cushing 综合征、肢端肥大症、嗜铬细胞瘤、停用胰岛素后、应用糖皮质激素后；④感染、败血症、烧伤、急性胰腺炎、心肌梗死、尿毒症、酸中毒等引起空腹血浆胰高血糖素轻度升高，一般不超过 500 pg/mL。

2. 其他因素引起的皮炎

与本病典型的坏死性游走性红斑样皮损不同，其他因素引起的皮损不伴有血浆胰高血糖素升高以及消瘦、贫血等本病其他临床表现。这些皮损包括癞皮病、牛皮癣性皮炎、念珠菌皮肤感染等。

六、治疗措施

本病的治疗包括手术、化疗、肿瘤血管栓塞、生长抑素的应用以及营养支持和局部皮疹治疗等。术后应辅助化疗。对肝脏有转移病灶者还可采用动脉插管栓塞治疗，对于局部皮损处理可适当应用生长抑素，长期静脉输注氨基酸及口服葡萄糖酸锌改善症状。

（一）手术治疗

手术治疗是唯一可能根治的治疗方法，对于小肿瘤可采用摘除术或胰腺部分切除；对于肿瘤较大并且有转移的病例可以采用胰腺部分切除（根据需要行脾切除）或肿瘤细胞减灭术，术后辅以化疗。有肝转移的患者可以采取转移瘤切除术及肝动脉栓塞化疗。国外也有行全胰切除、肝移植的尝试，近期效果尚可。

（二）辅助化疗

如果肿瘤不能切除或不能完全切除者，辅助化疗是可行的，一般采用链佐星、达卡巴嗪、5-Fu 等，有报道联用链佐星和 5-Fu 的有效率可达到 60%～70%，故目前主张联合用药。

（三）其他药物治疗

1. 奥曲肽

此药可以降低血清胰高血糖素水平，完全或部分缓解症状，可以作为术前或术后的辅助疗法或是应用于不适于手术的患者。开始时可应用每次 50μg，每天 2～3 次，以后逐渐加量，最大可应用每次 500μg，每天 4 次。但是应用 2 年后可能失去效果，并且出现不良的预后。近期也有联用奥曲肽和 α 干扰素的病例，取得了较好效果。兰乐肽也是一种与生长抑素结构类似的药物，其半衰期更长，只需 2 周用药 1 次即可，且安全性好。目前认为生长抑素对肿瘤本身没有抑制作用。

2. 氨基酸和脂肪酸

应用氨基酸和脂肪酸可以缓解本病症状，但并不能改变血清氨基酸和脂肪酸浓度，也不能使肿瘤缩小及缓解其他症状。

七、诊疗中应注意的问题

由于本病罕见，常缺乏认识，至确诊时多已晚期，多已有转移，只有1/3患者能手术切除。尽管患者就诊的时候多处于肿瘤进展期，但由于肿瘤生长缓慢，如果治疗得当，大多有较好的预后，生存期大约在3～7年甚至更长。很多患者最后并不是死于肿瘤本身，而是死于并发症，最常见的是血栓、脓毒症及胃肠道出血。在诊断6个月到3年内积极治疗者，一般症状都能得到缓解，所以积极的治疗十分必要，即使是病情发展已经失去手术机会的患者，也应该积极采用综合治疗。

第八章 肾脏内分泌相关疾病

第一节 肾素瘤

肾素瘤又称肾小球旁细胞瘤，本病1967年首先由Robertson报道，发病率很低。男女都可发病，大多为儿童或青壮年发病。肾素本身不致病，但通过刺激醛固酮的分泌，可产生与原发性醛固酮增多症相似的表现。临床特点为严重高血压，低血钾，碱中毒，血浆肾素和血、尿醛固酮水平明显升高。

一、病因及发病机制

目前病因还不明。其病理解剖基础为球旁细胞瘤，肾素瘤一般为单发，瘤体小，直径很少超过2 cm。瘤细胞分泌大量肾素，刺激血管紧张素Ⅱ分泌增多，后者刺激肾上腺球状带分泌过量的醛固酮，进而导致高血压、低血钾等一系列醛固酮增多症的表现。

二、临床表现

肾素瘤为良性肿瘤，起病缓慢，临床表现与原发性醛固酮增多症相同，只是高血压极为严重。

（1）高血压为其主要症状，血压升高，可大于35.0/29.3 kPa（260/220 mmHg），有的呈急进型高血压，降压药物常无效。

（2）另一特征就是低血钾，血钾常低于4 mmol/L，可伴随血游离钙及镁离子减少。

（3）可有多尿、夜尿增多及低渗尿。

三、诊断依据

（一）临床表现及体格检查

见上所述。

（二）实验室和特殊检查

（1）血钾常在4 mmol/L以下。

（2）低钾性碱血症，CO_2 CP增高，血pH > 7.45。

（3）血浆肾素活性明显增高，有重要的诊断意义，每小时多在27.4~45 ng/L，明显高于正常值（每小时10.2~17.5 ng/L），尤以肿瘤侧肾静脉血肾素增高为著。

（4）血、尿醛固酮水平增高。

（5）可有轻度蛋白尿，但肾功能基本正常。

（6）常因肿瘤过小或在肾脏背面，而难被双肾B超检查、肾动脉造影发现。肾上腺核素扫描、CT或MRI可进行定位诊断，选择性肾血管采样测肾素水平可帮助诊断。

（7）确诊则有赖于对切除肿瘤进行病理学检查。

（三）鉴别诊断

本病应与巴特综合征、原发性醛固酮增多症相鉴别。

四、治疗

手术切除肿瘤可治愈，术前可先使用醛固酮合成抑制药或醛固酮拮抗药改善症状，如氨鲁米特、螺内酯、氨氯哌嗪胺等药物。降低血压则可用 ACEI 类药物治疗。

第二节　肾性糖尿

正常尿液中含有少量葡萄糖，称为基础糖尿。肾性糖尿是指血糖水平正常或低时，尿中排泄的葡萄糖含量超过正常基础糖尿的上限，是近端肾小管重吸收葡萄糖功能减低的疾病。多为原发性，偶亦继发于慢性间质性肾炎、肾病综合征、多发性骨髓瘤或其他肾损害。原发性肾性糖尿亦称家族性肾性糖尿，是常染色体隐性遗传病，也呈显性遗传。通常，肾性糖尿是一种良性疾病，不需要特殊治疗。

目前普遍接受的肾性糖尿的标准为：①口服葡萄糖耐量试验、血浆胰岛素、游离脂肪酸和糖化血红蛋白含量均正常；②除了妊娠时可能增加，尿中葡萄糖含量相对稳定（10～100 g/d）；③尿糖的程度不决定于饮食，但可以根据摄入糖类的量而波动；④尿中排泄的糖为葡萄糖，而非其他糖类（果糖、戊糖、半乳糖、蔗糖、麦芽糖、庚酮糖）；⑤肾性糖尿病患者储存和利用碳水化合物无异常。

一、肾性糖尿的生理基础

（一）基础糖尿

正常终尿中含有少量葡萄糖，成为基础糖尿，24 h 总量小于 0.5 g，浓度约为 0.28～0.83 mmol/L（5～15 mg/dL）。这样小量的葡萄糖用常规临床实验室方法不能测出（出现阳性反应需大于 40 mg/dL），只能通过葡萄糖氧化酶或己糖激酶法检测才能测到。成人每日尿中排泄的葡萄糖量约为 30～300 mg，新生儿或早产儿因肾脏发育尚未成熟，基础糖尿稍多，可达 8.33 mmol/L（150 mg/dL）。

基础糖尿不依赖于血糖浓度、尿量、肾糖阈和肾小管的葡萄糖最大回吸收率（TMG），这表明基础糖尿不反映近端小管的转运能力，而可能是小量葡萄糖由血浆经小管上皮细胞扩散进入管腔中，也与所有正常人存在的基础氨基酸尿类似。

（二）肾小管对葡萄糖的再吸收作用

葡萄糖近曲小管再吸收的机制尚未完全清楚。一般认为是一种需钠的耗能主动转运过程，能量消耗主要用于钠泵。具体过程有两步：①近曲小管上皮细胞的刷状缘有偶联载体，能与滤液中的葡萄糖结合而转运入细胞内，其速率受膜两侧糖与钠的浓度差调节；②进入细胞内的葡萄糖积累达一定浓度后，就直接扩散（或经载体结合异化扩散）通过基膜而进入血浆，这型载体对 C2 有羟基的糖具有特异转运功能。而 Na^+ 则在管周膜上的钠泵的主动转运下，泵出至管周间隙的体液中，使细胞内与管腔内的钠保持一定梯度，这样就使葡萄糖的再吸收能够持续不断地进行下去。

（三）肾小管的葡萄糖最大回吸收率（TMG）及肾的排糖阈

利用葡萄糖滴定曲线技术，即在静脉点滴葡萄糖来逐步提高血糖浓度的过程中，可观察到肾小管的葡萄糖再吸收率与血糖浓度有一定关系，血糖越高，滤液中糖量就越多，肾小管回吸收的糖亦越多。但肾小管回吸收糖的功能有一定的限度，这个限度就是肾小管的葡萄糖最大回吸收率。当肾小球滤液中糖量超过 TMG 时，就出现糖尿。正常人 TMG 为 270～375 mg/min，男性高于女性，小儿按体表面积纠正后与成人相同，但老年人渐下降。近年研究表明，TMG 也不是完全固定的，因为 GFR（肾小球滤过率）、Na^+ 的再吸收量对它均有影响，所以有人认为，TMG 也不能完全代表肾小管的再吸收功能，并主张用 TMG/GFR 来表示。

临床上把出现尿糖时的血糖水平称为排糖阈，一般波动于 8.88～10.55 mmol/L（160～190 mg/dL）。

二、病因

发病原理未明，不同的家系研究得到的结果不尽相同。1937 年，Hjarne 等人对一个很大的家系进行研究，该家系中男性和女性均有糖尿病患者。当父母均无糖尿时，子女亦无糖尿；当父母中一方有糖尿时，部分子女出现糖尿。后续的研究也支持该病为常染色体显性遗传疾病，也有研究发现重度持续性糖尿可能是常染色体隐性遗传。原发性肾性糖尿的基因缺陷还有待于进一步明确。对 3 名日本患者的研究发现，GLUT2 葡萄糖转运子存在 2 个基因突变的杂合子（L389P 和 V423E），但其他研究并未发现类似情况。近来还发现肾性糖尿病患者存在钠糖共转运子的基因突变，还可能与 6p 染色体的 HLA 位点相关。在 X 连锁的低磷血症小鼠中也发现有糖尿。

三、发病机制

（1）近端肾小管表面积与肾小球滤过膜面积相比，比率下降，导致球管失衡。
（2）肾小管对葡萄糖重吸收的转运系统有气质或功能上的不平衡。
（3）肾小管细胞内对不同浓度的葡萄糖贮积功能减低。
（4）肾小管细胞膜对葡萄糖的渗透性降低。
（5）肾小管转运葡萄糖的细胞载体对葡萄糖的亲和力减低。

四、病理

早期形态学检查均未发现特异改变，仅为肾小管转输功能异常。近年有报道，在近端曲管上皮细胞有空泡变性，糖原染色阳性反应物质增聚，线粒体溶解，电镜下有明显改变，但尚需进一步复核证实。

五、临床表现

本病比较少见，发病率据 Joslin 统计 50 000 名糖尿的患者中仅 94 例为本病。国内也有少数报告，其临床特点有以下几点。

（1）经常持续糖尿，轻症仅在饭后出现，重症空腹也有，尿糖量轻中度，24 h 一般小于 30 g，但亦偶有高达 100 g 以上者。
（2）初生发病，多无临床症状，亦不影响生长发育。虽终身不愈，但预后良好，不影响健康和寿命。
（3）空腹血糖和糖耐量试验均正常，终身追查未发现转变为代谢性糖尿病。如出现酮尿症，多属饥饿性，故在空腹而不在餐后发生。
（4）常有家族史。可能为常染色体显性遗传，同型合子为重型，异型合子为轻型，亦有隐性遗传的报告。

六、分型

通常分为 A、B 两型，A 型与 B 型可出现于同一家族，说明这两种类型代表不同程度的糖尿，并不必须是两种不同基因突变。

（一）A 型

特征表现是肾糖阈和肾小管葡萄糖最大重吸收率（TMG）均减低。在血糖不高时，肾小管对葡萄糖重吸收亦低于正常。这型肾性糖尿是真正的肾小管功能障碍，可能是所有肾单位的葡萄糖转运子都存在突变，伴有转运能力的下降，临床上较少见。常伴发于其他近端肾小管功能障碍如 Fanconi 综合征、Lowe 综合征及重金属中毒等。

（二）B 型

特征表现是肾糖阈减低，而 TMG 正常，是由于个别肾单位对葡萄糖的重吸收功能减低所致。在血糖浓度还未达到 TMG 值的浓度时，即出现尿糖，故为假性肾性糖尿。常为孤立性肾性糖尿。

有人还提出有第三型，即疲劳性回吸收型，在增加糖负荷的情况下，回吸收糖量呈进行性下降。

七、诊断及鉴别诊断

因无症状，多偶然或根据家族史追查发现。根据前述临床特点与家族史诊断不难，有时需与下列疾病鉴别。

（一）糖尿病

两者区别很重要，特别对真性糖尿病患者伴有肾糖阈降低者（可能占糖尿病患者的1/3）。因为两者治疗方法完全不同。此病血糖升高，葡萄糖耐量曲线呈糖尿病型，但注意有少数肾性糖尿可伴有隐性糖尿病。

（二）其他糖尿

如戊糖尿，常染色体隐性遗传疾病，尿Bial反应（盐酸二羧基甲苯）呈阳性可确定为戊糖；果糖尿，尿Slivanoff反应（间苯二酚）呈阳性可确定为果糖；乳糖尿、半乳糖尿及甘露庚糖尿，做尿纸上层析法可确定之。

（三）继发性肾性糖尿

如Fanconi综合征、Lowe综合征及其他肾脏病所致的肾性糖尿，可根据原发病特征进行鉴别。

八、治疗

原发性肾性糖尿为良性疾病，不会引起肾功能和代谢状态的恶化。虽然肾性糖尿的程度可随着时间的迁延而变化，但通常数十年都保持稳定无进展。无症状者无须治疗，如有功能性低血糖症状应予对症处理，预后良好。继发性肾性糖尿主要治疗原发疾病。

第三节　氨基酸尿

肾性氨基酸尿是指由于肾小管对氨基酸转运障碍，氨基酸不能被重吸收而自尿液排出。根据氨基酸排出的种类，可分为单一氨基酸尿和多种氨基酸尿。

一、病因及发病机制

（一）代谢性或溢出性氨基酸尿

代谢性或溢出性氨基酸尿亦有称为饱和性氨基酸尿，是由于氨基酸代谢异常，血内潴积浓度升高，超过肾阈而溢流排出。其主要由于肝病和某些遗传性代谢病引起。

（二）肾性氨基酸尿

肾性氨基酸尿由于肾小管重吸收过程有某种缺陷，虽血浆浓度正常，但在尿中排泄过多。绝大多数病理性氨基酸尿是由于遗传性疾病，或是应用了肾毒性药物的影响而引起。遗传性疾病的氨基酸尿常见的有几种不同情况：①单一甘氨酸尿，常合并尿路感染和结石；②单一色氨酸尿；③胱氨酸尿，肾小管不能吸收胱氨酸和其他双碱基氨基酸，如赖氨酸、精氨酸、鸟氨酸，有结石形成可能，但尿中只有胱氨酸和赖氨酸时则不发生结石；④"全氨基酸尿"，即各组氨基酸转运系统都有障碍，为继发性肾损伤的结果，且常伴有糖、HCO^-、钠、钾、钙等转运异常，从而引起氨基酸尿、糖尿、磷尿等，还可以出现骨软化、骨痛、骨畸形和骨折等，临床上称之为Fanconi综合征。

二、临床表现

（1）特异性氨基酸尿。

（2）氨基酸结石，引起患者反复肾绞痛、血尿、梗阻及继发感染等，晚期也可引起肾衰竭。

（3）躯体矮小，智力发育迟缓，可能与大量氨基酸（特别是必需氨基酸中的赖氨酸）的丢失有关。

（4）由于空肠对这些氨基酸吸收不良，大量赖氨酸与鸟氨酸在肠道降解产生尸胺与腐胺，吸收后被还原成吡咯烷与胍啶从尿中排出。

（5）少数患者可合并遗传性低血钙、遗传性胰腺炎、高尿酸血症及肌萎缩等。

三、诊断依据

病理性氨基酸尿多由遗传性因素引起，但出生后不一定立即出现症状，甚至经过几年或者十几年，许多人出现结石时才被发现。

（一）临床表现

见上所述。

（二）体格检查

可有身材矮小、泌尿系结石等体征。

（三）实验室检查

（1）血钠、钾、磷可降低，碱性磷酸酶升高。

（2）对新生儿采用筛选或半定量测定尿中游离氨基酸的含量，以确定是否存在氨基酸尿。

（3）特异性氨基酸尿：尿沉渣镜检、色谱定量分析等发现特异氨基酸。

（4）测定氨基酸清除率（CAA）来确定氨基酸尿的性质。高清除率者提示肾性氨基酸，低清除率而尿中排量增多的为溢出性氨基酸尿。

（四）X线片

可有维生素 D 缺乏病（佝偻病）或骨软化表现。

四、治疗

（一）病因治疗

从遗传角度考虑，病理性氨基酸尿主要是由于 DNA 分子突变而导致的一种先天性酶缺陷分子病。因此，某些辅酶可能促进和保护酶活性作用，有时可以达到治疗作用，如利用吡哆醛治疗胱硫醚尿症等。

（二）早期预防及治疗

延缓或避免疾病的发作，如苯丙酸尿症的发作与食物中的苯丙氨酸有关，控制其摄入量、低蛋白膳食可以治疗高苯丙尿症，其早期治疗效果较好，过 3 岁后再治疗改善作用不明显；对于胱氨酸尿应及早降低其尿胱氨酸浓度，防止结石，减少并发症；还应补充相应缺乏的特异氨基酸等。

（三）对症处理

如控制继发感染，缓解梗阻症状，改善肾功能。对有钙磷代谢异常及骨代谢异常者给予相应处理。

第四节　肾性骨营养不良

肾性骨营养不良又称肾性骨病，系指慢性肾小球肾病、肾功能不全（CRF）时出现的各种临床骨病和钙磷代谢紊乱，其临床表现和影响涉及全身多个部位。近年来，由于透析技术的使用，CRF 患者的存活率大大提高、存活时间延长，使得本病的发病率增加。按骨的转运状态，分为高转化性骨病、低转化性骨病和混合性骨病。高转化性骨病主要是继发性甲状旁腺功能亢进（继发性甲旁亢），以甲状旁腺素（parathyroidhormone，PTH）分泌亢进及骨形成增加为特征，成骨细胞、破骨细胞、髓成纤维细胞等细胞增殖明显活跃，伴髓纤维化。重度甲旁亢者可出现典型的纤维性骨炎改变。低转化性骨病为骨软化（铝相关性骨病）和发育不全性骨病，骨形成及骨矿化率下降是其共同特点，前者矿化障碍更明显，未钙化骨质（类骨质）增多，多伴有铝大量沉积；后者骨形成和骨矿化障碍相平行，多与甲状旁腺功能减退、糖尿病、年龄等因素有关。混合性骨病由甲旁亢和骨矿化障碍引起，以类骨质增加和髓纤维化共存为特点，骨转化率变化不定。

一、病因及发病机制

肾性骨营养不良的根本原因是 CRF，所有 CRF 的患者均有发生该病的可能。但究竟发生何种骨骼病变，则取决于其主要的病理生理改变。常见的发病因素有以下几方面：

（一）钙磷代谢障碍

肾衰竭早期尿磷排出量减少，血磷潴留，血钙减少，引起甲状旁腺增生，PTH 分泌增加。当肾衰竭进一步发展，代偿功能失常，高血磷、低血钙持续存在，PTH 亦大量分泌，最后导致纤维性骨炎。

（二）维生素 D 代谢障碍

肾衰竭时，$1,25-(OH)_2D_3$ 的合成严重抑制，加上持续性低钙血症以及腹膜透析患者与蛋白结合的维生素 D 丢失等均可导致骨盐沉着障碍而引起骨软化症，继发甲状旁腺功能亢进而引起纤维性骨炎。

（三）继发性甲状旁腺功能亢进

肾衰竭早期即有甲状旁腺增生与血 PTH 增高，其程度与肾衰竭严重程度一致。继发性甲状旁腺功能亢进引起一系列骨病及骨外病变。

（四）铝中毒

铝在骨前质和矿化骨之间沉积，并与骨胶原蛋白形成交联组合，损害了骨重建的感应效能，使破骨细胞和成骨细胞数目减少，酸性磷酸酶和碱性磷酸酶活性降低，骨的形成和矿化均受抑制。

（五）代谢性酸中毒

酸中毒影响骨盐溶解，干扰 $1,25-(OH)_2D_3$ 的合成、肠钙的吸收并使骨对 PTH 产生抵抗。

主要的病理改变包括：纤维囊性骨炎、骨软化、骨硬化、软组织钙化和骨质疏松。

二、临床表现

早期临床表现隐匿，随着 CRF 治疗的进展、生存期的延长，肾性骨营养不良成为影响患者生活质量和生存时间的重要因素。

主要表现有骨痛、近端肌病和肌无力、假性痛风和病理性骨折，骨骼畸形在儿童较多见，如佝偻病性改变，长骨成弓形，骨骺端增宽或骨骺脱离，成人则表现为脊柱弯曲、胸廓畸形及骨端的杵状变，患儿常有生长延缓。骨外表现为软组织钙化。

三、诊断依据

（一）病史及临床表现

CRF 所致的肾性骨营养不良发病率高，但早期诊断不易。有慢性肾衰竭病史及上述临床症状及体征时应考虑本病。

（二）血生化检查

血磷、血镁、碱性磷酸酶、甲状旁腺素增多，血钙及 $1,25-(OH)_2D_3$ 减少。

（三）X 线表现

呈多种不同表现同时存在：显著的骨膜下吸收，弥漫性骨质疏松；明显的软组织钙化，特别是动脉管壁钙化，关节周围软组织也可见钙化影；骨软化或骨硬化等征象。

（四）放射性核素骨扫描和骨矿质密度测定

有助于诊断。

（五）骨活检

骨活检是金指标。做不脱钙的骨形态学检查，能区分病理类型，明确骨病严重程度，反映治疗效果，但无特异性。

四、治疗

慢性肾衰竭患者，无论是否透析，均应预防本病的发生。治疗的目的：①维持血钙、磷在正常范围；②预防甲状旁腺增生；③预防骨外钙化；④预防骨折。

(一) 原发病的治疗
预防肾性骨营养不良的发生和加重。

(二) 饮食调整
高钙、低磷饮食。

(三) 磷结合剂
口服氢氧化铝 1~2 g/d，减少磷在肠道的吸收，但不宜过量，血磷正常即停用。

(四) 补充钙剂和镁剂
口服碳酸钙，剂量为元素钙 1~2 g/d，浓度不宜过高，否则易引起异位钙化。镁剂可加入透析液中。

(五) 补充活性维生素D
用量为 0.14~2 μg/d。

(六) 手术治疗
对弥漫性严重的软组织钙化和纤维囊性骨炎，须行甲状旁腺切除术。

肾性骨病的诊治进展必将改善终末期肾衰竭患者的生活质量。

第九章 妇科内分泌疾病

第一节 女性性早熟

女性性早熟是指女性任何一个性征出现的年龄早于正常人群平均年龄的 2 个标准差（一般来说，女孩在 8 岁以前），即性征提前出现。临床上分为真性性早熟和假性性早熟两大类：真性性早熟是指患者下丘脑 - 垂体 - 卵巢轴的功能提前激活，有排卵性月经周期和生育能力，又称中枢性性早熟或完全性性早熟；假性者无排卵，是来源于其他方面的雌激素刺激了乳腺及子宫内膜，引起单纯的乳房早熟或子宫出血。其他方面的雌激素包括外源性雌激素，如误服含雌激素的药物（口服避孕药）、含雌激素的保健品等以及可能存在的内源性分泌雌激素的肿瘤，如卵巢细胞瘤等，又称不完全性性早熟。真性性早熟和假性性早熟病因不同，处理原则也有区别，因此，鉴别二者非常重要。

由于生活水平提高、滋补品摄入增多等原因，儿童进入青春期以及达到性成熟的年龄，在世界范围内有逐渐提前的趋势，因此，正常的性成熟与儿童的性早熟有时在年龄上很难界定一个分界线。

一、女性真性性早熟

（一）病因及发病机制

女性真性性早熟病因有特发性（或称体质性）和器质性两类。80% ~ 90% 属于体质性，找不到明显原因。

1. 特发性

女性下丘脑 - 垂体 - 卵巢轴的功能在胎儿时即已建立，儿童期只是停留在抑制状态，当这种抑制状态被解除时，青春期发育即提前。目前，为什么下丘脑 - 垂体 - 卵巢轴的抑制状态被提前解除，尚无定论。

2. 器质性

由脑部肿瘤、炎症、创伤、下丘脑病变、松果体疾病和药物等引起。

（二）临床表现

（1）提前出现的女性性征发育，阴道出血，乳房发育，臀部变宽，阴毛及腋毛长出。

（2）骨龄提前 2 年以上。

（3）性早熟同时伴随身体的发育和生长加速，使身体增高和肌肉发育加快，骨骺提前闭合以及较早的生长停止。

（三）诊断依据

1. 病史及临床表现

询问性征发育、阴道出血情况等，有无服用内分泌药物。

2. 体格检查

包括身高、体重、指间距、骨骼检查、基础体温等。

3. 血激素水平的测定

雌激素水平升高，FSH 和 LH 水平增高，且有周期性波动，有助于鉴别真性和假性性早熟。

4. 阴道细胞涂片

观察角化细胞指数。

5. 其他

性成熟越早，进展越快，肿瘤的可能性越大。

（四）治疗

需抑制已经激发的下丘脑－垂体－卵巢轴，停止卵泡发育，减少雌激素分泌。治疗应针对具体病因而定，如有卵巢或肾上腺皮质肿瘤就必须手术治疗。可供选择的方法仅有长效甲羟孕酮注射或口服甲羟孕酮。GnRH 费用昂贵，注射不方便，目前难以推广。

另外，要排除一切显而易见的导致性早熟的原因，如有无误服内分泌药物等。对于性早熟的儿童在积极检查和治疗的同时，还应实施适当的性教育，让他们懂得性成熟是自然现象，同时应了解到真正性早熟的女孩已经具备了生育能力，需要注意防范受孕的可能。

二、女性假性性早熟

（一）病因及发病机制

由于其他原因所致的雌激素增多造成性早熟。

1. 外源性雌激素

口服避孕药、含雌激素的保健品或化妆品。

2. 内源性雌激素

来自卵巢颗粒细胞分泌的雌激素。

3. 乳房早熟

单纯乳房发育（单侧或双侧），病因不明。

4. 原发性甲状腺功能减退

原发性甲状腺功能减退时，促甲状腺激素水平升高，可能影响促性腺激素，出现第二性征发育。

5. McCune Albright 综合征

McCune Albright 综合征是一种先天性、全身性、多发性骨纤维发育不良疾病，常伴无排卵月经。

（二）临床表现

（1）单纯乳房早熟患者无阴道出血，外源性雌激素致乳晕着色较深。

（2）骨龄不提前。

（3）生殖器不发育。

（4）McCune Albright 综合征有其典型的临床表现。

（三）诊断

包括临床表现、实验室及特殊检查、病理。

1. 临床表现和体格检查

见上所述。

2. 雌激素

不高。

3. 其他激素

检测甲状腺激素、肾上腺激素，排除其他原发病。

（四）治疗

（1）寻找雌激素来源，并停止接触。

（2）内源性雌激素，如卵巢肿瘤分泌，须手术切除肿瘤。

（3）单纯性乳房发育无特殊治疗，但应密切观察，是否真正发展为真性性早熟。

(4）甲低者补充甲状腺激素，McCune Albright 综合征给予对症治疗。

第二节 经前期综合征

经前期综合征（premenstrual syndrome，PMS）是指反复发生在经前，影响妇女日常生活和工作，涉及身体和精神两方面的症候群。月经来潮后，症状自然消失。其最多见于 30～40 岁的妇女，发生率 30%～40%。值得提出的是，绝大多数妇女在经前期都会有生理改变，但只有对日常生活产生了不良影响的才称为 PMS。

一、病因

PMS 的各种症状周期性地发生于排卵周期的晚黄体期。其病因尚不十分清楚，可能与以下因素有关。

（一）精神社会因素

不少学者提出精神社会因素引起身心功能障碍可引起 PMS。患者的精神心理与社会环境因素之间的相互作用参与了 PMS 的发病。

（二）内分泌因素

由于孕激素水平不足，雌激素相对过高，雌孕激素比例失调，引起水钠潴留，从而出现体重增加等征象。

（三）神经类阿片肽

异常神经类阿片肽随月经周期而变化。PMS 妇女在黄体后期循环中类阿片肽水平异常下降，表现为内源性类阿片肽撤退症状，影响精神、神经及行为方面的变化，从而引起 PMS。

（四）前列腺素的作用

前列腺素可影响水钠潴留、精神、行为、体温调节及许多 PMS 的有关症状。前列腺素合成抑制药能改善 PMS 的身体症状。

（五）维生素 B_6 缺陷

维生素 B_6 缺陷可能也是造成 PMS 的原因之一。

二、临床表现

为周期性发生的系列异常征象，多见于 25～45 岁妇女，常因家庭、工作等问题而激发。典型的 PMS 症状常在经前 1 周开始，逐渐加重，至月经前 2～3 d 最为严重。月经开始后突然消失，也有的要持续至月经的第 3～4 天。

PMS 症状严重程度不一，可分为两类：①精神症状：如焦虑、抑郁、失眠、健忘、易怒不能自制等；②身体症状：包括水钠潴留、疼痛（如经前头痛、乳房胀痛、盆腔痛、肠痉挛性疼痛等）和低血糖症状（如食欲增加、喜甜食等）。

三、诊断

经前期综合征既没有能供诊断的特定病征，也没有特殊的实验室诊断指标。诊断的基本要素是确定经前症状的严重性以及月经来潮后缓解的情况，不在经前发生的症状不属于 PMS。根据在经前期周期性出现的典型症状，可以做出诊断。但需要与轻度精神病及心、肝、肾等疾病引起的水肿鉴别。

四、治疗

（一）精神治疗

首先应予以心理安慰与疏导，帮助患者调整心理状态，认识疾病和建立勇气及自信心，使之精神松弛，重新控制生活。

(二)饮食

不良的饮食结构会加重 PMS 的症状。在经前有症状时摄入高糖类和低蛋白饮食、限制盐和咖啡、补充维生素和微量元素,有助于改善 PMS 的症状。

(三)药物治疗

药物治疗适用于一般治疗无效的患者。

1. 性激素

(1)孕激素:长期以来一直使用孕激素作为治疗 PMS 的药物,但是,近年的一些较大规模的研究并没有证实其有效性,可能在将来会废弃这种治疗方式。

(2)口服避孕药:虽然有用口服避孕药治疗 PMS,但是其有效性同样不能确定,甚至有研究认为该药会加重 PMS 的症状。

2. 抗抑郁药

用 5-羟色胺类的抗抑郁药,如氟西汀、氯丙咪嗪等,能有效减轻 PMS 的精神症状和行为改变。于黄体期用药,20 mg,1~2 次/d,不超过 3 个周期。

3. 抗焦虑药

适用于有明显焦虑及易怒的 PMS 患者。阿普唑仑就是一种效果良好的抗焦虑药物,经前开始应用,0.20 mg,2~3 次/d,逐渐递增,每天 4 mg 为最大量,一直用到月经来潮的第 2~3 天。

4. 溴隐亭

对乳房胀痛伴高泌乳素血症者,在后半周期给予溴隐亭 1.25~2.5 mg 口服,可使 90% 患者症状缓解。

5. 维生素 B_6

可调节自主神经系统与下丘脑-垂体-卵巢轴的关系,还可抑制泌乳素的合成。口服 100 mg/d 可改善症状,不可过量服用。

6. 螺内酯(安体舒通)

螺内酯是一种醛固酮受体拮抗药,具有利尿和抑制血管紧张素功能的作用。可以减轻水钠潴留症状,对精神症状也有效。

(四)手术治疗

手术治疗适用于药物治疗无效、年龄较大的妇女,用手术或放疗的方法消除卵巢的功能,造成人为的绝经。这种方法能够成功地治疗顽固性 PMS,但这是最后治疗手段的选择。

第三节 痛经

痛经(dysmenorrhea)是指发生于月经前后或经期出现痉挛性腹痛、坠痛、腰酸或其他不适的一组症状,为妇科最常见症状之一。约 50% 的妇女有痛经,其中 10% 痛经严重以致影响工作和生活。痛经分为原发性和继发性两类,原发性痛经是月经时腹痛不伴有盆腔病理情况,常见于初潮后 6~12 个月内,又称功能性痛经。如果初潮时已有排卵,就可能在初潮时发生痛经。继发性痛经系盆腔器质性疾病如子宫内膜异位症、子宫肌腺病、盆腔感染、宫腔粘连、盆腔充血等引起。本书仅叙述原发性痛经。

一、病因

原发性痛经常见的原因有以下几种。

(一)子宫收缩异常,缺血缺氧

(1)前列腺素(PG)诱发子宫平滑肌收缩,产生分娩样下腹痉挛性绞痛。已证实痛经者子宫内膜和月经血中前列腺素含量,尤其 PGF(前列腺素 F)和 PGE(前列腺素 E)较正常妇女明显升高,且内膜中 PG 浓度越高,痛经也越严重。子宫平滑肌过度收缩历时稍长,可使子宫压力升高,造成子宫供血不足,导致厌氧代谢物积贮,刺激疼痛神经元而发生痛经。PG 的刺激还可以使子宫收缩图形与正常妇女的不同，痛经者子宫静止时张力升高，子宫收缩强度及频率增加，且收缩不协调或呈非节律性，异常的子宫收缩使子宫缺血缺氧，引起痛经。

（2）氧化氮是血小板凝集抑制剂、神经递质，也是有效的血管扩张剂。在子宫内膜上发现许多产生氧化氮的酶（NOS），说明氧化氮参与子宫内膜活动。此外氧化氮还能有效地扩张血管，松弛非孕期子宫。月经期内源性氧化氮减少，诱导子宫血管收缩、肌肉收缩、缺血缺氧，引起痛经。

（3）白三烯为炎症介质，痛经者白三烯合成增加，增加的白三烯具有强力的血管收缩作用，子宫缺血缺氧，代谢物增加，引起痛经。

（二）宫颈管狭窄

痛经主要发生在月经来潮之前，一旦经血外流通畅，疼痛随之消失。故认为疼痛的原因可能是子宫峡部不能正常松弛，而导致经血外流不畅。

（三）子宫发育不良与位置异常

子宫发育不佳容易并发血管供应异常，造成组织缺血、局部缺氧而引起经前及经期发生疼痛。子宫极度后屈或前屈时，同样会导致行经前的腹痛。

（四）精神、神经因素

原发性痛经的发生还受精神、神经因素影响，内在或外在的应激可使痛阈降低，思想焦虑、恐惧以及生化代谢物质均可通过中枢神经系统刺激盆腔疼痛纤维。

（五）内分泌因素

痛经经常发生在有排卵的月经周期，无排卵的月经周期一般不伴有腹痛，因此认为腹痛与黄体酮升高有关。口服避孕药的妇女由于药物抑制排卵，在撤药性子宫出血前均无疼痛。故可以用避孕药中所含激素抑制黄体酮分泌，以达到治疗痛经的目的。

二、病史

（一）经期下腹痛

原发性痛经大多数发生于年轻的妇女中，因月经初潮两年以内往往无排卵，所以刚来月经时少有痛经，待到排卵型月经建立后才开始有痛经。痛经多在月经来潮前的 1~2 d 开始，持续 2~3 d，一般在月经的第 1~2 天最痛。疼痛的部位位于下腹部，多为痉挛性疼痛。轻者仅表现为下腹坠胀不适，重者可伴有呕吐，影响工作和生活。原发痛经一般在有怀孕经历后缓解。

继发痛经患者的发病年龄较大，子宫肌瘤、盆腔粘连和盆腔静脉瘀血引起的痛经的症状较轻，而子宫内膜异位症引起的痛经症状往往较重，且呈进行性加重的趋势。

（二）性交痛

部分患者除了腹痛还伴有性交痛。

（三）其他症状

原发痛经可有恶心、呕吐、面色苍白等伴随症状；继发痛经的伴随症状与原发疾病有关，子宫肌瘤可有月经增多、白带增多等症状，盆腔子宫内膜异位症病灶累及直肠可有便秘等症状，慢性盆腔炎可见平时有下腹部隐痛，经期症状加剧，部分患者可伴有低热。

（四）过去史

有子宫肌瘤、子宫内膜异位症和慢性盆腔炎病史者易发生继发痛经。

（五）生育史

原发痛经多发生于无生育史的妇女中，有生育史的妇女发生的痛经多为继发痛经。

（六）手术史

子宫肌瘤和子宫内膜异位症在保守性手术后容易复发，可反复出现痛经。盆腔粘连导致的痛经多发生于手术以后。

三、体格检查

注意发育与营养状况，妇科检查排除生殖器器质性病变。原发性痛经患者的妇科检查往往无异常发现，继发性痛经患者的检查结果与引起痛经的原发病有关。子宫肌腺病患者的子宫均匀增大，呈球形。盆腔子宫内膜异位症患者的子宫多呈后位、固定，有时可扪及结节状病灶，尤其是在骶韧带处；盆腔两侧可及囊性为主的肿块。

四、辅助检查

盆腔超声检查应作为首选检查方法。宫腔镜检查可以发现黏膜下子宫肌瘤及双子宫、双角子宫、纵隔子宫等子宫畸形。腹腔镜检查可明确盆腔有无内膜异位病变、炎症和粘连等情况。CT和MRI可以了解盆腔包块的大小、部位、边界及质地。

五、诊断

（一）诊断要点

本病以伴随月经周期出现下腹疼痛为特征，诊断时应根据以下两点。

1. 病史

了解患者年龄、发病诱因、发病过程，症状出现时间与月经关系，疼痛部位及性质，有无进行性加重，有无组织样物随经血排出等。

2. 体格检查

注意发育与营养状况。妇科检查排除生殖器器质性病变。

（二）鉴别诊断

根据经期腹痛的特点，妇科检查无阳性体征，临床即可诊断，但必须除外下列疾病。

1. 子宫内膜异位症

本病表现为继发性痛经，多发生在人流术后或上宫内节育器后，疼痛剧烈，妇科检查可触及子宫直肠陷凹内触痛结节，或卵巢囊肿，腹腔镜检查是最有价值的辅助检查方法。

2. 子宫腺肌病

本病多发生在30～50岁经产妇，痛经进行性加重可伴有经量增多及经期延长。妇科检查时子宫均匀增大或有局限性突起，质硬有压痛。B超可见腺肌症或腺肌瘤的典型回声。

3. 盆腔炎

本病在非经期也有下腹痛，经期可加重，疼痛呈持续性。妇科检查有附件区增厚或包块，压痛明显。抗生素治疗有效。

4. 异位妊娠破裂或流产

本病无痛经史，有停经、少量阴道出血及突发下腹痛等症状。妇科检查可触及一侧附件区的小包块，有压痛，有时伴贫血或内出血体征。尿和血β-HCG阳性，B超检查常发现宫腔外妊娠囊和盆腔游离液。

六、治疗

（一）心理指导

对原发性痛经者，尤其是青春期少女应解说月经的生理变化、痛经的发病机制，解除紧张心理。针对患者的心理状况给予适当的安慰，并指导一般性的处理方法，如休息、热敷下腹部等。对继发性痛经者应告知先查明疾病再对症处理。

（二）前列腺素合成酶抑制剂

因原发性痛经的发病机制中前列腺素起着重要的作用，因此抑制前列腺素的合成有明显的镇痛作用，故前列腺素合成酶抑制剂常为原发性痛经的首选药物。应予强调的是若在月经前一天应用，更能充分发挥药物的作用，且应持续应用 48～72 h，亦可按以往痛经的规律决定用药时间。

本药仅需在月经期应用，用药期短、方便且不良反应小。常见的不良反应有消化不良、胃灼热感、恶心、呕吐、腹泻、头痛、头晕等，偶有视力障碍及其他少见的不良反应。

（三）口服避孕片

雌、孕激素组合成的短效口服避孕片抑制排卵后，子宫内膜薄，降低前列腺素、血管加压素及缩宫素水平，抑制子宫活动，效果显著；适用于需要采取避孕措施的痛经患者。

（四）β-肾上腺素受体激动剂

β-肾上腺素受体激动剂使平滑肌收缩的频率和幅度下降，缓解疼痛，但有心动过速、血压降低等不良反应。常用药物：间羟舒喘宁（terbutaline）2.5 mg，3 次/d；苯丙酚胺（isoxsuprine）10 mg，3 次/d。

（五）经皮电刺激神经

对药物无效时，近年国外应用高频率电刺激神经以解痛。经皮电刺激神经可改善缺血，与神经细胞释放内腓肽有关。经下肢、髂、骶等处皮下做电刺激，发现虽疼痛缓解，但宫腔压力未变。

（六）腹腔镜下子宫神经部分切除术

以往骶前神经节切除术用于治疗对药物等方法治疗无效的顽固性痛经。近年来对上述患者采用腹腔镜检查除外器质性疾病的同时行子宫神经部分切除术。

（七）中药治疗

中医认为痛经主要由于气血运行不畅所致。可对证施治，选用不同方剂、气滞淤型用血府逐淤汤加减，寒湿凝滞型用温经汤加减，气血两虚型用对愈汤和胶艾四物汤加减，肝肾亏损型用调肝汤加减。

（八）扩张宫颈管

对已婚妇女行宫颈管扩张，可扩至 6～8 号扩张器，使经血畅通。

七、注意事项

（1）原发痛经的发病年龄较轻，多数是在月经初潮 2～3 年后发生，当患者有怀孕经历或宫腔操作经历后，痛经会自行缓解。

（2）部分原发痛经患者在若干年后做腹腔镜检查时，可能发现有子宫内膜异位症病灶。

（3）继发痛经的发病年龄较大，多数继发痛经是由子宫内膜异位症和子宫肌腺症引起的。继发痛经的疼痛常在月经来潮前 1～2 周开始，持续至月经干净后数天。

第四节　功能失调性子宫出血

功能失调性子宫出血（dysfunctional uterine bleeding，DUB）简称功血，是由调节生殖的神经内分泌机制失常引起的异常子宫出血，而全身及内外生殖器官无器质性病变存在。功血是一种妇科常见病，可发生于月经初潮至绝经期间的任何年龄，多见于围绝经期，其次是青春期和性成熟期。功血可分为排卵性和无排卵性两类，无排卵性功血占功血病例的 85%。

一、无排卵性功能失调性子宫出血

（一）病因

由于机体内部和外界诸多因素，如精神紧张、恐惧、忧伤、环境和气候骤变、过度劳累、营养不良以及全身性疾病，通过大脑皮质和中枢神经系统影响下丘脑-垂体-卵巢轴的相互调节，使卵巢功能失调，导致月经周期紊乱。

（二）病理生理

在青春期，下丘脑和垂体的调节功能未完全成熟，它们和卵巢间尚未建立稳定的周期性调节，尤其对雌激素的正反馈作用存在缺陷。此时期垂体分泌促卵泡激素（FSH）呈持续低水平，黄体生成素（LH）无高峰形成。因此，虽有成批的卵泡生长，却无排卵，卵泡发育到一定程度即发生退行性变。围绝经期妇女，由于卵巢功能衰退，雌激素分泌量锐减，对垂体的负反馈变弱，造成排卵障碍，终致发生无排卵性功血。

正常月经的发生是基于排卵后黄体萎缩，雌、孕激素水平下降，使子宫内膜皱缩坏死而脱落出血。无排卵性功血是由于单一雌激素刺激而无黄体酮对抗引起的雌激素撤退出血或雌激素突破出血。在单一雌激素的持久刺激下，子宫内膜增生过长，若有一批卵泡闭锁，雌激素水平可突然下降，内膜因失去雌激素支持而剥脱出血。低水平雌激素可发生间断性少量出血，内膜修复慢使出血时间延长；高水平雌激素且维持在有效浓度，则引起长时间闭经，易发生急性突破出血，功血量汹涌。

（三）子宫内膜的病理变化

功血的病理学改变可见于诊刮或切除的子宫内膜，根据血内雌激素水平的高低和作用时间长短，以及子宫内膜对雌激素反应的敏感性，子宫内膜可表现出不同程度的增生性变化，少数呈萎缩性改变。

1. 子宫内膜增生过长分类

（1）简单型增生过长，即腺囊型增生过长，指腺体增生有轻度至中度的结构异常。子宫内膜呈息肉样增生，局部或全部增厚。镜下特点是腺体数目增多，不规则散在于子宫内膜，大小不一，腺腔囊性扩大，犹如瑞士干酪样外观，又称为瑞士干酪样增生过长。腺上皮细胞呈高柱状，可增生形成假复层，间质常出现水肿、坏死，伴少量出血和白细胞浸润。

（2）复杂型增生过长，即腺瘤型增生过长。子宫内膜腺体高度增生，形成子腺体或突向腺腔，腺体数目明显增多，出现背靠背现象，致使间质明显减少。腺上皮呈复层或假复层排列，细胞核大、深染，有核分裂象，易误诊为癌。

（3）不典型增生过长，即癌前期病变，与早期癌不易区别。指腺上皮出现异型性改变，表现为腺上皮细胞增生，排列不规则，细胞核大，深染，有异型性。只要腺上皮细胞出现不典型增生改变，都应归类于不典型增生过长。10% ~ 15% 可转化为子宫内膜癌。

2. 增生期子宫内膜

增生期子宫内膜此类最多见。子宫内膜所见与正常增生期内膜无区别，只是在月经周期后半期甚至月经期，仍为增生期形态，内膜出血者多无腺体坏死。

3. 萎缩型子宫内膜

子宫内膜很少，上皮平坦，呈低柱状或立方形，腺体少而小，腺管狭而直，间质少而密、纤维化，血管很少。

（四）临床表现

（1）子宫不规则出血特点是月经周期紊乱，经期长短不一，有时出血呈点滴状，有时表现大量出血；有时先有数周或数月停经，然后发生阴道不规则流血，血量较多，持续 2 ~ 3 周或更多时间，不易自止；有时一开始就发生阴道不规则流血，也可表现为类似正常月经的周期性出血。

（2）出血多时或时间长者常伴贫血，贫血引起凝血功能失常，加重子宫出血。

（3）妇科检查子宫正常大小，部分病例出血时子宫略大微软。

（五）诊断

1. 仔细询问病史

应注意患者年龄、月经史、婚育史、避孕措施及一般健康状况，全身是否有慢性病史，如肝病、血液病，有无精神紧张、情绪打击等影响正常月经的因素，了解流血时间、目前流血量、持续时间、流血性质，流血前有无停经史、流产史及以往治疗经过。

2. 全面体格检查

此项包括全身检查、妇科检查，除外全身性疾病及器质性病变。

3. 辅助检查

（1）诊断性刮宫：对围绝经期患者进行全面刮宫，搔刮整个宫腔，必要时行分段诊断性刮宫，以排除子宫内膜病变和达到止血的目的。为确定排卵或黄体功能，应在月经前期或月经来潮 6 h 内刮宫，不规则流血者可随时进行刮宫，刮出组织送病理检查。子宫内膜病理检查可见增生期变化或增生过长，无分泌期改变。

（2）宫腔镜检查：宫腔镜下应注意内膜表面是否充血、有无突起，选择病变区进行活检，可提高诊断率，尤可提高早期宫腔病变如子宫黏膜下肌瘤、子宫内膜癌的诊断率。

（3）基础体温测定：利用孕激素对体温中枢的致热作用来检测排卵。基础体温呈双相型，提示卵巢有排卵（图9-1）；基础体温呈单相型，提示无排卵（图9-2）。

（4）宫颈黏液结晶检查：若经前出现羊齿植物叶状结晶提示无排卵，出现椭圆体提示有排卵（图9-3）。

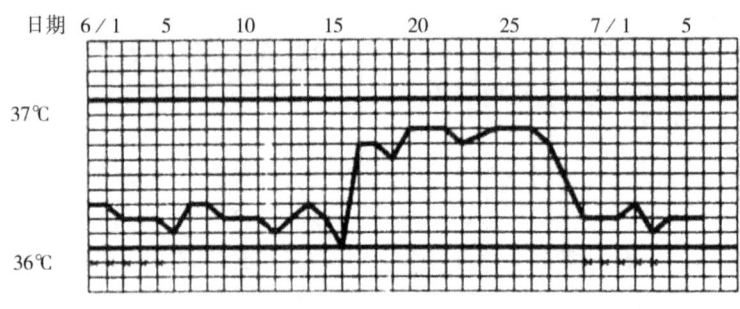

图9-1 基础体温双相型

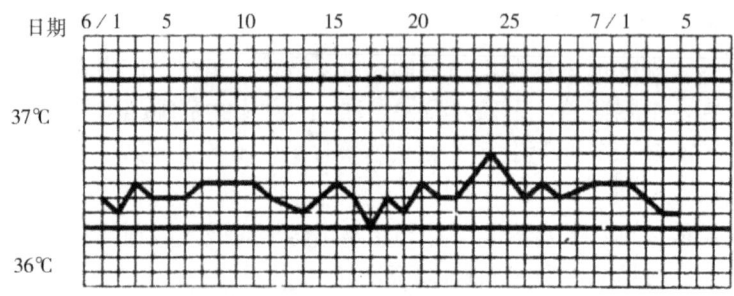

图9-2 基础体温单相型

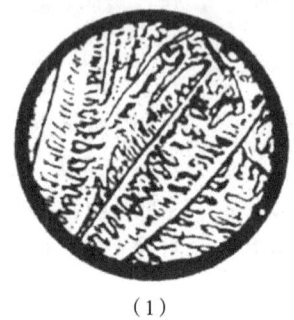 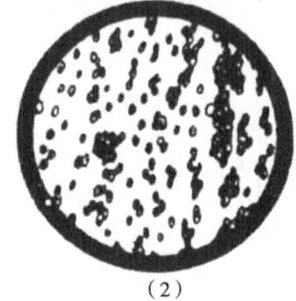

（1） （2）

图9-3 宫颈黏液结晶检查

（1）羊齿植物叶状结晶；（2）椭圆体

（5）阴道脱落细胞涂片检查：阴道脱落细胞在月经周期后半期动态检查，涂片一般为中、高雌激素影响而无周期性变化。

（6）孕激素测定：为测定有无排卵，可检测尿孕二醇或血清黄体酮。

（六）鉴别诊断

诊断功血必须排除生殖道局部病变或全身性疾病所导致的生殖道出血，如血液病、肝损害、甲状腺功能亢进或低下等。

1. 与妊娠有关的疾病

育龄妇女应排除与妊娠有关的疾病，如流产、异位妊娠、滋养细胞疾病、子宫复旧不良、胎盘残留等。

2. 生殖系统炎症

此项包括急、慢性子宫内膜炎、子宫肌炎等。

3. 生殖系统肿瘤

此项如子宫肌瘤、子宫内膜癌、子宫颈癌、卵巢肿瘤等。

4. 性激素使用不当

（七）治疗

1. 一般治疗

消除患者顾虑，出血期间避免过度疲劳和剧烈运动。患者体质较差、贫血貌者，应加强营养，改善全身状况，可补充蛋白质、维生素 C 和铁剂，贫血严重者需输血；流血时间长者给予抗生素预防感染，必要时应用凝血药物，以减少出血量。

2. 药物治疗

针对不同对象制定合理的治疗方案。青春期少女以止血、调整月经周期、促使卵巢排卵为主进行治疗，围绝经期妇女以止血、调整月经周期、减少经量为原则。

（1）止血：对大量出血患者使用性激素，要求治疗 6 h 内见效、24～48 h 内出血基本停止，若 96 h 以上阴道流血仍不停止，考虑有器质性病变存在。

①刮宫：对围绝经期患者进行全面刮宫，搔刮整个宫腔，必要时行分段诊断性刮宫，迅速达到止血的目的，刮出物送病理检查以明确子宫内膜病变。

②性激素止血：a. 孕激素：适用于体内有一定雌激素的患者。无排卵性功血患者给予孕激素治疗，可使处于增生期或增生过长的子宫内膜转化为分泌期，停药后 3～7 日内膜失去激素的维持而脱落，出现撤药性出血。因此种内膜脱落较彻底，故又称"药物性刮宫"。常用的合成孕激素有 17- 羟孕酮（甲地孕酮、甲羟孕酮）和 19- 去甲基睾酮衍生物（双醋炔诺醇、炔诺酮）。可选择炔诺酮 5～7.5 mg 口服，每日 4 次，用药 4 次后出血量明显减少或停止，改为每日 3 次，再逐渐减量，每 3 日递减 1/4～1/3 量，直至维持量 5 mg，持续至血止后 20 日左右停药，停药后 3～7 日发生撤药性出血。如血量不减少，可调整剂量，每日最高剂量可达 15～20 mg。b. 雌激素：适用于青春期功血、内源性激素不足者。应用大剂量雌激素，促使子宫内膜生长，短期内修复创面而止血。如己烯雌酚 1～2 mg，每 6～8 h 1 次，血止后每 3 日递减 1/3 量，维持量每日 1 mg，用至血止后 20 日（图 9-4）。胃肠道反应重者可苯甲酸雌二醇 1～2 mg 肌内注射，每日 2～3 次，以达到快速止血。也可用妊马雌酮 1.25～2.5 mg，每日 4 次，血止后每 3 日递减 1/3 量，直至维持量 1.25 mg/d，用至血止后 20 日。无论何种雌激素，血止后 2 周开始加用孕激素，如甲地孕酮，使内膜转化为分泌期，雌、孕激素同时撤退，有利于内膜同步脱落，停药后 3～7 日内出现撤药性出血。c. 雄激素：雄激素有拮抗雌激素作用，可减少盆腔充血而减少出血，适用于围绝经期功血。常用丙酸睾酮 25～50 mg 肌内注射，每日 1 次，连续使用 3～5 日，以后改为甲睾酮 5 mg，每日 1～2 次，共用 20 日。每月总量不超过 30 mg。但大出血时，雄激素不能立即改变内膜脱落过程使内膜迅速修复，故常与其他性激素联合用药。d. 联合用药：性激素联合用药的止血效果优于单一用药，因此，青春期功血用孕激素止血时，同时用小剂量雌激素，可减少孕激素的用量，防止突破性出血。如口服避孕药 1 片，每日 4 次，血止以后递减至维持量 1 mg，共 20 日停药；围绝经期功血则在孕激素止血的基础上配合使用雌激素、雄激素，常用三合激素（黄体酮 12.5 mg、雌二醇 1.25 mg、丙酸睾酮 25 mg）2 mL 肌内注射，每日 2 次，血止以后递减至每 3 日 1 次，共 20 日停药。

③抗前列腺素药物：出血期间服用前列腺素合成酶抑制剂，可使子宫内膜剥脱时出血减少。常用氟芬那酸 200 mg，每日 3 次，还有吲哚美辛、布洛芬等。

④其他止血药：可使用卡巴克洛（安络血）和酚磺乙胺（止血敏）减少血管通透性，也可用氨基己酸、氨甲苯酸（止血芳酸）抑制纤溶酶，有减少出血的辅助作用，可适当选用。

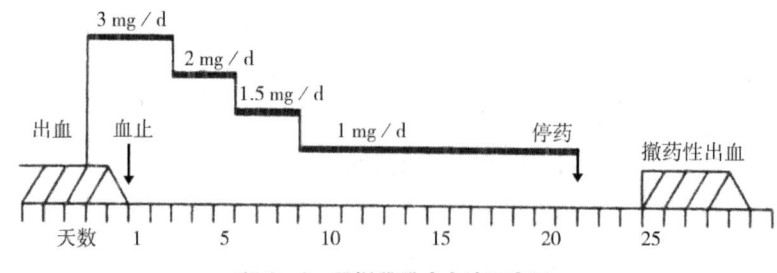

图 9-4 己烯雌酚止血法示意图

（2）调整月经周期：用性激素止血后继续用药可以控制周期，使无血期延长至 20 日左右，一般连用 3 个周期。

①雌、孕激素序贯疗法：即人工周期。为模拟自然月经周期中卵巢激素的周期性变化，将雌、孕激素序贯应用，使内膜发生相应变化，引起周期性脱落。用于青春期功血或育龄期功血内源性雌激素水平较低者。可用己烯雌酚 1 mg（妊马雌酮 0.025 mg）于出血第 5 日起，每晚 1 次，连服 20 日，服药第 11 日起，每日加用黄体酮注射液 10 mg，肌内注射，停药后 3 ~ 7 日内出现撤药性出血（图 9-5）。于出血第 5 日重复用药，用药 2 ~ 3 个周期后常可自发排卵。

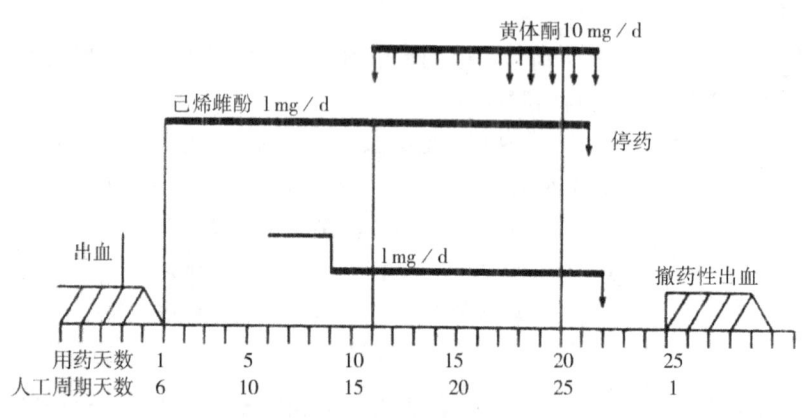

图 9-5 雌、孕激素序贯疗法示意图

②雌、孕激素合并使用：雌激素使内膜再生修复，孕激素可限制雌激素引起的内膜增生程度，用于育龄期功血内源性雌激素水平较高者。可于出血第 5 日起，服用复方炔诺酮片 1 片，每日 1 次，连续使用 20 天，停药后 3 ~ 7 日内出现撤药性出血，血量较少。可连用 3 个周期。

③后半周期疗法：适用于围绝经期功血。于月经周期后半期服用甲地孕酮 8 ~ 10 mg/d，连服 10 日以调整月经周期，3 个周期为 1 个疗程。疗效不佳者，可与雌、雄激素合用。

（3）促进排卵：适用于青春期功血和育龄期功血（尤其不孕者）。

①氯米芬（CC）：为甾体化合物，有微弱雌激素作用，可抑制内源性雌激素的负反馈，诱发排卵。适用于体内有一定水平雌激素的功血患者，尤其有生育要求者。方法：于出血第 5 日起，每晚口服 50 mg，连续服用 5 日，并监测排卵。若排卵失败，可重复用药，剂量逐渐增至 100 ~ 200 mg/d，连用 3 个月，排卵率为 80%。

②绒促性素（HCG）：有类似 LH 作用而诱发排卵，适用于体内 FSH 有一定水平、雌激素中等水平者。B 超监测卵泡发育接近成熟时，肌内注射 HCG 5 000 ~ 10 000 U 可以诱发排卵。

③尿促性素（HMG）：每支含有 FSH 及 LH 各 75 U，出血干净后每日肌内注射 HMG 1 ~ 2 支，直至卵泡发育成熟，停用 HMG，加用 HCG 5 000 ~ 10 000 U，肌内注射，以提高排卵率。适用于对氯米芬效果不佳，有生育要求者。

④促性腺激素释放激素激动剂（GnRHa）：先用 GnRHa 做预治疗，再给予 GnRHa 脉冲治疗，排卵率可达 90%。

3. 中药治疗

功血在中医学上属崩漏范围。经血暴下称崩，淋漓不断称为漏，以血热、气虚多见，可辨证施治。

4. 手术治疗

手术治疗以刮宫术最常用。对围绝经期患者常规刮宫，最好在宫腔镜下行分段诊断性刮宫，既可明确诊断，又可达到止血目的。对青春期功血刮宫应慎重。对年龄超过40岁，病理诊断为子宫内膜复杂型增生过长，甚至发展为子宫内膜不典型增生时，可行子宫切除术。对年龄超过40岁的顽固性功血，或有子宫切除术禁忌证者，可通过电凝或激光行子宫内膜去除术。

二、排卵性月经失调

排卵性月经失调多发生于生育年龄妇女，表现为患者虽有排卵功能，但黄体功能异常。

（一）黄体功能不足

1. 病因

由于神经内分泌功能紊乱或某些生理因素，如初潮、分娩后及绝经前，LH/FSH比率异常造成性腺轴功能紊乱，使月经周期中有卵泡发育及排卵，但黄体期孕激素分泌不足，导致内膜分泌反应不良，有时黄体分泌功能正常，但维持时间短。

2. 临床表现

月经周期缩短，月经频发。有时月经周期正常，经期延长可达9～10日，出血多。由于黄体期短，患者不易受孕或孕早期易流产。

3. 诊断

患者月经周期缩短，不孕或早期流产；妇科检查生殖器官无异常；基础体温双相型，但体温升高幅度偏低，高温相维持时间仅9～10日即下降（图9-6）；子宫内膜显示分泌不良。

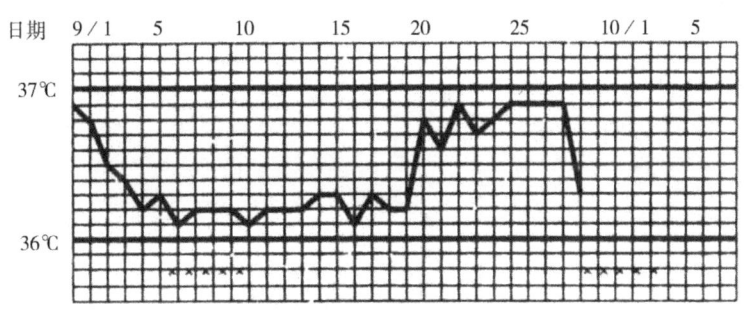

图 9-6 黄体功能不全

4. 处理

（1）促进卵泡发育：首选氯米芬，适用于黄体功能不足、增生期过长者；溴隐亭适用于黄体功能不足、催乳激素水平升高者。

（2）黄体功能刺激疗法：选用绒促性素促进和维持黄体功能。于基础体温上升后开始，隔日肌内注射绒促性素2 000～3 000 U，共5次。

（3）黄体功能替代疗法：选用天然黄体酮制剂，自排卵后开始每日肌内注射黄体酮10 mg，共10～14日，可使月经周期正常，血量减少。

（二）子宫内膜不规则脱落

1. 病因

由于下丘脑部-垂体-卵巢轴调节功能紊乱，引起黄体发育良好，但萎缩不全，内膜持续受孕激素影响，导致内膜不规则脱落。

2. 临床表现

月经周期正常，但经期延长，长达9～10日，经量增多。

3. 诊断

病史和临床表现如上所述；基础体温双相型，但是下降缓慢，历时较长（图9-7）；在月经期第5～6日行子宫内膜诊断性刮宫，见到分泌期子宫内膜，内膜与出血、坏死组织混杂共存。

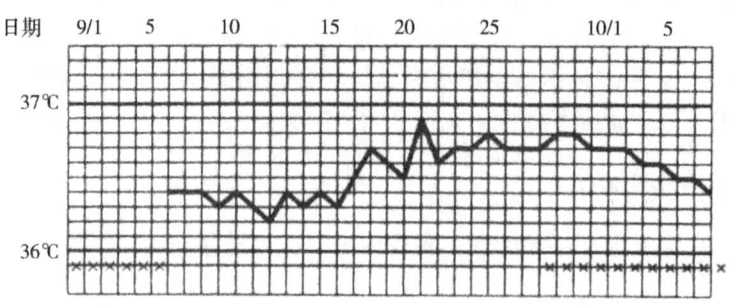

图9-7 子宫内膜不规则脱落

4. 处理

（1）孕激素：自下次月经前10～14日开始，每日口服甲羟孕酮10 mg。有生育要求者，肌内注射黄体酮或口服天然微粒化黄体酮，使子宫内膜均转变成为分泌期后同步脱落。

（2）绒促性素：可促进黄体功能，用法同黄体功能不足。

第十章 营养、代谢性疾病

第一节 高钙血症和低钙血症

一、高钙血症

高钙血症（hypercalcemia）指血清离子钙浓度的异常升高，血清钙浓度高于 2.75 mmol/L 即为高钙血症。本症是内分泌系统临床较常见的代谢紊乱之一，轻者无症状，仅常规筛查中发现血钙升高，重者可危及生命。根据血钙水平，高钙血症可分为三个程度：①轻度：血总钙值低于 3 mmol/L；②中度：血钙值 3~3.5 mmol/L；③重度：血钙值大于 3.5 mmol/L。高血钙可导致一系列严重的临床征象，即称高钙危象，如严重脱水、高热、心律失常、意识不清等，患者易死于心脏骤停、坏死性胰腺炎和肾功能衰竭等。

（一）病因及发病机制

最常见的病因为原发性甲状旁腺功能亢进症和恶性肿瘤，占总致病因素的 90% 以上。筛查出的无症状患者高血钙原因多为甲旁亢，而住院患者的高血钙往往由肿瘤所致。生理情况下血钙水平的维持主要靠骨骼、胃肠道、肾脏和血浆蛋白尤其是白蛋白 4 个方面。发生高钙血症时，主要是以下多种因素共同作用引起的。

1. 原发性甲状旁腺功能亢进症

甲状旁腺病变引起自主性持续过量的甲状旁腺激素（PTH）分泌可导致：破骨细胞数量和活性增加，促进骨吸收，使骨钙释放入血；促使肾小管对钙重吸收增加；刺激肾脏合成 1, 25 (OH)$_2$D，从而增加肠道钙的吸收。

2. 恶性肿瘤

约 20% 的恶性肿瘤（如乳腺、肺、肾、甲状腺、前列腺癌）患者在晚期可发生高钙血症。这些恶性肿瘤可转移至骨骼，刺激破骨细胞骨吸收及肾小管钙的重吸收，导致高钙血症。其特征是：很少或无恶性肿瘤骨侵犯或骨转移；肿瘤切除或治愈后高钙血症和其他生化异常可以逆转。此外，有些肿瘤（如上皮细胞样肺癌、肾癌）可以产生 PTH 样物质、前列腺素 E、维生素 D 样固醇及破骨细胞活化因子，使骨组织发生吸收而释放钙。

3. 内分泌疾病

（1）肾上腺皮质功能减退症：有报道在原发和继发性肾上腺皮质功能低减患者，尤其在 Addison 危象时出现轻度高钙血症，机制可能为血容量减少，血液浓缩，血浆白蛋白升高致血总钙增多，有些患者游离钙水平也升高。PTH、PTHrP、1, 25 (OH)$_2$D 均受抑制。扩容和糖皮质激素治疗很快就可使血钙恢复正常。

（2）嗜铬细胞瘤：此病患者可出现轻度到严重的高钙血症。其机制可能包括：与合并原发性甲旁亢的MENⅡa型有关（最常见）；偶有切除嗜铬细胞瘤后高钙血症即缓解的报道，近期研究证实嗜铬细胞瘤可产生PTHrP；儿茶酚胺介导的甲状旁腺分泌PTH致甲旁亢；儿茶酚胺介导的骨吸收。

4. 结节和肉芽肿疾病

10%结节病患者经过常规生化检测发现有轻到重度高钙血症。以往认为高血钙和高尿钙的发生可能是结节病患者对维生素D敏感过度所致，夏季接受日照过多或维生素D缺乏均可引发结节病患者的高钙血症。然近期发现有高血钙的肉芽肿病患者血中的$1,25(OH)_2D$水平增高，可能是结节病和其他肉芽肿组织中的巨噬细胞或与肉芽肿组织有关的其他细胞产生过量$1,25(OH)_2D$的结果。

5. 维生素中毒

维生素D的生理需要量为400~600 U/d，正常人发生高钙血症所需摄入维生素D量通常为生理需要量的100倍以上。在治疗骨质疏松、甲旁减、骨软化和肾性骨病时，由于维生素D使用不当或个体敏感性不同可导致高钙血症。此外，维生素D中毒可出现在维生素D衍生物的治疗中，如$1,25(OH)_2D$。维生素D中毒使肠黏膜吸收钙增加，骨组织破骨活跃，骨钙外流，进而诱导肾小球滤过率减少，肾钙清除减少，从而加重高钙血症。

6. 维生素A中毒

维生素A的允许推荐剂量为50 000 IU/d。大剂量维生素A摄入（50 000 IU/d，数周至数月）可导致高血钙，临床罕见。但目前维生素A类似物的广泛使用，如用维A酸治疗痤疮及其他皮肤病，用全反式维甲酸治疗血液系统恶性肿瘤，均可导致维生素A中毒性高钙血症的频发。其机制可能为过量维生素A刺激破骨细胞骨吸收，引发高钙血症。

7. 其他

失重（宇航员）、长期卧床，尤其是Paget病等具有高骨转换率的患者长期卧床可出现高钙血症。制动数日到数周后可能增加破骨细胞骨吸收，减少成骨细胞骨形成。制动诱导快速骨丢失的机制尚待研究。开始正常负重活动后，骨吸收、高血钙及高尿钙均可迅速逆转，但被动的运动锻炼不起作用。

乳碱综合征指由于摄入过多的钙剂（每天摄入元素钙2~8g）和可吸收的抗酸剂导致的高钙血症、高磷血症、代谢性碱中毒和肾功能不全。最早描述于1923年，用西皮饮食（sippy diet）即牛奶、铋、钙、碳酸氢钠混合物治疗消化性溃疡，20天后患者出现头痛、恶心、呕吐、皮肤瘙痒、带状角膜病，检查发现碱中毒、肾功能不全和血钙值升高。

(二)临床表现

患者在消化、运动、神经、泌尿等系统均可有症状，表现为厌食、恶心、呕吐、便秘、乏力、肌张力减低、烦渴、多尿、嗜睡、神志不清甚至昏迷。病程长时可发生组织内钙沉积，如结膜、关节周围沉积及肾结石。测定血钙可以明确诊断。

1. 神经精神症状

轻者只有乏力、倦怠、淡漠的表现；严重患者有头痛、肌无力、腱反射减弱、抑郁、易激动、步态不稳、语言障碍、听力、视力和定向力障碍或丧失、木僵、行为异常等精神神经症状。高钙危象时可出现谵妄、惊厥、昏迷。神经精神症状的机制考虑为高钙对脑细胞的毒性，干扰了脑细胞的电生理活动。

2. 心血管和呼吸系统症状

可引起血压升高和各种心律失常。心电图可见Q-T间期缩短、ST-T改变、房室传导阻滞和低血钾性U波，如失于治疗，可引起致命性心律不齐。心动过缓和Ⅰ度房室传导阻滞也有报道。因高钙血症可引起肾排水增多和电解质紊乱，使支气管分泌物黏稠，黏膜细胞纤毛活动减弱，支气管分泌物引流不畅，易招致肺部感染、呼吸困难，甚至呼吸衰竭。

3. 消化系统症状

表现为恶心、呕吐、厌食、腹痛、便秘，甚至麻痹性肠梗阻。由于钙可刺激胃泌素和胃酸分泌，故高钙血症患者易发生消化性溃疡。钙异位沉积于胰腺管，刺激胰酶大量分泌，可引发胰腺炎。

4. 泌尿系统症状

高血钙可致肾小管损害，使肾小管浓缩功能下降，大量钙从尿中排出，从而引起多尿、烦渴、多饮，甚至失水、电解质紊乱和酸碱失衡。钙在肾实质中沉积可引起间质性肾炎、失盐性肾病、肾钙质沉积症，最终发展为肾功能衰竭，也易发生泌尿系感染和结石。

5. 钙的异位沉着表现

高钙血症易发生异位钙沉着，可沉着于血管壁、角膜、结合膜、鼓膜、关节周围和软骨，可引起肌肉萎缩、角膜病、红眼综合征、听力减退和关节功能障碍等。

6. 血液系统症状

因钙离子可激活凝血因子，故可导致广泛性血栓形成。

7. 其他

高血钙危象：血钙增高至 4 mmol/L 以上时，表现为多饮、多尿、严重脱水、循环衰竭、氮质血症。如不及时抢救，患者可死于肾功能衰竭和循环衰竭。

（三）辅助检查

因为血清总钙受人血白蛋白的干扰，因此，有人认为测定血浆离子钙比测定血浆总钙为优。但是血浆钙离子受血 pH 值的影响，故也可发生误差。测定血清总钙时应同时测定人血白蛋白，测定离子钙时应同时测血 pH 值，以便纠正所测结果。另外在测离子钙时注意压脉带不宜压迫时间过长，防止血 pH 值发生改变而使血离子钙有假性升高。

依据病史、症状，选做 B 超、X 线检查、核素扫描和 CT 检查。

（四）诊断

进行高钙血症鉴别诊断前，首先确定高血钙是否真正存在。需多次重复血钙测定以除外实验室误差及止血带绑扎时间过长等人为因素造成的高血钙，还需注意患者有无脱水及血浆蛋白浓度升高。

从临床表现观察，由于 90% 以上的原因为原发性甲旁亢和恶性肿瘤，因此临床表现为无症状或慢性过程的很可能为甲旁亢；而高血钙通常是癌症病情恶化的表现，一般高钙血症出现后，患者仅能存活数周至数月，因此如果临床表现重症、急性的，很可能是恶性肿瘤。

如果 PTH 测定值高，则诊断为原发性甲旁亢，当然要注意排除恶性肿瘤异位分泌 PTH，但非常罕见；如果 PTH 测定值低，则需根据病史、体征、各种实验室及影像学检查仔细筛查恶性肿瘤，确定是否由结节病或其他少见原因导致的高钙血症。在诊治恶性肿瘤相关的高钙血症时，须注意肿瘤患者合并其他引起高钙血症的疾病。

（五）治疗

积极治疗原发病，低钙饮食，防止缺水。由于高钙血症造成的各系统功能紊乱会影响病因治疗，严重时高钙危象可危及生命，因此，降低血钙缓解症状、延长生命往往成为当务之急。短期治疗通常能有效地缓解急性症状，避免高钙危象造成的死亡，争取时间确定和去除病因。

1. 扩容、促尿钙排泄详细如下

（1）补液：发生高钙血症时，由于恶心、呕吐、多尿引起的脱水很常见，因此，不论何种原因的高血钙，均需首先使用生理盐水补充细胞外液容量。开始 24～48 h 持续静点 3 000～4 000 mL/d，可使血钙降低 1～3 mg/d。

（2）利尿：细胞外液容量补足后可使用呋塞米。呋塞米和依他尼酸可作用于肾小管髓袢升支粗段，抑制钠、钙的重吸收，促进尿钙排泄，同时防止细胞外液容量补充过多。呋塞米应用剂量为 20～40 mg 静脉注射；当给予大剂量加强治疗（每 2～3 h 给药 80～120 mg）时，需要补充水和电解质。配合抗骨吸收药物一同使用，疗效更加确切，一般仅用 1～3 d，在抗骨吸收药物起效后即可停用。值得注意的是，由于噻嗪类利尿药可减少肾脏钙的排泄，加重高血钙，因此绝对禁止。

2. 抑制骨吸收药物

由于破骨细胞骨吸收的增加是绝大多数高钙血症患者最常见和重要的发病机制，因此，目前经常使用阻断破骨细胞骨吸收的药物降低血钙。此类药物的早期使用还可避免长期大量使用生理盐水和呋塞米造成的水及电解质紊乱。

（1）二磷酸盐：高钙血症一经明确，须尽早使用，因为二磷酸盐起效需 2～4 天，达到最大效果需

4~7天；60%~70%患者血钙能降至正常水平，效果可持续1~3周。二磷酸盐胃肠道吸收率很低，因此治疗高钙血症时常采用静脉滴注给药。

（2）降钙素：可作用于破骨细胞上的降钙素受体，抑制破骨细胞骨吸收，同时能减少肾小管钙的重吸收，增加尿钙排泄；起效快，但效果不如二磷酸盐显著。使用降钙素2~6 h内血钙可平均下降0.5 mmol/L，但不能使大多数患者的血钙水平降至正常。常用鲑鱼降钙素剂量为2~8 U/kg，鳗鱼降钙素剂量为0.4~1.6 U/kg；每6 h肌内注射或皮下注射1次，6 h内可使血钙降低0.25~0.5 mmol/L。但作用时间短，且在几小时或几天内出现"逸脱"现象而失效，重复注射同一剂量的降钙素不能达到首次注射的效果，即多次注射效果减弱，不适用于长期用药。这可能与破骨细胞上降钙素受体的快速降调节作用有关。糖皮质激素或光辉霉素（普卡霉素）合用有协同作用，且糖皮质激素可消除降钙素的"逸脱"现象。

（3）光辉霉素（普卡霉素）：具有抑制DNA合成、减少骨重吸收和拮抗PTH作用。静脉注射25~50 mg/kg光辉霉素36~48 h后血钙可降至正常。因其对肝、肾和造血系统有毒，故一般只注射1次，必要时可在第1次用药后5~7 d重复1次。

（4）西咪替丁：300~600 mg加入生理盐水中每半小时1次静脉滴注。

（5）钙螯合剂：依地酸二钠可与钙形成可溶解的复合物从尿中排出，2~4 g/d加于生理盐水中静脉滴注，于4 h滴完。此药对肾有毒，故有肾功能不全者应慎用或不用。

3. 糖皮质激素

通过抑制肠钙吸收、增加尿钙排泄来降低血钙。有研究报道，能使产生1, 25 (OH)$_2$D的肉芽肿病患者血中的1, 25 (OH)$_2$D水平降至正常。其可用于治疗由于血液系统恶性肿瘤如淋巴瘤和多发性骨髓瘤导致的高血钙，也用于治疗维生素D和维生素A中毒或肉芽肿病导致的血钙升高，但对实性肿瘤或原发性甲旁亢引发的高血钙疗效不明显。常用剂量为口服泼尼松40~80 mg/d或静滴200~300 mg氢化可的松，共用3~5 d；但因起效作用慢，维持时间短，故常与其他降钙药物联合应用。

4. 其他

使用无钙或低钙透析液进行腹透或血透，治疗顽固性或肾功能不全的高钙血症，能迅速降低血钙水平。卧床的患者应根据自身情况尽早活动，以避免或缓解由长期卧床引起的高钙血症。

二、低钙血症

低钙血症（hypocalcemia）是指各种原因所致的甲状旁腺激素（parathyroidhormone，PTH）分泌减少或其作用抵抗，维生素D缺乏或代谢异常，使骨钙释放减少、肾小管重吸收或肠道钙的吸收障碍，从而引起血游离钙浓度降低的一组临床综合征。主要表现为神经肌肉的兴奋性增高，严重者可致呼吸困难、心律失常、惊厥，甚至猝死。血清蛋白浓度正常时，血钙低于2.0 mmol/L称为低钙血症。酸中毒或低蛋白血症时仅有蛋白结合钙降低；反之，碱中毒或高蛋白血症时，游离钙虽降低，但蛋白结合钙增高，故血清钙仍可正常。

（一）病因与发病机制

1. 病因

正常的血游离钙浓度靠PTH对肾和骨的直接作用及对肠的间接作用[通过1, 25 (OH)$_2$D$_3$]来维持。如同高钙血症一样，其病因也多种多样，分类方法也有很大差异，根据其发病机制，可将低钙血症大致分为两大类。

（1）甲状旁腺功能减退，包括激素释放障碍、激素功能障碍及假性甲状旁腺功能减退。

甲状旁腺激素释放障碍包括：特发性（自身免疫性）甲状旁腺激素释放障碍、甲状旁腺基因突变、外科切除或损伤、肝豆状核变性（Wilson disease）、功能性甲状旁腺激素释放障碍、低镁血症、术后暂时性甲状旁腺激素释放障碍。

（2）甲状旁腺激素功能正常或增高：①肾功能衰竭；②肠吸收障碍；③急性或慢性胰腺炎；④成骨细胞性转移瘤；⑤维生素D缺乏或抵抗。

2. 发病机制

低钙血症的主因是食入钙、维生素 D 或甲状旁腺激素（PTH）缺乏或生理效应不能发挥。

（1）钙和维生素 D 摄入缺乏：机体摄入的钙 15%～70% 由肠吸收入血，在体内发挥生理作用、新旧交换和储存后，大部分由肾小球滤过，滤过钙的 3% 左右由肾脏排出，少部分再随肠液排入肠腔经粪排出。成人每日钙摄入与尿和粪排出钙大致相等，血清总钙（sCa）保持正常水平。WHO 推荐每日食入钙量为 600～800 mg 元素钙，少于 3 mg/kg 是负钙平衡，会发生低钙血症。国内研究，每日摄入 450 mg 元素钙可维持我国居民的钙平衡。生长期青少年、孕妇和哺乳期妇女日需钙 1 000～1 500 mg 才能满足骨骼生长和乳汁输出所需钙。

肠吸收钙需要维生素 D，成人每日基本需要量 400 IU。维生素 D 主要来自肉、蛋、肝、脂肪等动物性食物。日光或紫外线照射皮下的 7 脱氢胆固醇转化成维生素 D_3 以补充需要。

（2）肠吸收障碍：小肠上段和十二指肠是吸收钙的主要部位，Ca^{2+} 的渗透性吸收（被动吸收）需要肠液 pH < 6，才适于食物中钙析出及保持钙离子状态。因此，胃切除、胃酸分泌缺乏、肠蠕动快、腹泻、小肠广泛病变、短肠分流通路术后等都有钙吸收减少。Ca^{2+} 的主动吸收需活性维生素 D-1，25（OH）$_2D_3$（钙三醇）。维生素 D 属脂溶性，在胆汁协助下被肠吸收入血。胆汁淤滞、胆瘘、脂肪泻等造成维生素 D 吸收障碍，导致 Ca^{2+} 的主动吸收减少。

（3）维生素 D 作用障碍：维生素 D 没有生物活性，需经肝内 25-羟化酶羟化，再经肾脏的 1α-羟化酶羟化，才成为有完全活性的钙三醇与肠系膜细胞受体结合，调节肠的主动吸收钙。PTH 缺少或 PTH 受体敏感性下降会使 1α-羟化酶不能活化。肝硬化、大面积肝损伤或癌瘤患者 25 羟化酶产生少，苯巴比妥、苯妥英钠类抗癫痫药加强肝细胞的混合功能氧化酶活性，使维生素 D 及其代谢物加快清除，血中 25（OH）$_2$D 和钙三醇都减少。肾小球或肾小管的实质病变造成近端肾曲管生成 1α-羟化酶缺少。维生素 D 依赖性佝偻病是遗传性疾病，Ⅰ 型因 1α-羟化酶合成缺陷，Ⅱ 型是钙三醇的受体不反应；Ⅰ 型血中钙三醇测值低，Ⅱ 型测值高。各型维生素 D 缺陷都有低血钙，血磷低或正常，尿钙排出少。

（4）甲状旁腺-PTH 系统疾病：PTH 是体内最主要的调钙激素，认为各种原因的低钙血症都与 PTH 调节作用不良有关。甲状旁腺瘤或增生伴骨质疏松患者，手术后"钙饥饿"的骨基质可能摄入大量钙盐而发生持续较长期的低钙血症。

（5）其他：如石骨症或氟骨症患者，骨中矿物盐不能溶解释出维持血钙水平正常。

呼吸性碱中毒因过度换气呼出过量 CO_2 者，使血 pH 升高，钙离子降低，见于癔症的发作、颅脑严重损伤或药物（如水杨酸中毒的呼吸中枢受刺激）。输入大量枸橼酸抗凝的全血、碳酸盐或磷酸盐可结合血中钙，引起急性可恢复的低血钙。急性危重病及慢性病终末期由于低蛋白血症，酸中毒的尿钙排出或组织溶解释出细胞内磷的高血磷都会引起低血钙。低钾碱中毒也是低钙血症的原因。氨基糖苷类抗生素亦会引起血钙降低，机制复杂。

低镁血症使 PTH 对靶器官的作用不能发挥，从而骨钙释出和肠钙吸收都减少。

（二）临床表现

1. 神经肌肉兴奋性增加

神经肌肉兴奋性增加常是最突出的临床表现。轻型或缓解期患者常感手足末端麻木、蚁爬感或不定位的刺痛、肌肉酸痛紧缩感、膝腱反射亢进。较重型有时心悸，有时口角或不定位的肌肉抽动，睡眠中或受寒凉时腓肠肌痉挛。典型的低钙血症体征是手足搐搦（发作期间患者神志清楚），因寒冷、劳累或深呼吸等微弱刺激可诱发，发作时肌肉痉挛呈对称性。指间关节伸直、掌指关节屈曲，拇指内收，所谓助产士手势；病情加剧者由肢体远端向近心端发展，呈腕、肘关节屈曲，上臂内收，左右对称。下肢发作较少，呈足内翻、膝关节伸直。喉及支气管痉挛引起喉鸣、哮喘甚至呼吸暂停，在消化道表现为腹痛、腹泻、胆绞痛，膀胱表现为尿意感，血管痉挛可表现为头痛、心绞痛、雷诺现象。发作持续几分钟自行缓解或持续发作需注射钙剂才获症状缓解。严重者可持续数小时，死于喉痉挛窒息或心脑供血缺乏。低血钙可诱发癫痫，呈局灶型、小发作或大发作型，纠正低血钙后，也可能再发作。单纯用抗癫痫药不能纠正低血钙，相反会使低血钙加重。

2. 神经精神症状

急性低血钙患者可以呈躁狂、幻觉、幻听等急性精神病表现。长期轻度低血钙症会引起烦躁、易怒、焦虑、失眠，导致智力减弱、记忆力下降，甚至抑郁型精神病。低血钙时血管渗透性增加，会发生脑水肿颅压高和视神经盘水肿，低血钙矫正后几周或更长时期会有视盘水肿消失，是假性脑瘤的一种病因。甲旁减或靶器官不反应患者的高血磷低血钙，易发生脑基底节、小脑、大脑皮质的异位钙化，临床表现言语不利、震颤麻痹、舞蹈病、小脑性共济失调等不可逆改变。小儿可不表现手足搐搦，而是躁动、抽搐、神志不清。

3. 其他

患者心肌收缩力减弱、心输出量少、心动过速、心律不齐，心电图可见Q-T间期及S-T段延长，T波低平或倒置。

慢性低钙血症患者的骨样组织（类骨）钙化不良，发生佝偻病或成人骨软化症。幼儿可出现牙釉质发育不全和恒牙不出、牙齿钙化不全、乳牙脱落，成人易早脱牙。

末梢血管痉挛供血不足使皮肤、毛发、爪甲营养障碍；皮肤粗糙脱皮屑、色素沉着、湿疹或牛皮癣样病变；毛发干燥脱落、指甲薄脆断裂。

严重低血钙可发生严重的精神异常、严重的骨骼肌和平滑肌痉挛，从而发生惊厥、癫痫样发作、严重喘息，甚至呼吸暂停、心搏骤停而致死。

（三）辅助检查

血清钙（sCa）测值低于2 mmol/L（8 mg/dL）或sCa^{2+}低于1 mmol/L（4 mg/dL）可确定低血清钙。血清钙的参考值评定基于患者人血白蛋白水平在3.5 g/dL的基础上，低于此值应进行纠正后评价。

诊断低钙血症的原发病需测验血清钙、磷、碱性磷酸酶、镁，人血白蛋白，球蛋白、肝、肾功能。可疑肾病变者加测内生肌酐清除率、血pH或血气分析、肾的尿酸化试验，血清Na^+、K^+、Cl^-，尿钙磷每日排出量。可疑甲状旁腺激素作用障碍应加测血浆PTH，尿cAMP，必要时PTH静脉注射试验。可疑维生素D缺乏需测血浆维生素D、25-(OH)$_2$D及钙三醇。患者心电图呈现Q-T间期延长、T波小，可有传导阻滞。

X线骨片摄影、骨组织学检查和骨计量学，可鉴别肾性骨病、骨软化症、氟骨症。

（四）诊断

1. 病史

从病史可调查食物含钙情况、肠吸收、药物、肾病有无，可粗略了解到低血钙的可能原因。

2. 临床表现

在手足搐搦发作间期，潜在的低血钙患者表现缺钙弹指征（Chvostek征）阳性，即叩击患者耳垂前下方2 cm，为面神经出处，引起口轮匝肌、鼻翼肌、眼轮匝肌3处有2处以上抽动；缺钙束臂征（Trousseau征）阳性，即血压表带束臂，加压到收缩压与舒张压之间，3分钟内受试侧手抽搐。

3. 实验室检查

Ca或sCa^{2+}低于正常范围，血浆蛋白正常。

4. 影像学检查

骨骼摄片可以了解骨病的性质和程度，同时确定是否由转移性肿瘤引起。

（五）治疗

有症状和体征的低钙血症患者应予治疗，血钙下降的程度和速度决定纠正低钙血症的快慢。若总钙浓度小于7.5 mg/dL（1.875 mmol/L），无论有无症状均应进行治疗。

低钙血症若症状明显，如伴手足搐搦、抽搐、低血压、Chvostek征或Trousseau征阳性、心电图示Q-T间期S-T段延长伴或不伴心律失常等，应予立即处理。用10%氯化钙或葡萄糖酸钙10~20 mL，5~10 min推入静脉。必要时每2 h可重复，至手足搐搦停止；或一次注射后持续静脉滴注钙剂，用5%葡萄糖稀释，输入钙元素速度不超过4 mg/(kg·h)，同时给予心电图监护，密切监测心率，尤其是使用洋地黄的患者，以防止严重心律失常的发生。若症状性低钙血症反复发作，可在6~8 h内输注

10～15 mg/kg 的 Ca^{2+}；氯化钙亦可使用，但对胃刺激大。

慢性低钙血症首先要去除病因，如低镁血症、维生素 D 缺乏等。另外，可以给予口服钙和维生素 D 制剂。药物钙选择原则是含钙元素多、对肠胃刺激小、使用方便和价格适中。口服钙制剂包括葡萄糖酸钙、枸橼酸钙和碳酸钙，根据基本病情选择应用，一般可服 1～2 g/d。鱼肝油内富含维生素 D，可促进钙从肠道吸收，价廉，但作用较慢；一旦作用发生，可持续较久，应经常监测血钙调整用量。活性维生素 D_3 包括 25-(OH)D_3 及 1,25-(OH)$_2$-D_3，作用较快，尤其是后者，用后 1～3 d 开始生效，且作用时间短，使用较安全，每天使用 0.25～1 μg。

低镁血症常与低钙血症并存，低血镁时 PTH 分泌和生理效应都减低，使低钙血症不易矫正。口服氯化镁 3 g/d 或静脉滴注 10～14 mmol/d，肾排泄镁功能正常的患者尿镁可作为体内镁补充适量的指标。血清 Mg 0.8～1.2 mmol/L 为正常。

非肾功能衰竭的慢性低钙血症也可在低盐饮食的基础上使用噻嗪类利尿剂，以减少尿钙的排出。

第二节 骨质疏松症

骨质疏松症是一种以骨量减少，骨微结构破坏导致骨强度下降、骨脆性增加，容易发生骨折为特征的全身代谢性骨病。2001 年美国国立卫生研究院（NIH）提出本病是以骨强度下降、骨折危险性增加为特点的骨骼疾病。骨强度主要由骨密度和骨质量两方面因素所决定。骨密度（30%～40%），骨质量是指单位面积或体积内的矿物质含量，骨质量包括骨几何形态、微结构、骨重建、骨矿化、微损伤累积和骨的胶原与矿盐等材料特性。骨质疏松疾病历程至少包含骨量减少、骨质疏松症和骨质疏松骨折 3 个阶段。

骨质疏松的严重后果是发生骨质疏松性骨折（脆性骨折），即在受到轻微创伤或日常活动中发生的骨折。骨质疏松性骨折的常见部位是脊椎、髋部和前臂远端。骨质疏松性骨折的危害很大，导致病残率和死亡率增加。如发生髋部骨折后一年之内，死于各种并发症者达 20%，而存活者中约 50% 致残，生活不能自理，生命质量明显下降。而且，骨质疏松症及骨质疏松性骨折的治疗和护理需要投入巨大的人力和物力，费用高昂，造成沉重的家庭、社会和经济负担。女性一生发生骨质疏松性骨折的危险性（40%）高于乳腺癌、子宫内膜癌和卵巢癌的总和，男性一生发生骨质疏松性骨折的危险性（13%）高于前列腺癌。骨质疏松性骨折医疗费用耗资巨大，1984 年美国估计 61 亿美元，最近估计达 100 亿美元，在英国治疗骨质疏松症的费用超过了 14 亿美元。除了直接医疗费用，还有很明显的间接负担，主要是由于丧失了劳动力。值得注意的是，骨质疏松症的间接负担可高达直接费用的 20%。此外，现在我们所看到的巨大财政负担将会随着人口的老龄化而相应增长，到 2050 年，负担会远远超过现在的水平。预计到 2050 年，全世界骨质疏松症的相关费用将超过 1 200 亿美元。

一、流行病学

不同国家、不同地区、不同民族的患病率、分布和影响因素各异。随着世界人口进入老龄化，患病率呈上升趋势。人群中发生骨折的两个高峰为年轻人和老年人。35 岁后女性骨折发病率急剧上升，为男性的 2 倍，美国至少有 150 万骨折患者是由骨质疏松所致，其中椎体骨折约 53 万人，髋部骨折 27 万人，桡骨远端骨折 17 万人；45 岁以上骨折患者中，70% 患者属骨质疏松性骨折，而骨质疏松性骨折终生危险性在女性为 40%～50%，男性为 13%～22%。相应骨量减少、骨质量降低及老年人对创伤的易感性等，导致骨质疏松性骨折危险性增加。据欧盟 1998 年报道，骨质疏松性骨折终生危险性在女性高达 40%，男性占 13%；到 2050 年，髋骨骨折人数将由 1990 年的 170 万人增至 630 万人；1/3 女性存在骨质疏松性骨折的危险，男性每 8 人中有 1 人受累；骨折发生率随着年龄的增长而急剧增加，如小于 50 岁者脊椎和髋骨骨折的发生率几乎为零，而大于 85 岁者发病率可呈指数增长，每增长 1 岁，骨折率增加 3% 以上。目前，我国 60 岁以上老龄人口估计有 1.73 亿，是世界上老年人口绝对数量最多的国家。2003～2006 年一次全国性大规模流行病学调查显示，50 岁以上人群以椎体和股骨颈骨密度值为基础的骨质疏松症总患病率女性为20.7%,男性为14.4%;60岁以上人群中骨质疏松症的患病率明显增高,女性尤为突出。按调查估算全国2006年在50岁以上人群中约有6 944万人患有骨质疏松症,约2.1亿人存在低骨量。预计到2050年,这些数值将分别升至1 131万人和5 333万人。

二、分类及病因

(一)分类

骨质疏松症可发生于不同性别和年龄,但多见于绝经后妇女和老年男性。骨质疏松症分为原发性和继发性两大类。原发性骨质疏松症又分为绝经后骨质疏松症(Ⅰ型)、老年骨质疏松症(Ⅱ型)和特发性骨质疏松症(包括青少年型)3类。绝经后骨质疏松症一般发生在妇女绝经后5~10年内,老年性骨质疏松症一般指老年人70岁后发生的骨质疏松,继发性骨质疏松症指由任何影响骨代谢的疾病和(或)药物导致的骨质疏松,而特发性骨质疏松主要发生在青少年,病因尚不明(表10-1)。本节主要讲述原发性骨质疏松症。

表10-1 骨质疏松症分类

原发性骨质疏松症	继发性骨质疏松症
Ⅰ型(绝经后骨质疏松症)	1. 内分泌性疾病
Ⅱ型(老年骨质疏松症)	2. 骨髓增生性疾病
特发性骨质疏松症	3. 药物性骨量减少
	4. 慢性疾病(明显的实质器官疾病,结缔组织疾病)
	5. 营养缺乏性疾病
	6. 先天性疾病
	7. 失用性骨丢失
	8. 其他能引起继发性骨质疏松的疾病和因素

(二)病因

主要发病原因可分为5个方面:内分泌因素、营养因素、物理因素、免疫因素及遗传因素(表10-2)。

表10-2 骨质疏松症病因

病因		
内分泌因素		
雌激素	↓	降钙素↓→骨吸收↑
		1,25-$(OH)_2D_3$↓→钙吸收↓
		PTH分泌↑→骨吸收↑
		骨丢失↑
雄激素	↓	骨丢失↑
降钙素	↓	破骨细胞形成及功能↑
甲状旁腺素	↑	骨吸收↑
		1,25-$(OH)_2D_3$↓→钙吸收↓
甲状腺激素	↑	骨置换↑→骨吸收↑
1,25-$(OH)_2D_3$	↓	钙吸收↓
		破骨细胞数量和活性↓
皮质类固醇	↑	破骨细胞数量和活性↑
		成骨细胞数量和活性↓
		钙吸收↓
		PTH分泌↑

续表

病因		
生长激素	↓	骨矿化和形成↓
胰岛素		促进骨基质和胶原形成
营养因素		
钙	↓	骨矿化↓
磷	↓或↑	影像骨基质合成和骨矿化
维生素		
维生素D		调节钙、磷，类骨质矿化和骨形成
维生素K		与骨组织中维生素K依赖蛋白（骨钙素、基质Gla蛋白、S蛋白）有关
维生素C		与胶原合成、结构及功能维持有关
物理因素		
生活习惯、运动		过量饮酒、吸烟→骨量丢失↑ 肌肉量和肌肉强度↑→骨密度↑
免疫因素		
白细胞介素-1（L-1）、肿瘤坏死因子-α（TNF-α）、转化生长因子-β（TGF-β）、IL-6等遗传因素	↑	骨吸收↑（多发性骨髓瘤、绝经后类风湿性关节炎）对骨量和骨强度起重要作用

三、临床表现

（一）疼痛

轻者无任何不适，较重患者常诉腰背疼痛或全身骨痛。骨痛通常为弥散性，无固定部位，检查不能发现压痛区（点），常于劳累或活动后加重。患者负重能力下降或不能负重。四肢骨折或髋部骨折时肢体活动明显受限，局部疼痛加重，有畸形或骨折阳性体征。

（二）身材缩短、驼背

身材缩短、驼背常见于椎体压缩性骨折，可单发或多发，有或无诱因，患者身材变矮。严重者伴驼背，但罕有神经压迫症状和体征。骨质疏松症患者的腰椎压缩性骨折常导致胸廓畸形，后者可出现胸闷、气短、呼吸困难，甚至发绀等表现。肺活量、肺最大换气量下降，极易并发上呼吸道和肺部感染。胸廓严重畸形使心排血量下降，心血管功能障碍。

（三）骨折

常因轻微活动或创伤而诱发，弯腰、负重、挤压或摔倒后发生骨折。部位多为脊柱、髋部和前臂，其他部位亦可发生，如肋骨、盆骨、股骨甚至锁骨和胸骨等。脊柱压缩性骨折多见于绝经后骨质疏松症患者，骨折发生后出现突发性腰痛，卧床而取被动体位。髋部骨折以老年性骨质疏松症患者多见，通常于摔倒或挤压后发生。骨折部位多在股骨颈部或转子间。如患者长期卧床，又加重骨质丢失，常因并发感染、心血管病或慢性衰竭而死亡。幸存者伴活动受限，生活自理能力明显下降或丧失。

四、辅助检查

因目前没有直接测定骨强度的临床手段，故临床上用于诊断骨质疏松症的通用指标是：发生了脆性骨折及（或）骨密度低下。脆性骨折是骨强度下降的最终体现，所以有过脆性骨折病史即可诊断为骨质疏松症。骨密度测定骨矿密度（BMD）是目前诊断骨质疏松、预测骨质疏松性骨折以及监测自然病程或药物干预疗效的最佳定量指标。

骨密度仅能反映大约70%的骨强度。骨折发生的危险与低BMD有关，若同时伴有其他危险因素会增加骨折的危险性。BMD测定是近30年来骨质疏松诊断的一项突破性进展，它可诊断骨量减少和骨质疏松，从而预测骨折的危险性，其价值与测血压发现高血压、预测脑卒中同样重要，比测血脂发现高脂血症、预测心肌梗死更有价值。1987年双能X线吸收法骨密度仪（DEXA）问世后，已被国际学者们公认为诊断骨质疏松症的金标准。其检测部位，由于椎体松质骨含量较多，骨质疏松早期首先显示松质骨骨量的丢失，因此，该部位的测定值能较敏感地反映骨量下降。但是随着年龄的增长，70岁时无论男女在该部位均易出现骨关节退行性病变和邻近的血管钙化等，从而影响测定结果，造成BMD值假性升高，故近年来学者们主张股骨颈或全髋部的BMD是本病诊断的金标准。

骨密度测定适应证：①＞65岁女性，＞70岁男性；②＜65岁有1个或多个骨质疏松危险因素的绝经后妇女；③＜70岁有1个或多个骨质疏松危险因素的老年男性；④有脆性骨折史的男、女成年人；⑤各种原因性激素水平低下的男、女成年人；⑥X线摄片已有骨质疏松改变者；⑦接受骨质疏松治疗进行疗效监测者；⑧有影响骨矿代谢的疾病和药物史；⑨IOF（国际骨质疏松基金会）骨质疏松症风险1 min测试题回答结果阳性；⑩OSTA结果≤-1。OSTA为亚洲人骨质疏松自我筛查工具。骨质疏松的危险因素见表10-3。

表10-3 骨质疏松症的危险因素

不可控制因素	可控制因素
1. 人种（白种人和黄种人患骨质疏松症的危险高于黑人）	1. 低体重
2. 老龄	2. 药物（皮质激素等）
3. 女性绝经	3. 性激素低下
4. 母系家族史	4. 吸烟，过度饮酒、咖啡及碳酸饮料等
	5. 体力活动缺乏
	6. 饮食中钙缺乏、维生素D缺乏（光照少或摄入少）
	7. 有影响骨代谢的疾病
	8. 应用影响骨代谢药物

1. 实验室检查

①根据鉴别诊断，需要可选择检测血尿常规、肝肾功能、血糖、钙、磷、碱性磷酸酶、性激素和其他项目，如1,25-(OH)$_2$D$_3$、甲状旁腺激素等。②根据病情监测、药物选择、疗效观察和鉴别诊断需要，可分别选择下列有关骨代谢和骨转换的指标（包括骨形成和骨吸收指标）。这类指标有助于骨转换的分型、骨丢失速率、老年妇女骨折的风险性评估、病情进展和干预措施的选择和评估。骨丢失有重要的继发原因，可以在临床或通过合适的实验室试验发现这些原因。实验室试验可能在下列情况下有用（见表10-4）。

原发性骨质疏松症的分型并不困难，在多数情况下，原发性骨质疏松症为高转换型，而老年性者多为低转换型。如病因复杂且有多种因素参与发病时，单凭临床资料难以确定其转换类型，此时应根据骨转换的生化标志物测定结果来判断，高和低转换型骨质疏松症各有生化特点（见表10-5）。在以上诸多指标中，国际骨质疏松基金会推荐Ⅰ型原胶原N-端前肽（PINP）和血清Ⅰ型胶原交联C-末端肽（S-CTX）是敏感性相对较好的2个骨转换生化标志物。

2. 骨组织学检查

将活体骨组织制成切片，在显微镜下观察结构与形态，测量骨小梁面积、骨小梁周径、类骨质宽度等骨形态计量学指标，可用于疑难病例的鉴别诊断，研究骨代谢状况。与上述的几种方法相比，这种方法诊断更为可靠，但是观察结果有一定的主观性，故各实验室间、各观察者之间有一定的差异。此外，骨活检是有创性检查，不宜普遍进行。

表 10-4 骨质疏松症评估的常规实验室检测

试验	诊断结果	可能的继发原因
全血细胞计数	贫血症	多发性骨髓瘤
血清钙	升高	甲状旁腺功能亢进
	降低	维生素 D 缺乏、胃肠吸收不良
血清磷酸盐	升高	肾功能衰竭
	降低	甲状旁腺功能亢进
血清 25-（OH）D	降低	补充不足、胃肠吸收不良、腹部疾病
人血白蛋白	用于解释血清钙	营养缺乏
血清碱性磷酸酶	升高	维生素 D 缺乏、胃肠吸收不良、甲状旁腺功能亢进、Paget 病、肝脏或胆疾病
尿钙排泄	增多	肾钙泄漏、多发性骨髓瘤、骨的转换型肿瘤、甲状腺功能亢进、甲状旁腺功能亢进
	降低	胃肠吸收不良、钙与维生素 D 摄入不足
促甲状腺激素	降低	甲状腺功能亢进（骨转换导致增加）
	升高	甲状腺功能低下
血清蛋白电泳	单克隆带	多发性骨髓瘤
组织转谷氨酸酶	升高	乳糜泻前兆（非热带性口炎性腹泻）
肌酸酐	升高	肾病性骨营养不良、二磷酸盐的可能禁忌证

表 10-5 高和低转换型骨质疏松症的生化特点

	高转换型	低转换型
骨形成指标		
血清总碱性磷酸酶（ALP）	↑，→	→
血清骨钙素	↑	→
血清胶原前肽	↑	↓，→
骨吸收指标		
血抗酒石酸酸性磷酸酶	↑	↓，→
尿吡啶啉和脱氧吡啶啉	↑	→
尿钙/尿肌酐比值	↑	→

注：→表示无变化。

五、诊断

脆性骨折指非外伤或轻微外伤发生的骨折，这是骨强度下降的明显体现，故也是骨质疏松症的最终结果及并发症。发生脆性骨折，临床上即可诊断骨质疏松症。

原发性骨质疏松症的诊断建议参照世界卫生组织（WHO）的诊断标准（表 10-6）。基于双能 X 线吸收法测定：骨密度值低于同性别、同种族健康成人的骨峰值 < 1 个标准差属正常；降低 1～2.5 个标准差为骨量低下（骨量减少）；降低程度 ≥ 2.5 个标准差为骨质疏松；骨密度降低程度符合骨质疏松症诊断标准同时伴有 1 处或多处骨折时为严重骨质疏松症。

表 10-6 WHO 建议原发性骨质疏松症的诊断标准

	与健康成人骨峰值比较	T 值
正常	BMD ≥ -1SD	-1
骨量低下	-2.5SD < BMD < -1SD	-2.5～-1
骨质疏松症	BMD ≤ 2.5SD	-2.5
严重骨质疏松症	骨质疏松症 + 骨折	

骨密度通常用T值（T-Score）表示，T值=（测定值-骨峰值）/正常成人骨密度标准差。T值用于表示绝经后妇女和>50岁男性的骨密度水平。对于儿童、绝经前妇女以及<50岁的男性，其骨密度水平建议用Z值表示，Z值=（测定值-同龄人骨密度均值）/同龄人骨密度标准差。

继发性骨质疏松症的诊断除了骨密度低下和/或脆性骨折外，还需明确引起骨质疏松的病因。脆性骨折是骨强度下降的最终体现，故有过相关疾病或药物引起的脆性骨折史即可诊断为继发性骨质疏松症。骨矿盐密度测定同原发性骨质疏松症的诊断标准。分析结果时应更注重Z值。本病的诊断参照WHO的诊断标准。此外，还应完善引起骨质疏松症的原发病相关检查，如肝肾功能、自身免疫指标、甲状腺功能、甲状旁腺功能、肾上腺皮质功能、性腺功能、肿瘤相关检查等。

特发性骨质疏松症发生在儿童、青少年、妊娠和哺乳期妇女及成年女性闭经前，男性60岁前而没有明确发病原因的全身骨代谢性疾病，骨矿化降低和骨形成率降低的组织形态学为其特点；其余同原发性骨质疏松症的诊断标准。

骨质疏松症诊断流程见图10-1。

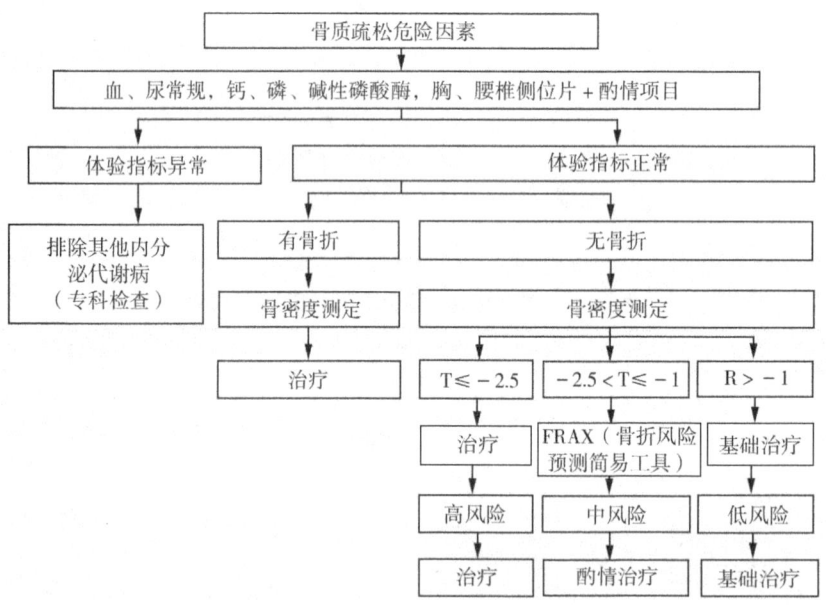

图10-1 骨质疏松症诊断流程［引自原发性骨质疏松症诊治指南（2011年）］

六、鉴别诊断

通常采用排他法进行鉴别。原发性骨质疏松症的诊断必须排除各种继发性可能后方可成立。

（1）内分泌性骨质疏松症：根据需要，选择必要的生化或特殊检查逐一排除。如甲状旁腺功能亢进者的骨质改变主要为纤维囊性骨炎，早期仅可表现为低骨量或骨质疏松症，测定血PTH、血钙和血磷一般可予鉴别，如仍有困难，可行特殊影像学检查或动态试验。其他内分泌疾病均因本身的原发病表现较明显，鉴别不难。

（2）血液系统疾病：血液系统肿瘤的骨损害有时可酷似甲状旁腺功能亢进，此时有赖于血PTH、相关蛋白（PTHrP）和肿瘤特异标志物等鉴别，如多发性骨髓瘤、白血病。

（3）遗传性疾病：如成骨不全的骨损害特征是骨脆性增加，多数是由于Ⅰ型胶原基因缺陷所致，其临床表现依缺陷的类型和程度而异，轻者仅可表现为骨质疏松而无明显骨折，必要时要借助X线照片、生化标志物测定或Ⅰ型胶原蛋白基因突变分析鉴别。

（4）多种慢性肾病导致肾性骨营养不良。

（5）风湿疾病：类风湿性关节炎、系统性红斑狼疮、强直性脊柱炎等。

（6）长期制动或太空旅行。

（7）胃肠道疾病和营养性疾病：吸收不良综合征、胃肠大部切除术后、慢性胰腺疾病、慢性肝脏疾患、蛋白质-热量营养不良症、长期静脉营养支持治疗等。

（8）器官移植术后。

（9）药物及毒物：糖皮质激素、免疫抑制剂、肝素、抗惊厥病、抗癌药、含铝抗酸剂、甲状腺激素、GnRH-a 或透析液等。

附一：继发性骨质疏松症

（1）内分泌性骨质疏松见表 10-7。

表 10-7 内分泌性骨质疏松分类

病因	病种
肾上腺皮质	Cushing 综合征、Addison 病
性腺疾病	人工绝经及卵巢功能早衰、性腺功能低下
垂体	肢端肥大症、垂体功能减退
胰腺	糖尿病
甲状腺	甲状腺功能亢进、甲状腺功能低下
甲状旁腺	甲状旁腺功能亢进

（2）骨髓因素的骨质疏松包括：骨髓瘤、白血病、淋巴瘤、转移瘤、Graucher's 症、贫血（镰状细胞、地中海贫血、血友病）。

（3）药物引起的骨质疏松，如类固醇类药物、肝素、酒精。

（4）营养因素导致的骨质疏松，如维生素 C 缺乏（坏血病）、维生素 D 缺乏（佝偻病或骨软化病），维生素 D、维生素 A 过剩，低钙、高蛋白质。

（5）慢性疾病导致的骨质疏松，如慢性肾病、肝功能不全、胃肠吸收障碍综合征。

（6）先天性骨质疏松，如成骨不全症、高胱氨酸尿、Marfan 综合征。

（7）失用性骨质疏松，包括全身性如长期卧床、肢体瘫痪、太空旅行及长期失重，局部性如骨折后局部制动。

附二：绝经后骨质疏松症

绝经后骨质疏松症（postmenopausal osteoporosis，POP）是一种与衰老有关的常见病，主要发生在绝经妇女，由于雌激素缺乏导致骨量减少及骨组织结构变化，使骨脆性增多而易于骨折，还有由骨折引起的疼痛、骨骼变形、出现并发症乃至死亡等问题，严重地影响老年人的身体健康及生活质量。

（一）流行病学

世界人口统计学显示，> 60 岁的人口比例正快速增加，许多国家妇女的平均寿命已达 70 岁或 80 岁，由于多数妇女的绝经年龄为 45 ～ 55 岁，因而绝经后妇女人数增加。但骨质疏松症及骨质疏松性骨折发生率有很大差异，欧洲各国相差达 10 倍之多，但以下观点是一致的：①妇女发生骨质疏松症及其相关的骨折率均显著高于男性；②黑人的骨密度较白种人高，骨质疏松症发病率显著低于白种人，亚洲人与白种人相近；③髋部骨折是骨质疏松症的最严重并发症。

（二）病因

绝经后骨质疏松症是多因素性疾病，遗传、生活方式、营养等均与发病有关。具有以下高危因素者易患绝经后骨质疏松症：白种人及亚洲妇女、有骨质疏松症家族史的妇女、具有影响骨量的特殊基因的妇女，及钙摄入不足、缺乏体力活动、大量吸烟及饮酒、早绝经或绝经前行双侧卵巢切除术者。是否发生骨质疏松症，取决于其骨峰值及其骨丢失的速度，骨峰值高及（或）骨丢失慢者不易发生，骨峰值低和/或骨丢失快者容易发生。

1. 骨峰值

骨峰值指个人一生中的最高骨量，一般在 25 ～ 35 岁时达到。影响骨峰值的因素很多，其中遗传因素最为重要，营养、生活习惯等也有一些影响。

（1）遗传因素：决定骨峰值的 70%～80%。例如黑人 BMD 高于白种人及亚洲人，其骨质疏松性骨折发生率低，骨质疏松有家族倾向，单卵双胎的 BMD 差异较双卵双胎者小，男性的骨峰值高于女性。在有些国家，维生素 D 受体基因、雌激素受体基因或胶原基因的多态性与 BMD 有关等，均证明骨峰值受遗传因素影响。

（2）营养：青春期内钙摄入量高者，骨峰值较高，对成熟骨的影响可达 6%。世界卫生组织推荐青春期内元素钙摄入量应为 1 000 mg/d。

（3）生活习惯：运动可增加骨密度，如果坚持每天锻炼，其体力活动量高于平均量 1SD 时，其骨量较活动量低于平均量 1SD 者高 7%～10%。但运动过度引起性腺功能低下而发生闭经时，骨量反而降低。骨峰值形成前大量吸烟、嗜酒者骨峰值低。

（4）原发性性腺功能不足及青春期发育延迟者，骨峰值低。

2. 骨丢失率妇女的骨丢失与年龄及绝经有关

（1）与年龄相关的骨丢失：脊椎骨丢失一般自 45 岁左右开始，丢失率为每年 0.8%～1.2%。四肢骨丢失大约晚 10 年，即自 55 岁左右开始，丢失率每年 0.3%～0.6%，均呈线性。其发生机制不清楚，可能与骨形成减少有关。这种骨丢失的后果是骨小梁变细，不发生骨小梁的穿孔性变化。

（2）与绝经相关的骨丢失：不论年龄大小，妇女一旦绝经，体内的雌激素即急剧下降，骨丢失呈对数增加，骨小梁变细、变薄乃至断裂（穿孔）。双侧卵巢切除术后，卵巢来源的性激素全部消失，骨丢失速度更快，此时脊椎骨丢失是四肢骨的 2 倍，丢失率高达每年 4%～5%，持续 5～10 年后，骨丢失速度才减慢。四肢骨的骨丢失慢，丢失的持续时间也长。

（三）发病机制

绝经后雌激素降低，骨转换、骨丢失增加，呈现高转换型骨质疏松。雌激素对骨质疏松发病的影响主要通过以下途径实现。

1. 对钙调节激素的作用

雌激素可以增强肝 25-羟化酶、肾 1α-羟化酶活性，提高 1,25-$(OH)_2D$ 水平，促进肠钙吸收，并使钙盐和磷盐在骨质中沉积，促进骨基质合成。雌激素还有拮抗甲状旁腺素的作用，与甲状旁腺素共同维持血中钙磷平衡。甲状旁腺素是刺激骨溶解的激素，当雌激素减少，对甲状旁腺素拮抗作用减弱，可以加速骨质消融而逐渐发展为骨质疏松。降钙素可抑制破骨细胞活性，雌激素可促进降钙素分泌。

2. 雌激素对骨细胞的直接作用

自从 1988 年 Komm 在成骨细胞上发现了雌激素受体（ER），1990 年 Penlser 又在破骨细胞上发现了雌激素受体，更加明确了雌激素与骨细胞的直接作用关系。雌激素可与成骨细胞和破骨细胞上的雌激素受体结合，直接抑制破骨细胞的溶酶体酶活性，降低其在骨切片上产生陷窝的能力。

（四）并发症

骨折是骨质疏松所致的最主要的并发症，如因骨折而卧床不起，则易导致肺炎、心血管疾病等并发症，常发生脊椎、前臂及髋部骨折。其与健康人发生骨折的区别是轻微外伤即发生骨折。

提举或推拉重物、弯腰、轻微跌倒或跌倒时臀部着地，即可发生脊椎压缩性骨折，出现急性及严重的腰、背疼痛，有时伴随身材变矮或有神经根压迫性疼痛。如果脊椎压缩性骨折逐渐发生，则出现慢性腰背痛。跌倒时一手或双手接触地面时易发生前臂骨折。

髋部骨折在轻微滑倒时即可发生，常见于年龄较大的绝经后妇女。因髋部骨折发生后，15%～30% 在一年内死于各种并发症，存活者中，约半数生活不能自理，因而是骨质疏松症的最严重并发症。

因胸廓失去了弹性和腰椎前凸妨碍心脏、肺和消化系统的血液循环及功能活动，因此可并发胸闷、气急、咳嗽、腹胀、便秘等症状。

（五）诊断

（1）绝经后发病，多发在绝经 5～10 年内。

（2）根据临床表现、实验室检查及辅助检查可以在骨质疏松早期即做出诊断。

（3）骨矿含量是诊断骨质疏松的标准，WHO 规定了以骨密度作为骨质疏松的诊断标准。

(六)鉴别诊断

1. 多发性骨髓瘤

该病与骨质疏松的相似之处为骨量降低、骨痛及病理性骨折，不同之处是多发性骨髓瘤在X线照片上有骨破坏区，病情呈进行性加重，病变多见于头颅和骨盆，骨髓穿刺检查有助于确诊。

2. 骨转移瘤

该病常见于老年妇女，患者可伴有骨痛、骨量减少和/或病理性骨折。其与骨质疏松症的主要区别是可能发现原发肿瘤。X线照片上有骨破坏区。

3. 骨软化症

因骨软化症时BMD也降低而需与骨质疏松症鉴别，但骨软化症常发生于生育期妇女，其发病与多产及营养不良有关。常有手足抽搐、血钙及血磷降低、血碱性磷酸酶升高等改变，骨X线照片可见骨边界有绒毛状变化，而绝经后骨质疏松症发生于绝经后妇女，通常无症状，血钙、血磷正常，血碱性磷酸酶在正常范围内升高，骨X线照片上骨边界清晰。但高龄妇女缺乏户外活动，维生素D摄入不足，可能同时患有骨质疏松及骨软化症。

4. 继发性骨质疏松症

继发性骨质疏松症是由各种疾病或长期应用药物引起的骨质疏松症，疾病如甲状腺功能亢进、甲状腺功能低下、甲状旁腺功能亢进、糖尿病、Cushing综合征、慢性肝病、肾病、严重的营养不良等，药物如肾上腺皮质激素、甲状腺激素、促性腺激素释放激素类似物（GnRH-α）、肝素、化疗药物等。其可发生于任何年龄，详细询问病史及体格检查，辅以必要的实验室检查，即可与绝经后骨质疏松症鉴别。

5. 老年性骨质疏松症（senile osteoporosis，SOP）

老年性骨质疏松症又称为Ⅱ型骨质疏松症、退行性骨质疏松症，是骨骼衰老的表现，属原发性骨质疏松症型。它是随年龄增长而加重，骨矿物质成分和骨基质等比例减少，骨质变薄，骨小梁减少，骨脆性增加和骨折危险度升高的一种全身骨代谢障碍的退行性疾病。女性一般在绝经后>20年，男性年龄>70岁，其发病率女性为男性的2倍。骨丢失的类型为小梁骨和皮质骨，是与年龄相关的骨丢失，为低转换型骨质疏松。

绝经后的骨质疏松与老年性骨质疏松的区别见表10-8。

表10-8　绝经后骨质疏松症与老年性骨质疏松症区别

项目	绝经后骨质疏松症	老年性骨质疏松症
年龄	50～70	>70
性别比（男：女）	1：6	1：2
骨量丢失	主要为松质骨	松质骨、皮质骨
丢失速度	加速	不加速
骨折部位	椎体（压缩性）桡骨远端	椎体（多个楔形）髋部
甲状旁腺素	降低	增加
钙吸收	降低	减少
25-（OH）D，1，25-（OH）2D3	继发性降低	原发性降低
主要因素	绝经	年龄老化

七、预防和治疗

(一)预防

仅仅通过生活方式途径可能不足以用来预防骨丢失或减少骨折危险，但是它却是通过药物方法预防和处理骨质疏松症的必要条件。绝经后妇女应该均衡饮食，摄取充足的钙和维生素D，参加恰当的体育锻炼，避免吸烟和过度饮酒，并制定预防摔倒的措施。

1. 一般治疗

营养均衡的饮食除了有益于整体健康，对骨的发育和维持也很重要。其中，钙和维生素D的营养可能是最重要的。摄入充分的钙和维生素D对骨健康很重要，是任何一种骨质疏松症治疗方案的重要部分。

影响可吸收钙量的主要因素是钙摄入的量。数据表明，随着增龄，每天钙的摄入呈现下降趋势。维生素D的缺乏也会导致吸收的下降。雌激素的缺乏也能导致尿钙排泄的增加。建议 > 50 岁妇女或在雌激素缺乏情况下，要增加每天钙的摄入。

美国骨质疏松症基金会（NOF）、美国国立卫生研究院、美国国家科学院（NAS）或加拿大骨质疏松组织等公开推荐的日钙总摄入量，对围绝经和绝经后妇女的推荐见表 10-9。

表 10-9　围绝经和绝经后妇女日钙的推荐摄入量

研究机构	日钙推荐摄入量（mg）
美国骨质疏松症基金会	
≥ 50 岁妇女	1 200
美国国立卫生研究院	
25 ~ 50 岁的绝经前妇女	1 000
<65 岁和雌激素治疗的绝经后妇女	1 000
未进行雌激素治疗的绝经后妇女	1 500
≥ 65 岁的妇女	1 500
美国国家科学院	
31 ~ 50 岁	1 000
≥ 51 岁	1 200
加拿大骨质疏松组织	
>50 岁妇女	1 200

乳制品作为饮食钙的主要来源，其提供的钙占 ≥ 60 岁绝经后妇女总钙摄入量的近 80%。大多数妇女每天除了平常的日摄入钙，还需额外再摄入 600 ~ 900 mg 的钙，以达到推荐钙的水平。NAS 确定每天允许摄入钙的上限为 2 500 mg。我国营养学会制定成人每天钙摄入推荐量 800 mg（元素钙量），如果饮食中钙供给不足可选用钙剂补充，绝经后妇女和老年人每天钙摄入推荐量为 1 000 mg。目前的膳食营养调查显示，我国老年人平均每天从饮食中获钙约 400 mg，故平均每天应补充的元素钙量为 500 ~ 600 mg。

维生素D可以通过对皮肤的光照作用，在人体内生成。中国成年人推荐剂量每天 200 IU，老年人推荐剂量为每天 400 ~ 800 IU，老年人更适宜选用活性维生素D。用于治疗骨质疏松症时，剂量可为 800 ~ 1 200 IU，还可与其他药物联合使用。建议有条件的医院酌情检测患者血清 25-(OH)D 浓度，以了解患者维生素D的营养状态，适当补充维生素D。国际骨质疏松基金会建议老年人血清 25-(OH)D 水平 ≥ 75 nmol/L，以降低跌倒和骨折风险。此外，临床应用维生素D制剂时应注意个体差异和安全性，定期监测血钙和尿钙，酌情调整剂量。

四烯甲萘醌是维生素 K_2 的一种同型物，是 γ-羟化酶的辅酶，在 γ-羟基谷氨酸的形成过程中起着重要的作用。γ-羟基谷氨酸是骨钙素发挥正常生理功能所必需的。动物试验和临床试验显示，四烯甲萘醌可以促进骨形成，并有一定抑制骨吸收的作用。国内已获 SFDA（国家食品药品监督管理局）批准，适应证为治疗绝经后骨质疏松症妇女，国外已批准用于治疗骨质疏松症，缓解骨痛，提高骨量，预防骨折发生的风险。

镁有时被作为保护骨健康和/或促进钙吸收的必要补充制剂。镁的总摄入量一般依赖于总热量的摄入，> 70 岁镁的吸收下降。严重的镁缺乏，见于任何原因引起的重度营养不良，能导致低钙血症和维生素D抵抗。但是还没有数据显示补充镁剂能够预防和治疗绝经后骨质疏松症。

对于 > 75 岁的妇女，Framingham 骨质疏松症队列研究的数据显示，充足的蛋白质摄入有助于减少骨丢失。在过去，人们多认为高蛋白摄入可能会导致尿钙排泄增加，酸类产物增多，两者对骨健康均有害。如果每天的钙摄入不充足，就会导致钙的负性平衡。现在看来来源于饮食蛋白的酸对骨骼的不良反应相对较少。不要减少饮食蛋白的摄入，更好的方法是增加水果、蔬菜等具有碱化作用的食物。饮食蛋白对于保持骨和肌肉的健康都有积极的意义。

异黄酮是一类植物雌激素，富含于大豆、豆制品及红苜蓿中。它们都是二酚酸化合物，结果与雌激素相似。异丙异黄酮是一种人造的异黄酮，在美国和加拿大是非处方药，但目前还未显示对骨质疏松妇女的骨密度、骨转换标记物或骨折风险等方面有积极作用。

2. 体育锻炼

负重和力量训练对骨的发育和维护都有好处。有效的负重和力量训练如果能增加肌肉量和强度的话，就能增加骨量。骨质疏松症妇女不应进行容易发生摔倒的高冲击的有氧训练或活动，像在较滑的地板上活动或走步有氧训练等。而那些需要重复的、抗阻力的躯干屈曲运动，像仰卧起坐或弯腰、脚趾运动等，也要尽量避免，因为这些活动能增加脊柱的负担，从而可能进一步导致脊柱骨折。尽管如此，对于骨质疏松症的妇女来说，尽可能地坚持体育活动很重要。体育活动可以通过维持肌肉的强度、灵活性及平衡性等来减少摔倒的危险。

3. 预防摔倒

所有四肢骨折的近90%是由摔倒引起的，包括髋部的骨折。几项健康保健干预已经被证明在减少骨折危险方面的有效性。这些干预主要包括改善平衡和肌肉强度的体育锻炼，调整药物使用（尤其是精神药物）和减少在家中摔倒的危险。逐渐减少或中断苯二氮䓬类，精神抑制剂和抗抑郁药等药物的使用能减少60%以上的摔倒危险。实施相关减少家中安全危险的廉价措施也能减少摔倒的危险，但是家庭危险干预不能显著减少骨折（见表10-10）。

表10-10 预防摔倒的建议

项目	具体内容
照明	提供充足的照明，房间和楼梯的开关容易找到
	使用夜灯照明卧室通向厕所和厨房的路
	所有的楼梯处要有照明
障碍物	移开杂乱、放置较低的物品
	移开门槛，以便于通行
地板与地毯	在光滑的地板上铺上不滑的地毯
	修补或替换磨损、带扣或卷曲的毯子
	使用不光滑的地蜡
家具	摆放好家具，以清除道路障碍
	移开或避免使用低腿椅子和没有扶手的椅子
	对于太高或太低的床调整床的高度
存储	架子或橱柜安置在容易触及的高度
	把经常使用的物品放在与腰同高的高度
浴室	在浴盆、淋浴和靠近厕所的地方安置把手
	淋浴或盆浴使用椅子
	在浴盆或淋浴器张贴防滑贴纸
	抬高马桶坐垫圈或安装安全支架
楼梯与大厅	在楼梯两侧安置扶手
	移开或卷走地毯和滑行器
	修理松动或损坏的楼梯
	在楼梯上设置防滑台阶

4. 戒烟

与非吸烟者相比，女性吸烟者骨丢失更快，骨量更低，并且进入绝经的时间平均早 2 年。WHO 的发现提示，吸烟史能很大程度上增加将来发生骨折的危险，即使排除了 BMD 的影响。因为大量的健康问题与吸烟有关，因此把戒烟和避免非吸烟者吸二手烟作为一般的健康措施很重要。

5. 饮酒

数据表明，中等程度的饮酒与绝经后妇女 BMD 的增加有关。在 Framingham 的心脏研究中确定与摔倒危险增加有关的饮酒水平为每周 > 7 个 U。6 h 内 > 2 个 U 的饮酒能导致近 20% 的工作年龄的成人在家中摔倒。3 个队列的 11 000 名妇女的数据表明一天饮酒 > 2 个 U 能增加骨质疏松性骨折的危险。因此，对于饮酒的绝经妇女，应该建议适度饮酒，并且每周 ≤ 7 个 U，每 6 h 内 ≤ 2 个 U，1 个 U 指 360 mL 啤酒、120 mL 白酒或 30 mL 饮料酒。

（二）药物治疗

原发性骨质疏松药物治疗适应证：已有骨质疏松症（T ≤ –2.5）或已发生过脆性骨折，或已有骨量减少（–2.5 < T < –1）并伴有骨质疏松症危险因素者。

NAMS（北美绝经学会）建议对下列人群增加骨质疏松症药物治疗：①患有骨质疏松性椎骨或髋部骨折的所有绝经妇女；②腰椎、股骨颈或整个髋部骨矿物质密度值达到骨质疏松症程度的所有绝经妇女（T ≤ –2.5）；③基于 FRAX，–2.5 < T < –1，重度骨质疏松性骨折（脊柱、髋部、肩部或腰部）的 10 年风险为 20% 或髋部骨折的 10 年风险为 3% 的所有绝经妇女。

《中国原发性骨质疏松症诊治指南（2011 年）》建议具备以下情况之一者，需考虑药物治疗：①确诊骨质疏松症患者（骨密度：T ≤ –2.5），无论是否有过骨折；②骨量低下患者（骨密度：–2.5 < T ≤ –1）并存在 1 项以上骨质疏松危险因素，无论是否有过骨折；③无骨密度测定条件时，具备以下情况之一者，也需考虑药物治疗：a. 已发生过脆性骨折。b. OSTA 筛查为"高风险"。c. FRAX 工具计算出髋部骨折概率 ≥ 3% 或任何重要的骨质疏松性骨折发生概率 ≥ 20%（暂借用国外的治疗阈值，目前还没有中国人的治疗阈值）。

1. 骨吸收抑制剂

该项包括降钙素、二磷酸盐、雌激素、选择性雌激素受体调节剂等。

（1）降钙素（calcitonin）：是人体内调节钙代谢的重要激素，由人体甲状腺 C 细胞分泌的单链多肽激素。降钙素能特异性地直接作用于破骨细胞的受体，减弱破骨细胞的活性及数量，减慢破骨细胞成熟过程，从而抑制骨吸收。降钙素可通过内源性阿片肽系统产生镇痛效果。目前临床常用的降钙素有鲑鱼降钙素、鳗鱼降钙素、人降钙素等。鲑鱼降钙素被美国政府批准用于绝经后骨质疏松症的治疗而并非预防。

鲑鱼降钙素用法：肌内注射，每天或隔天 50 ~ 100 IU，鼻内喷雾剂每天 200 IU。肌内注射 2 ~ 3 个月为一个疗程。必要时可连续使用，也可肌内注射一个月，后改为鼻喷半年。

（2）选择性雌激素受体调节剂（SERMs）是近年来对骨质疏松治疗药物研究的一个新进展，它不是一种激素制剂，而是一类既有雌激素拮抗剂（对脑组织、骨脂肪代谢起雌激素激活作用），又有雌激素激动剂（对子宫、乳腺起雌激素拮抗作用）的药物。其最常用于骨量减少的绝经后妇女或绝经后患有骨质疏松症的较年轻妇女。

第一种用于防治骨质疏松的选择性雌激素受体调节剂代表药物是雷洛昔芬（以雷洛昔芬为代表），是 FDA（美国食品药品监督管理局）批准的用于骨质疏松症预防和治疗的药物，使用剂量为每天 60 mg。除了对骨的作用，雷洛昔芬与绝经后骨质疏松妇女患浸润性乳腺癌危险的降低有关。在美国，雷洛昔芬被用于高危险妇女乳腺癌的预防。SERM 的不良反应包括可引起潮热和缩血管作用。雷洛昔芬药物总体安全性良好。国外研究报告该药轻度增加静脉栓塞的危险性，国内尚未发现类似报道，故有静脉栓塞病史及有血栓倾向者如长期卧床和久坐期间禁用。

（3）二磷酸盐是一种人工合成类似物，具有抑制破骨细胞、拮抗骨吸收的作用。二磷酸盐类药物是治疗绝经后妇女骨质疏松症的一线药物。口服二磷酸盐治疗最常见的不良反应就是对食管和胃的刺激，尤其对服用剂量不合适的患者有显著影响。在进行二磷酸盐治疗之前，应该对患者低骨量的继发原因进行筛查。低血清钙的患者不能接受二磷酸盐治疗。临床试验显示，无论是对年轻的绝经后妇女还是对年老的绝经后妇女，二磷酸盐通过剂量依赖能显著增加脊柱和髋部的 BMD。对于骨质疏松症妇女，二磷酸盐能减少 40%～70% 的椎体骨折的危险，并能减少非椎体性骨折 50% 的发生率，包括髋部骨折。

阿仑磷酸盐：每周一次 70 mg 的阿仑磷酸盐口服剂可以与 600 IU 的维生素 D 联用。阿仑磷酸盐仅能降低绝经后骨质疏松症妇女发生骨折的危险。与其他二磷酸盐相似，阿仑磷酸盐对非骨质疏松症妇女效果不明显。

利塞磷酸盐：在美国和加拿大被用于预防和治疗绝经后骨质疏松症。口服剂量为每天 5 mg 或每周 35 mg；每天 75 mg，连用 2 d，每月一次；以及每月 150 mg。国内已被 SFDA 批准的适应证为治疗绝经后骨质疏松症和糖皮质激素诱发的骨质疏松症。

伊班磷酸盐：用于预防和治疗绝经后骨质疏松症的批准的剂量除了 150 mg 每月一次，还可以口服 2.5 mg 每日一次。对于治疗绝经后骨质疏松症，也可以使用每 3 个月一次，每次 2 mg 的静脉注射制剂。

唑来磷酸：在美国和加拿大被批准用于绝经后骨质疏松症妇女的治疗。每年 5 mg 静脉注射，由医疗保健人员在 ≥ 15 min 的时间内实施，每隔 2 年注射一次。

依替磷酸钠：二磷酸盐化合物，在加拿大被批准用于绝经后骨质疏松症的预防和治疗（每天 400 mg，连用 14 d，每 3 个月一次，在两次用药之间加用钙剂）。在美国，依替磷酸钠仅被批准用于治疗 Paget 病，而不用于骨质疏松症的治疗。国内已被 SFDA 批准的适应证为原发性骨质疏松症、绝经后骨质疏松症和药物引起的骨质疏松症。口服每次 0.2 g，每日 2 次，两餐间服用。本品须间服、周期服药，服药 2 周后需停药 11 周，然后重新开始第 2 周期，停药期间可补充钙剂及维生素 D。服药 2 h 内，避免食用高钙食品（例如牛奶或奶制品）以及含矿物质的营养补充剂或抗酸药。

二磷酸盐化合物的不良反应：①消化道症状，口服二磷酸盐化合物可以引起上消化道功能紊乱，如吞咽困难、食管炎、食管或胃溃疡等，对于引起食管排空延迟，或进食后至少 30～60 min 不能站立或坐直等食管异常，禁止使用口服二磷酸盐化合物。②肾功能损害，警惕在低钙血症和肾脏损害患者中使用。所有患者在骨质疏松症治疗前应该进行血清钙和血清肌酸酐的测量。尽管在临床试验中未发现急性肾功能衰竭的病例，静脉注射伊班磷酸盐和唑来磷酸的患者必须在每一种剂量的给药前测量血清肌酸酐。③长期二磷酸盐化合物治疗理论上存在过度抑制骨转换的可能，从而导致骨的脆性增加。④下颌骨坏死，二磷酸盐化合物使用者由拔牙引起的下颌损伤（下颌骨坏死），大多数是使用大量静脉注射药物治疗癌症相关骨疾病的患者。建议所有的患者进行常规牙科护理。

（4）雌激素类：此类药物只能用于女性患者。雌激素类药物能抑制骨转换、阻止骨丢失。临床研究已充分证明雌激素或雌孕激素补充疗法（ERT 或 HRT）能降低骨质疏松性骨折的发生危险，是防治绝经后 OP 的有效措施。其不良反应包括冠心病、脑卒中、脑血栓、使用 5 年以上导致乳腺癌和胆囊炎等风险。因此，其使用受到一定的限制。代表药物有尼尔雌醇等。

全身雌激素制剂[有子宫的妇女雌激素加孕激素（EPT）或者没有子宫的妇女加雌激素（ET）]被美国和加拿大政府批准用于绝经后骨质疏松症的预防，而不用于治疗。系统性 ET/EPT 的主要适应证包括中、重度绝经症状的妇女（如血管舒缩症状、阴道萎缩）。NAMS 推荐使用与治疗目的相符的最低有效剂量的 ET/EPT 及标准剂量的 EPT（0.625 mg CE +2.5 mg MPA）。

绝经后妇女正确使用激素治疗总体是安全的，以下几点为人们特别关注的问题：①激素治疗与子宫内膜癌，曾经对有子宫的妇女长期只补充雌激素，确实增加子宫内膜癌的风险。自 20 世纪 70 年代以来，对有子宫的妇女补充雌激素的同时也适当补充孕激素，子宫内膜癌的风险不再增加。这一结论已有大量高级别的临床证据支持，是无须争论的事实。②激素治疗与乳腺癌，国际绝经学会关于绝经后妇女激素治疗的最新推荐中指出：可能的风险不大，每年 < 1/1 000，但乳腺癌仍是激素治疗的禁忌证。③激素治疗与心血管病风险，激素治疗不用于心血管病的预防。没有心血管病危险因素的妇女，60 岁以前开始激素治疗，可能对其心血管有一定的保护作用；已经有血管的损害，或 > 60 岁再开始激素治疗，则没有这种保护作用了。④激素治疗与血栓，激素治疗轻度增加血栓风险。血栓是激素治疗的禁忌证。非口服雌激素因没有肝脏的首过效应，可能这种担心更小，需要更多的临床研究证实。⑤激素治疗与体重增加，雌激素非同化激素，虽然大剂量时会有水钠潴留而致体重增加。绝经后激素治疗中使用的低剂量一般不会出现水钠潴留。总之实施激素治疗要进行利与弊的全面评估，治疗前必须评估患者是否有明确的治疗适应证，排除禁忌证。这是保证治疗利大于弊的基础。医生要与患者讨论可能的获益和风险，取得患者的知情同意，治疗前要询问病史和全面体检，特别是子宫和乳腺的检查。

建议激素补充治疗遵循以下原则：①明确的适应证和禁忌证（保证利大于弊的基础）。②绝经早期开始用（<60岁），收益更大，风险更小。③应用最低有效剂量。④治疗方案个体化。⑤局部问题局部治疗。⑥坚持定期随访和安全性监测（尤其是乳腺和子宫）。⑦是否继续用药应根据每位妇女的特点，每年进行利弊评估。

2. 促骨形成药物

这类药物包括氟化物、甲状旁腺激素、生长激素、同化激素等。

（1）氟化物：20世纪60年代美国发现在含氟量高的地区生活的人骨质疏松症的发病率低，认为氟可防治骨质疏松症。目前对氟化物类药物的有效及安全性仍有争议。氟化物能刺激成骨细胞生长，增加骨量，促进骨质形成，对骨形成有很强的刺激作用；还可增加骨密度，缓解骨质疏松的症状。临床应用中最好合用维生素D和钙剂，因氟化物单独应用可导致骨软化。氟化钠作为最早应用的氟化物制剂现已停用，因为它有严重的胃肠反应。特乐定是氟化物制剂中氟和钙的复合物，过多服用可导致机体很多疾患，故应谨慎使用。

（2）甲状旁腺激素（PTH）：是近年来临床验证能促进骨形成、抑制骨吸收的药物，对骨细胞的代谢发挥着重要作用，可增加骨骼的强度。美国于2002年批准其作为防治骨质疏松症的药物，绝经后骨质疏松症患者小剂量、间歇性使用甲状旁腺激素可刺激骨形成，降低骨折的危险。

甲状旁腺激素（PTH）及其类似物，皮下注射给药，每天一次。特立帕肽（人类PTH1-34重组体，rhPTH1-34），在美国和加拿大都被批准用于治疗具有骨折高危险的绝经后妇女的骨质疏松症。特立帕肽也用于糖皮质激素导致的骨质疏松症以及男性骨质疏松症。药物相关的不良反应包括肌肉痛性痉挛、非频发性高血钙、恶心以及头晕等。在大鼠模型中，高剂量的特立帕肽治疗，即使用剂量是人用剂量20μg/d的3~60倍时，能引起骨肿瘤（骨肉瘤），这一结果的显著性在人类尚未确定。患有高钙血症、骨转移、骨肿瘤易感的疾患如Paget病或曾接受过骨放射治疗的绝经妇女，不应使用特立帕肽。其在美国的使用不能超过24个月，在加拿大不能超过18个月。

（3）雄激素：动物实验发现雄激素有成骨作用，证实雄激素类药物能刺激骨形成。雄激素类药物适用于年老体弱及糖皮质激素引起的骨质疏松症。现临床常用睾酮、诺龙，司坦唑醇因其可致男性化的不良反应，目前临床极少使用。

3. 促进骨矿化药物

这类药物包括钙剂、维生素D类、锶盐等。

（1）钙剂：同前述。

（2）维生素D类：包括1,25-(OH)$_2$D$_3$（骨化三醇）和1α-(OH)D$_3$（α-骨化醇）。前者因不再需要经过肝脏和肾脏羟化酶羟化就有活性效应，故得名为活性维生素D$_3$，而1α-(OH)D，则需要经25-羟化酶羟化为1,25-(OH)$_2$D$_3$后才具活性效应。所以，活性维生素D及其类似物更适用于老年人、肾功能不健全以及1α-羟化酶缺乏的患者。

（3）雷尼酸锶：被批准在北美以外的许多国家用于骨质疏松症的预防和处理。服用方法是：将2g雷尼酸锶溶于水中，睡前服用。但是雷尼酸锶如何发挥作用的确切机制还不明确。

雷尼酸锶药物总体安全性良好。常见的不良反应包括恶心、腹泻、头痛、皮炎和湿疹，一般在治疗初始时发生，程度较轻，多为暂时性，可耐受。有极少对该药发生超敏反应的报告，多在用药3~6周出现。临床上发现服药后出现皮疹的情况应尽快停药，密切观察并及时处理，必要时给予糖皮质激素治疗。具有高静脉血栓（VTE）风险的患者，包括既往有VTE病史的患者，应慎用。

4. 其他

这类药物包括锶鲑螺、PTH1-84、SERMs（巴多昔芬、拉索昔芬）、口服降钙素以及组织蛋白酶抑制剂等。

抗骨质疏松药物的联合应用较为复杂，要考虑到药物间的相互影响，目前尚需要大样本、长时间的临床研究来确定。目前已有的骨质疏松联合治疗方案，大多以骨密度变化为终点，其对抗骨折疗效的影响尚有待于进一步研究。总体来说，联合使用骨质疏松症治疗药物，应评价潜在的不良反应和治疗获益，此外，还应充分考虑药物经济学的影响。联合应用方案有2种形式，即同时联合方案及序贯联合方案。根据药物作用机制和各种药物特点，对联合用药暂提出以下建议：①同时联合方案，钙剂及维生素D作为骨质疏松症的基础治疗药物，可以与骨吸收抑制剂或骨形成促进剂联合使用。通常情况下，对于骨吸收抑制剂及骨形成促进剂，不建议同时应用相同作用机制的药物来治疗骨质疏松症。有研究显示，同时应用二磷酸盐及甲状旁腺激素制剂，不能取得加倍的疗效。②序贯联合方案，尚无明确的证据指出各种抗骨质疏松药物序贯应用的禁忌。可根据个体情况酌情选择。有研究表明，序贯应用骨形成促进剂和骨吸收抑制剂，能较好维持疗效，临床上是可行的。

治疗过程中，应注意观察患者的依从性，良好的依从性有助于提高抗骨质疏松药物降低骨折的疗效。每6~12个月系统地观察中轴骨骨密度的变化，有助于评价药物的疗效。在判断药效时，应充分考虑骨密度测量的最小有意义的变化值（least significant change，LSC），如何评价和计算LSC，可以参考国际临床骨密度测量协会的网站（www.ISCD.org）。外周双能X线骨密度测量（PDXA）和定量骨超声（QUS）等评价外周骨骼骨密度或骨质量的方法，不能反映脊柱及髋部对于药物治疗的反应，因此不适于监测药物的疗效。骨转换生化标志物可以在药物治疗后1~6个月发生明显变化，通过测量其变化情况，可以了解骨吸收抑制剂或骨形成促进剂的作用效果，因此，骨转换生化标志物常常被用作大样本临床研究的观察终点之一，有利于预测疗效，增加药物治疗的依从性。

（三）骨质疏松症风险评估

骨质疏松症是多因素疾病，而且每个人的易感性不同，因此对个体进行骨质疏松症风险评估能为尽早采取合适的防治措施提供帮助。临床上评估骨质疏松症风险常用的方法如下：

（1）国际骨质疏松症基金会（IOF）骨质疏松症风险1 min测试题，只要其中有1题回答结果为"是"，即为阳性。

①您是否曾经因为轻微的碰撞或者跌倒就会伤到自己的骨骼？
②您的父母有没有过轻微碰撞或跌倒就发生髋部骨折的情况？
③您经常连续3个月以上服用氢化可的松、泼尼松等激素类药品吗？
④您身高是否比年轻时降低了（超过3 cm）？
⑤您经常大量饮酒吗？
⑥您每天吸烟超过20支吗？
⑦您经常患腹泻吗（由于消化道疾病或肠炎而引起）？
⑧女士回答：您是否在45岁之前就绝经了？
⑨女士回答：您是否曾经有过连续12个月以上没有月经（除了怀孕期间）？
⑩男士回答：您是否患有阳痿或缺乏性欲这些症状？

（2）亚洲人骨质疏松自我筛查工具（osteoporosis self-assessment tool for Asians，OSTA）：OSTA指数计算方法是：（体重-年龄）×0.2，结果评定见表10-11；也可以通过以下图表根据年龄和体重进行快速评估（图10-2）。

表10-11 亚洲人骨质疏松自我筛查工具

风险级别	OSTA指数
低	> -1
中	-1 ~ -4
高	< -4

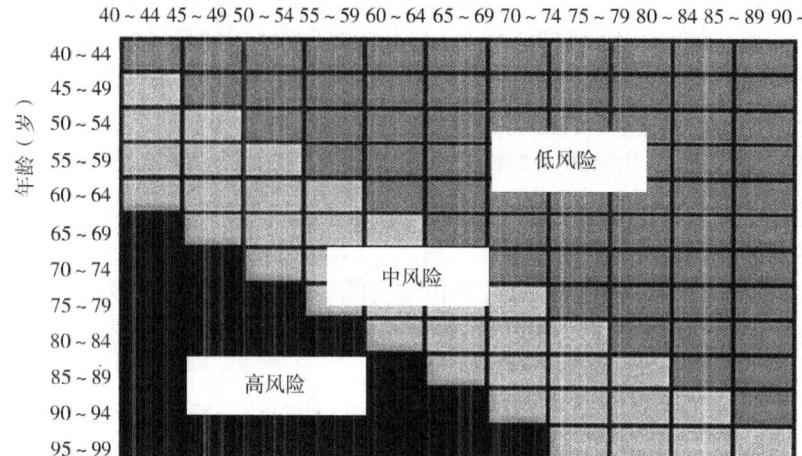

图10-2 亚洲人骨质疏松自我筛查工具

（四）骨质疏松的康复治疗

由于个体的生理状态和运动机能差异，选择适合自己的运动方式。评定原则：每个个体在选择运动方式时应进行生理状况包括营养、脏器功能等方面的评估。实际生活能力评定包括独立生活能力、生活质量等。环境评定包括居住环境、居住区的地理状况等。产生骨效应的原则：负重、抗阻、超负荷和累积的运动可以产生骨效应，抗阻运动具有部位的特异性，即承受应力的骨骼局部骨量增加。

目前针对骨质疏松的运动频率和强度还未达成共识，众多的基础研究和临床研究建议高强度、低重复的运动可以提高效应骨的骨量，建议：负重运动每周4～5次，抗阻运动每周2～3次。强度以每次运动后肌肉有酸胀和疲乏感，休息后次日这种感觉消失为宜。四肢瘫、截瘫和偏瘫的患者，由于神经的损伤和肌肉的失用容易发生继发性骨质疏松，这些患者应增加未瘫痪肢体的抗阻运动以及负重站立和功能性电刺激。

第三节 维生素及矿物质相关代谢性骨病

一、维生素A相关代谢性骨病

维生素A缺乏症的主要影响：骨骼系统生长发育受影响，长骨增长迟缓，身材矮小；齿龈增生、角化，牙齿釉质剥落，无光泽，易产生龋齿；颅骨和脊椎骨发育障碍，两者不对称，易发脑和脊髓受压，并使颅压增高和脊神经萎缩；患儿皮肤干燥，易脱屑，毛囊产生丘疹；指（趾）甲变脆易折；夜盲，视物不清，眼结膜、角膜干燥，严重时可发生角膜溃疡、穿孔，甚至虹膜、晶状体脱出，导致失明；患儿免疫功能低下，呼吸道和消化道感染性疾病发生率增高，常迁延不愈。维生素A < 200μg/L，可诊断为维生素A缺乏，200～300μg/L为亚临床缺乏状态。平时应注意饮食的营养平衡，多食富含维生素A的乳、蛋、内脏及深色蔬菜。可口服维生素A 2.5万～5万IU；重症和有肠道吸收障碍者可先肌内注射维生素AD剂（每支0.5 mL含维生素A 7 500μg和维生素D 62.5μg），每天0.5～1 mL，3～5天后，病情好转改口服。

急性维生素A中毒可出现头痛、嗜睡、恶心、呕吐等高颅内压症状。慢性中毒首先表现为食欲减退，体重下降，继而皮肤干燥、瘙痒、脱屑、皲裂，毛发干枯、片状脱发。长骨肌肉附着点疼痛伴肿胀。患儿生长迟缓，形成侏儒。X线片显示长骨骨干广泛骨膜性成骨，桡骨、尺骨最常见。成人关节囊周围及韧带包括脊椎韧带可发生钙化或骨化。急性中毒血浆维生素A水平可达500μg/L以上，应立即停止服用维生素A，限制奶制品及肝类食品的摄入。本病预后良好。

二、维生素C缺乏相关代谢性骨病

维生素C（抗坏血酸）缺乏症又称为坏血病。维生素C缺乏是由摄入不足，消化、吸收障碍及消耗增加所致。膳食中有大量新鲜蔬菜，很难看到典型的坏血病。维生素C缺乏时羟基脯氨酸和软骨素硫酸盐减少，可使胶原纤维的形成发生障碍，影响结缔组织形成。毛细血管脆性及血管壁渗透性增加；成骨作用被抑制，不能形成骨组织，骺端骨质脆弱，容易骨折和骨骺分离；5-羟色胺合成受到影响，儿茶酚胺神经递质的合成减少；叶酸不能生成具有代谢活性的四氢叶酸，导致巨幼细胞性贫血；影响铁的吸收和转运及慢性失血，引起小细胞低色素性贫血。

患儿精神不振、烦躁不安，全身乏力，食欲减退，营养不良。仰卧位髋关节外展时，膝关节半屈，足外旋，呈蛙样姿势。出血广泛，可见于皮下、肌层，严重者可发生于眼结合膜和巩膜下，或出现尿血、便血。骨关节肌肉疼痛，皮肤瘀斑，毛囊过度角化。肋软骨部位还可呈串珠状，胸骨下陷。某些病例可同时并发佝偻病，称为坏血病-佝偻病。

空腹血浆中维生素C含量的评价标准：< 4 mg/L为不足，4~8 mg/L为足够，> 8 mg/L为充裕，14 mg/L为饱和。白细胞中维生素C含量能反映组织中维生素C的储存情况，正常值每10^8白细胞 > 113.6 μmol。

用两手拇指与示指在患者皮肤上用力夹紧，观察患者皮下可有出血点，并计数出血点的数目。X线检查可见增生的骨骺盘向两旁凸出，称为侧刺，为维生素C缺乏的特殊表现，具有诊断意义。骨骺中的骨化中心密度降低，呈毛玻璃样，骨小梁结构消失，周围呈细环状致密影，即本病典型的温伯格（Wimberger）环。

选择含维生素C丰富的食物，改进烹调方法，减少维生素C在烹调中的损失。患者每天补充维生素C 200~300 mg，重症300~500 mg，感染时剂量增加，分3次饭前或饭后服用。保持口腔清洁，有严重贫血者，可予输血，补给铁剂。重症病例如有骨膜下巨大血肿或有骨折，应予制动固定，不需手术治疗。

三、维生素D过多症与维生素D缺乏

在维持体内钙磷水平、促进骨骼正常发育方面，维生素D是机体很重要的维生素。一次摄入超大剂量的维生素D或者持续服用过量的维生素D可导致维生素D过多症。后者导致机体出现高血钙和高尿钙，饱和状态后出现异常钙化，其中肾脏钙化最为明显，长骨干骺端临时钙化带致密、增厚、增宽。

急性中毒可出现恶心、呕吐、烦躁不安、低热，继而出现腹泻、酸中毒等。慢性中毒全身症状有乏力、厌食、多尿、便秘等，局部由于异常钙化，可有不同的器官损伤表现，如肾脏钙化出现肾小管坏死和蛋白尿、血尿。血钙可达3.75 mmol/L，血磷可正常或升高。影像学检查可见长骨的干骺端临时钙化带致密，骨皮质增厚，部分可有骨质疏松和骨硬化等改变。

一旦确诊，应停止一切维生素D、钙盐摄入，每天给予利尿剂和泼尼松，维持机体水、电解质平衡。

维生素D缺乏性佝偻病是常见的儿童营养缺乏症。由于缺乏维生素D，引起全身钙、磷代谢失常和以骨骼改变为主的一系列变化。病因主要为：日光照射不足；维生素D及钙、磷摄入不足；维生素D及钙、磷吸收障碍；1,25-$(OH)_2D_3$生成不足；骨骼生长速度加快，维生素和钙、磷相对供应不足。佝偻病患者骨样组织增生，骨基质钙化不良。长骨干骺端骺软骨骨样组织堆积于局部，致临时钙化带增厚、骨骺膨大；长骨骨干骨皮质不坚硬，致骨干易弯曲畸形；颅骨发生软化、方颅和颅骨畸形。表现为多汗、夜惊、好哭等，形成枕秃或环形脱发。颅骨软化、头颅畸形、前囟大，闭合迟、出牙晚、肋骨串珠、胸廓畸形，形成鸡胸或漏斗胸。腕、踝部膨大，佝偻病"手镯"与"足镯"，O形腿（膝内翻）或X形腿（膝外翻），脊柱侧弯或后凸畸形。

软骨病腰痛在开始时只要躺卧即可得到缓解。脊柱高度降低及后凸，可出现鸭步。骨软化最特异X线表现为假骨折，呈横而直的缎带样。

治疗包括日光浴和紫外线照射，口服 1 000 mg 元素钙，必要时静脉补钙，补充维生素 D：鱼肝油丸、阿法 D_3、罗钙全等，肢体畸形影响生活者予以手术矫形。

四、肾性骨病

肾性骨病认为是肾病的继发症状，也可因血液透析等治疗而诱发加速加重的肾性骨病的并发症。肾功能减退时，肾脏合成 1，25-$(OH)_2D_3$ 和排磷能力降低，导致低钙血症，而低钙血症增加 PTH 的分泌，在 PTH 作用下，促使骨钙释放并促使肾小管重吸收钙。

临床表现为骨痛和骨折、自发性肌腱撕裂、骨骼畸形和生长障碍、关节炎和关节周围炎、皮肤瘙痒、皮肤溃疡和组织坏死、软组织钙化、中枢神经系统异常。

X 线片可发现病理性骨折和骨外钙化。骨活检是肾性骨病唯一可靠的诊断依据，其特征是骨转化加快，成骨和破骨细胞数量活性增加，骨小梁周围纤维化。骨活检做出早期诊断，根据组织学分型予以有针对性的治疗并观察疗效。

肾性骨病的治疗：降低血磷，调整血钙，应用活性维生素 D_3、钙敏感受体激动剂、甲状旁腺酒精注射术、甲状旁腺切除术。

五、氟骨症

氟骨症是指长期摄入过量氟化物引起氟中毒并累及骨组织的一种慢性侵袭性全身性骨病。氟中毒累及牙齿称氟斑牙。引起慢性氟中毒的常见原因包括：食水水源污染、烧煤烘干粮食、冶炼工业、氟化物用于治疗。

氟进入人体后，在血浆中与钙离子和镁离子结合，可使血中的钙离子和镁离子浓度下降，于是出现手足搐搦、肌肉痉挛、肌肉疼痛等症状，影响骨代谢，使骨质疏松、骨质硬化，或两者的混合型，使骨骼疼痛、骨折、变形。

其临床表现为腰腿关节疼痛、关节及骨骼变形，神经根受压者疼痛加剧。尿氟及血氟增高对诊断有关键性意义。氟骨症的 X 线诊断可分 3 型：硬化型、疏松型、混合型。早期改变有下列征象者可诊断为早期氟骨症：长骨骨端、骨盆骨仅见明显成片的点状纹理或有增粗紊乱的骨纹；四肢长骨皮质缘可出现两处以上幼芽破土状骨疣，桡骨脊处多呈波浪状增生。

治疗包括：①尽可能去除引起氟中毒氟骨症的病因。②加强营养，补足蛋白质，每天给予维生素 D，补充多种维生素（特别是维生素 C），并鼓励患者户外活动。③疼痛者给予适量非甾体类镇痛剂，有骨骼畸形者应局部固定或行矫形手术，防止畸形加剧。一旦出现椎管梗阻或截瘫时，应及早手术，解除神经压迫。

第四节　遗传性骨病

一、成骨不全

成骨不全是一种间充质组织发育不全的先天性骨骼发育障碍疾病，主要表现为：骨质脆弱、蓝巩膜、耳聋、关节松弛。本病病因不明，为先天性发育障碍，主要是由于组成 I 型胶原的 α_1 或 α_2 前胶原链的基因的突变，导致 I 型胶原合成障碍。本病以骨骼发育不良、骨质疏松、脆性增加及畸形、蓝巩膜及听力丧失为特征。

本病无特殊治疗，主要是预防骨折，要严格保护患儿，一直到骨折趋减为止，但又要防止长期卧床的并发症。对骨折的治疗同正常人。在矫正畸形方面，近年来有人将畸形的长骨多处截断，穿以长的髓内针，纠正对线，并留在骨内以防止再骨折。对失听患者可做镫骨切除。脊柱侧凸畸形可用支架保护。若脊柱侧弯超过 60°时，应矫正后做脊柱融合术。对老年妇女可应用雌激素，以减少严重的骨质疏松。

二、石骨症

石骨症属于常染色体遗传疾病，属全身性疾病。其主要病理基础是成骨过程中软骨基质持续钙化，破骨细胞对其不能正常溶解和吸收，以致骨组织不能改建，钙化的软骨细胞堆积，骨质变得致密而硬脆，骨脆性增加，易致骨折。

恶性石骨症在婴幼儿时期发病，进展快，病死率高，较少存活。中间型石骨症见于成人，表现为颅骨硬化增生，颅底各孔变小；骨髓腔缩小或消失；体格、智力发育落后及明显营养不良；易感染。

一般仅给予对症平衡疗法，包括低钙饮食、应用甲状旁腺素及螯合物等。如果儿童石骨症合并股骨干骨折后，在治疗上做到骨折解剖对位或功能复位及内外固定治疗，一般2~3个月骨折可愈合。

三、变形性骨病

变形性骨病是仅次于骨质疏松的第二常见骨病，为一种原因未明的慢性代谢性骨病。本病以中老年多见，多数患者起病时有背痛及股骨、颅骨或胫腓骨疼痛，顽固而强烈的头痛和颅骨压痛与颅骨损害、颅底陷入或颅高压有关。并发症主要有骨折、腰腿痛、关节病变、心血管异常、耳聋、眼和皮肤病变及高尿酸血症等。

轻型患者如无症状，不需治疗或仅做对症处理。出现疼痛剧烈并明确诊断者，心功能衰竭或心排出量明显增高，高钙血症或反复肾结石发作者需要治疗。可给予降钙素、二磷酸盐、普卡霉素、氟化钠、钙剂、维生素D、氢氧化铝、胰高血糖素、放射菌素D和吲哚美辛（消炎痛）等。多发性骨折需长期固定。颅底陷入症可开颅减压。交通性脑积水可行脑室-颈静脉分流术、椎板减压和椎孔成形术。

四、多发性骨纤维发育不良

多发性骨纤维发育不良是一种病因未完全阐明的骨生长发育性病变，临床以骨骼损害、性早熟和皮肤色素沉着为本病主征的疾病。有些患者还存在内分泌或非内分泌的异常：甲状腺异常、皮质醇增多症、高磷酸尿和低磷血症、佝偻病或骨质软化、肝脏的异常及心脏的异常。X线检查可见囊状改变、毛玻璃改变、丝瓜筋状改变及虫蚀状改变。

多发性骨纤维发育不良有自限倾向，以下措施可改善一些临床症状：骨损害者可给予降钙素、二磷酸盐制剂。骨畸形者可行截骨矫形术。若病变迅速增长，要警惕恶变为骨纤维肉瘤，其次是骨肉瘤。性早熟患者可给予羟孕酮（MPV）、醋酸甲地孕酮、甲羟孕酮、酮康唑、睾酮内酯、他莫昔芬等药物。

五、磷酸酶症

高磷酸酶症是少见的一种常染色体隐性遗传病，患者血清中碱性磷酸的同工酶明显增高，发生大量不成熟的新生骨样组织堆积，骨骼畸形，质脆易折。骨疼为最常见的症状，四肢骨骼畸形，如X形腿或O形腿，患者行走困难、跛行。X线显示长骨骨膜下骨样组织增生，骨干骨质疏松，皮质和髓质腔界限不清，可见散在脱钙区呈不规则蜂窝状。

主要对症治疗：止痛；合并骨折时制动患肢；健侧肢体的运动；患肢适当的功能锻炼，防止骨骼脱钙。

低磷酸酶症是一种病因不完全清楚的少见遗传性疾病，主要表现是血液、骨骼和其他组织中的碱性磷酸酶活性低下或消失，骨化不全，易骨折和尿液中磷酰乙醇氨排出量增加。可能原因为软骨基质和骨样组织性能不佳，碱性磷酸酶的形成减少，钙盐不能正常地沉着。

高磷酸盐剂持续治疗可使血磷轻度升高，增加尿焦磷酸盐的排泄。对高钙血症可给予低钙饮食或加用可的松治疗。骨骼畸形严重和颅缝早期愈合的病例可考虑外科手术治疗。

参考文献 REFERENCE

［1］赵家胜，吴先正. 内分泌代谢急症实例分析［M］. 北京：人民卫生出版社，2015.

［2］宁光，王卫庆，刘建民. 瑞金内分泌疑难病例选［M］. 上海：上海科学技术出版社，2016.

［3］陈适，潘慧，朱慧娟. 内分泌临床综合征速查［M］. 北京：中国协和医科大学出版社，2016.

［4］赵丽. 内分泌疾病安全用药手册［M］. 北京：科学出版社，2015.

［5］袁丽，武仁华. 内分泌科护理手册［M］. 2版. 北京：科学出版社，2015.

［6］施秉银，陈璐璐. 内分泌与代谢系统疾病［M］. 北京：人民卫生出版社，2015.

［7］吕社民，刘学政. 内分泌系统［M］. 北京：人民卫生出版社，2015.

［8］葛建国. 内分泌及代谢病用药指导［M］. 北京：人民军医出版社，2015.

［9］丁国宪. 内分泌代谢性疾病临床处方手册［M］. 南京：江苏凤凰科学技术出版社，2015.

［10］陈建. 内分泌代谢病经方治验［M］. 北京：中国医药科技出版社，2016.

［11］李桂梅. 实用儿科内分泌与遗传代谢病［M］. 济南：山东科学技术出版社，2015.

［12］葛炜，严小惠. 免疫与内分泌系统疾病患者护理［M］. 杭州：浙江大学出版社，2015.

［13］杜建玲. 内分泌学高级医师进阶［M］. 北京：中国协和医科大学出版社，2016.

［14］吕海宏. 新编内分泌代谢疾病实验室手册［M］. 兰州：甘肃民族出版社，2016.

［15］沈鸿敏. 女性生殖内分泌疾病临床指导与实践［M］. 北京：中国医药科技出版社，2015.

［16］尤黎明. 内科护理学［M］. 6版. 北京：人民卫生出版社，2017.

［17］张进进. 常见内分泌疾病诊断与治疗［M］. 武汉：湖北科学技术出版社，2018.

［18］刘昊雯. 内分泌疾病诊断与治疗策略［M］. 长春：吉林科学技术出版社，2016.

［19］柳河. 内分泌疾病临床诊断与治疗［M］. 北京：中国纺织出版社，2018.

［20］蒋健，张一鸣，董一善，等. 内分泌疾病的检验诊断与临床［M］. 上海：上海交通大学出版社，2016.

［21］欧阳嵘. 内分泌疾病临床诊断与治疗精要［M］. 长春：吉林科学技术出版社，2016.